最新 臨床検査学講座

数学／統計学

宇田川誠一
井 川 俊 彦
谷 口 哲 也

JN208896

医歯薬出版株式会社

「最新臨床検査学講座」の刊行にあたって

1958年に衛生検査技師法が制定され，その教育の場からの強い要望に応えて刊行されたのが「衛生検査技術講座」であります．その後，法改正およびカリキュラム改正などに伴い，「臨床検査講座」（1972），さらに「新編臨床検査講座」（1987），「新訂臨床検査講座」（1996）と，その内容とかたちを変えながら改訂・増刷を重ねてまいりました．

2000年4月より，新しいカリキュラムのもとで，新しい臨床検査技師教育が行われることとなり，その眼目である“大綱化”によって，各学校での弾力的な運用が要求され，またそれが可能となりました．「基礎分野」「専門基礎分野」「専門分野」という教育内容とその目標とするところは，従前とかなり異なったものになりました．そこで弊社では，この機に「臨床検査学講座」を刊行することといたしました．臨床検査技師という医療職の重要性がますます高まるなかで，“技術”の修得とそれを応用する力の醸成，および“学”としての構築を目指して，教育内容に沿ったかたちで有機的な講義が行えるよう留意いたしました．

その後，ガイドラインが改定されればその内容を取り込みながら版を重ねてまいりましたが，2013年に「国家試験出題基準平成27年版」が発表されたことにあわせて紙面を刷新した「最新臨床検査学講座」を刊行することといたしました．新シリーズ刊行にあたりましては，臨床検査学および臨床検査技師教育に造詣の深い山藤　賢先生，高木　康先生，奈良信雄先生，三村邦裕先生，和田隆志先生を編集顧問に迎え，シリーズ全体の構想と編集方針の策定にご協力いただきました．各巻の編者，執筆者にはこれまでの「臨床検査学講座」の構成・内容を踏襲しつつ，最近の医学医療，臨床検査の進歩を取り入れることをお願いしました．

本シリーズが国家試験出題の基本図書として，多くの学校で採用されてきました実績に鑑みまして，ガイドライン項目はかならず包含し，国家試験受験の知識を安心して習得できることを企図しました．国家試験に必要な知識は本文に，プラスアルファの内容は側柱で紹介しています．また，読者の方々に理解されやすい，より使いやすい，より見やすい教科書となるような紙面構成を目指しました．本「最新臨床検査学講座」により臨床検査技師として習得しておくべき知識を，確実に，効率的に獲得することに寄与できましたら本シリーズの目的が達せられたと考えます．

各巻テキストにつきまして，多くの方がたからのご意見，ご叱正を賜れば幸甚に存じます．

2015年春

医歯薬出版株式会社

序

臨床検査技師養成のための教科書“臨床検査学講座”が新しく“最新臨床検査学講座”シリーズに改訂されたことに伴い，「数学／統計学」についても新シリーズとして改訂を行った．

改訂にあたっては，前シリーズに関していただいた読者からのご意見を参考に，“例題”や演習用の“問”を豊富に用意することを心掛けた．“例題”を学習した後，自己学習として“問”を解くことによって，より理解が深まるであろう．巻末には，詳しい“問”の解答も収載した．

本書の最終目標は，臨床検査データを分析するうえで必要となる数学と統計学の基礎知識を学び，基本的な統計解析を一通り自分でできるようにすることである．より高度な統計解析を行うには，現在では，有料または無料の良い統計解析ソフトウェアが利用できるので，それらを利用するのがお勧めであるが，ソフトウェアの出力を理解するためには，ある程度基本的な統計の内容を理解していなければならない．

第1章〜4章は，高等学校までに標準的に習う数学の内容を，必要最低限に絞って解説した．高等学校等でこれらを十分に学習した読者は，これらの章を飛ばしてもよいかもしれない．ただし，“例題”や“問”を活用するなどして復習をする場合はその限りではない．第5章はベクトルと行列であるが，統計解析の重回帰分析や 2×2 表の χ^2 検定において，これらの内容は必須である．第6章の微分は，統計解析で最も重要といっても過言ではない最小2乗法を理解するため，また第7章の積分は，確率分布で最も重要であるガウス分布（正規分布）を理解するためのものである．第8章の微分方程式は，確率分布の導出に現れる微分方程式を解くうえで必要と思われるものに限定し解説したが，この章を飛ばしてもその後の章の内容が理解できないわけではない．第9章では高等学校で標準的に習う確率の内容について，第10章では有名な確率分布について解説を行った．第11章では，相関係数や回帰直線の求め方について重点的に解説を行った．第12章〜13章は，前シリーズの内容をもとに，統計学の推定・検定の解説を行った．“例題”の学習とともに，“問”を解くことにより，基本的な推定・検定の手法を身に付けることができるであろう．

本書が，難解とされる統計学の理解の一助となれば幸いである．

2018年秋

著者を代表して　宇田川 誠一

最新臨床検査学講座

数学／統計学

CONTENTS

第6章　微分法 ……………………………47

第7章　積分法 ……………………………67

第8章　微分方程式 ………………………77

第9章　順列・組み合わせと確率 ‥83

側注マークの見方 国家試験に必要な知識は本文に，プラスアルファの内容は側注で紹介しています．

用語解説　関連事項　トピックス

●**執筆分担**

第1〜3章	井川俊彦
第4〜11章	宇田川誠一
第12，13章	谷口哲也

第1章 数と式の計算

I 数の計算

1 数の体系

数や計算については，小学校のころから順番に学んできている．しかし，「わかっているけれども改めて聞かれるとよくわからない」ということもある．

本章では，数や計算について，小学校以来の総まとめをし，全体を俯瞰する．

数とは何であろうか？ 簡単にいえば，人間の純粋な思考が創り出した抽象的概念，ということになる．

もう少し易しくみてみよう．小学校では，「ミカンが5個あります，ノートが5冊あります，鉛筆が5本あります」という状況を通して，5という概念を学んでいる．

そして，「ミカンを5個持っていたのですが，お母さんからさらに2個もらいました．全部でいくつになったでしょうか」という段階に進む．最初は，ミカンを5個用意して，次に2個もらって，全部を勘定して「7個になりました」と学ぶのである．これを抽象化して足し算という概念を理解する．

つまりは**自然数**の認識である．

次は引き算である．「ミカンを5個持っていたのですが，3個食べました．残りはいくつでしょうか」．ここまではいい．だが，応用問題として「ミカンを5個持っていたのですが，7個食べました．残りはいくつでしょうか」となると，自然数だけを認識していたのでは解答はできない．もちろん「解答なし」とするのも一つの方法ではあろう．しかし，この問題にも答えられるように数の概念を拡張する，というのが知性的な対応である．こうして，負の数が思弁的に見出された．

そして，次は分数．「ミカンを5個持っていたのですが，兄弟2人で，過不足なく分けると，1人何個になりますか」．これを「解答なし」としないために，**有理数**という概念が導入された．

さらには掛け算からの要請．「同じ数を2回掛けると3となるような数は何でしょう」．これは有理数の範囲では「解答なし」となる．そこで，**無理数**という概念が導入された．

掛け算からの要請は，もう一つの数の概念を導入した．「同じ数を2回掛けて負の数となるような数は何でしょう」．この要請に答えるために，**虚数**という概念が考えられた．

では，これ以上の数の拡張はあるのか，という疑問が当然出てくる．

この答えはノーである．ここまでの拡張で数の概念は完了しているのだ．

ただ，人間の抽象的思弁に終わりはない．数の概念自体を広げられないか，ということではまだまだ先がある．ただ，臨床検査で必要なのは実数までである．

数の概念

数の概念が得られたのは，おそらくヒトが人類として文明を作り始めたのと同時期であろう．その後，自然数から無理数と続き，複素数の概念は18世紀ころに生まれた．それから200年間にわたって数の概念を広げる工夫がなされた．数は「一つ」ずつ存在しているが，「多数」の数をまとめる，ということが考えられた．後に出てくるベクトルや行列がそれにあたる．

整理しておこう．

自然数：1，2，3，……と続く，いちばん素朴な数である．

整数：自然数，および自然数に負の記号を付けた数，それに0である．

有理数：2つの整数 a，b（$\neq 0$）を用いて $\dfrac{a}{b}$ と表せる数である．

無理数：分数で表すことのできない数である．

実数：有理数と無理数をあわせて実数という．

虚数：2乗すると -1 となる数を i とおき，これを虚数単位とよぶ．実数 a（$\neq 0$）と虚数単位の積，つまり ai と書ける数を純虚数という．虚数は2乗すると負の実数となる．

複素数：2つの実数 a，b と虚数単位 i で $a+bi$ と書ける数を複素数という．

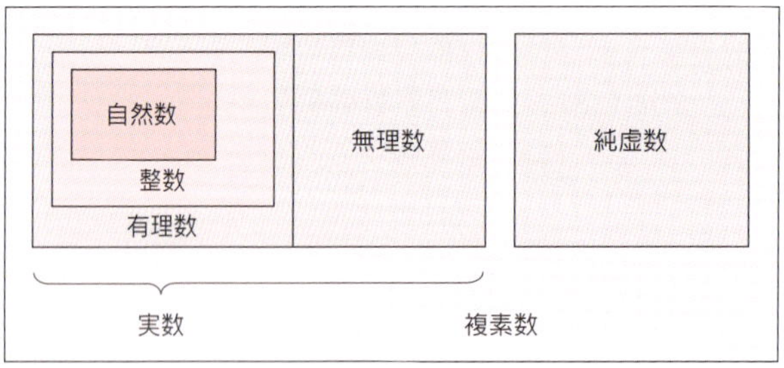

図 1-1　数の体系

2　四則演算

2つの数 a，b に対して，何らかの操作をして第3の数 c を得ることを**演算**という．

加法（足し算），**減法**（引き算），**乗法**（掛け算），**除法**（割り算）をまとめて**四則演算**という．

①**加法**：いわゆる足し算である．

2つの数に対して，それを加え合わせて第3の数を求めることを加法という．

②**減法**：いわゆる引き算である．

2つの数に対して，一方の数から他方の数を引き去って第3の数を求めることを減法という．

加法の逆演算，ということもできる．

③**乗法**：いわゆる掛け算である．

2つの数 a，b が与えられたとき，a を1単位として b 単位にあたる数を求めることを乗法という．

④**除法**：いわゆる割り算である．

2つの数 a，b が与えられたとき，a が b の何倍であるかを求めることを除法という．

乗法の逆演算，ということもできる．

四則演算については，次の交換法則，結合法則，分配法則が成立する．

①**交換法則**：$a+b=b+a$，$ab=ba$

②**結合法則**：$(a+b)+c=a+(b+c)$，$(ab)c=a(bc)$

③**分配法則**：$a(b+c)=ab+ac$，$(b+c)a=ba+ca$

四則演算についての法則

これは当たり前ではないか，と思うかもしれない．だが，数の概念を拡張したところでの演算では，たとえば第5章で取り上げる外積では $a \times b$ と $b \times a$ の答えが異なるのである．それゆえ，複素数の範囲ではこれらの法則が成り立つ，と再確認しているのである．

計算手順は次のとおりに行う．

①**左から順に計算する．**

②**四則が混在しているときは，乗法と除法を優先する．**

③**カッコがある場合には，上記②よりも，カッコ内を優先する．**

II 指数と対数

1 指数

たとえば，$2+2+2+2+2$ という計算は 2×5 と同じである．つまり，加法で書くと長くなる式を，乗法を使って簡略化しているわけである．

同じようにして，$2\times2\times2\times2\times2$ を簡略化した表示を 2^5 と表す．

一般に，x^a と書いたとき，a のことを**指数**という．指数の a は自然数である．

ところで，n 乗して a となる数，すなわち $x^n=a$ を満たす x を，a の **n 乗根**といい，$\sqrt[n]{a}$ と書く．とくに2乗根の場合を**平方根**といい，2を省略して $\sqrt{a}$ と書く．

n 乗根については次の性質がある．

① n が奇数のとき，a の n 乗根はただ1つ存在する．

② n が偶数で a が正数のとき，a の n 乗根は2つ存在する．その2つは，絶対値が同じで＋と－の符号だけが異なる．

③ n が偶数で a が負数のとき，a の n 乗根は実数の範囲には存在しない．

n 乗根は指数を使って次のように表記することができる．

● n 乗根の指数を使った表記

$a>0$ で，m が整数，n が正の整数のとき

$$a^{\frac{m}{n}}=\sqrt[n]{a^m}=\left(\sqrt[n]{a}\right)^m$$

とくに

$$a^{\frac{1}{n}}=\sqrt[n]{a}$$

これは，x^a の指数 a を有理数の範囲まで拡張することができた，ということを表している．さらには実数まで拡張することができる．実は複素数の範囲まで拡張することもできるのであるが，ここでは実数までで止めておく．

指数については次の関係式が成立する．

●指数法則

$a\neq 0$，$b\neq 0$，で m，n が任意の実数のとき

$$a^m\times a^n=a^{m+n}$$

$$a^m\div a^n=\frac{a^m}{a^n}=a^{m-n}$$

$$\left(a^m\right)^n=a^{mn}$$

$$(ab)^n=a^nb^n$$

$$\left(\frac{a}{b}\right)^n=\frac{a^n}{b^n}$$

$$a^0=1$$

$$a^{-n}=\frac{1}{a^n}$$

2 対数

1 ではない正数 a に関して $y=a^x$ であるとき，x のことを，a を**底**(てい)とする y の**対数**といい，$\log_a y$ と表す．すなわち

$$y=a^x \Leftrightarrow x=\log_a y$$

また，y を，対数 x の**真数**という．

対数は指数と互いに逆の関係にあるわけだから，指数の公式を書き直して，次の対数の公式が成立することがわかる．

●**対数の公式**

$$\log_a 1 = 0$$

$$\log_a a = 1$$

$$\log_a mn = \log_a m + \log_a n$$

$$\log_a \frac{m}{n} = \log_a m - \log_a n$$

$$\log_a \frac{1}{n} = -\log_a n$$

$$\log_a m^x = x\log_a m$$

また，対数の底に関しては，以下に記す底の変換公式がある．

●**底の変換公式**　$a>0$，$a\neq 1$，$b>0$，$c>0$，$c\neq 1$ のとき

$$\log_a b = \frac{\log_c b}{\log_c a}$$

とくに，底が10である対数を**常用対数**という．常用対数の場合，底を省略して書くこともある．常用対数の整数部分を**指標**，小数部分を**仮数**という．

常用対数には次の性質がある．

●**常用対数の性質**

$x(x>0)$ の整数部分が n 桁

$$\Leftrightarrow 10^{n-1} \leqq x < 10^n$$

$$\Leftrightarrow n-1 \leqq \log_{10} x < n$$

$x(x>0)$ の小数第 n 位に初めて0でない数字が現れる．

$$\Leftrightarrow \frac{1}{10^n} \leqq x < \frac{1}{10^{n-1}}$$

$$\Leftrightarrow -n \leqq \log_{10} x < -n+1$$

対数は，非常に大きな（あるいは小さな）数を取り扱うために考案された．とくに常用対数では，大きな数の桁を調べることが可能となる．

例題Ⅱ-2-1　10分ごとに1回分裂して2倍に増える細菌がある．20個の細菌が1億個以上になるには何分かかるか．

解　n 回分裂して1億個以上になったとすると

$$20\times 2^n \geqq 10^8$$

この両辺の常用対数を求める．左辺は対数の公式から，

$$\log_{10}(20\times 2^n) = \log_{10} 2 + \log_{10} 10 + n\log_{10} 2$$

となり，不等式の右辺は

$$\log_{10} 10^8 = 8$$

となる．しかるに，おおよそ $\log_{10} 2 = 0.3010$ であるから

$$0.3010 + 1 + n \times 0.3010 \geqq 8$$

から $n \geqq 22.2$ となる．すなわち，23 回分裂すればいいので，230 分となる．

問 II-2-1 30 分ごとに 1 回分裂して 3 倍に増える細菌がある．10 個の細菌が 1 億個以上になるには何分かかるか．

III 有効数字

1 誤差

検査の現場で取り扱う数字は，検査結果の測定値である．測定が完全に正しい，ということはありえない．常に，真の値との間にズレが生じているのである．測定して得た数字を**近似値**といい，真の値とのズレを**誤差**という．真の値は不明なのだから誤差の大きさも不明である．しかし，誤差が限りなく大きいということはない．つまり，誤差がある値以上になることはない，という限界は存在するのである．このことを**誤差の限界**という．

たとえば，0.1 mm 目盛りのモノサシで計測して 12.3 mm という数値を得たとすれば，真の値は 12.2 mm と 12.4 mm の間にあることになる．つまり，

$$12.3 - 0.1 < \text{真の値} < 12.3 + 0.1$$

なのである．この場合，誤差の限界は 0.1 mm である．

誤差には次のようなものがある．

1）系統誤差

真の値に対して系統的にズレることで生じる誤差を**系統誤差**という．

たとえば，機械のクセ，測定者のクセなどで生じる誤差である．同一の機械で測定を繰り返せば，その機械がもつクセのため，系統的に誤差が生じることになる．このクセについて分かっていれば誤差を取り除くことができるが，あらかじめそのクセについて分かっていることは，ほとんどない．

2）確率誤差

偶然に生じる誤差を**確率誤差**という．

偶然に生じるものであるから，前もって制御することはできない．確率論を使って処理するしかないのである．

3）正確度と精密度

測定については正確度と精密度も重要である．

どれくらい真の値に近いか，を表すのが**正確度**である．

複数回測定をしたときに得られる数値のバラツキを表すのが**精密度**である．

正確度と精密度の両方が高ければベストであるが，それは不可能である．

どちらを優先するか，あるいはどちらが優先されるか，は計測する対象物によって変わる．

図 1-2 ①は，正確度，精密度ともに高い（中心近くに集まっている）．

図 1-2 ②は，正確度は低く，精密度は高い（集まっているが中心からズレている）．

図 1-2 ③は，正確度は高く，精密度は低い（中心近くだがバラついている）．

図 1-2 ④は，正確度，精密度ともに低い（中心からズレていてバラついている）．

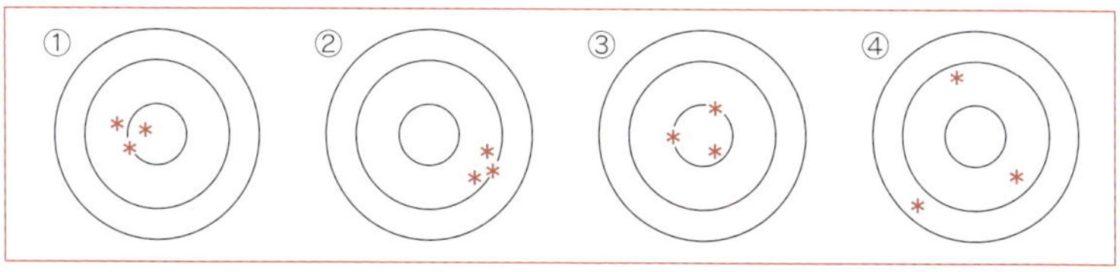

図 1-2　正確度と精密度

2　有効数字の表示と計算

近似値を表している数字のなかで，信頼できる数字を**有効数字**という．有効数字をはっきりと表すためには，$a \times 10^n$（$1 \leqq a < 10$，n は整数）という表示を用いる．

たとえば，「ある薬剤の計測結果が 120 g となった」と書いてあるのでは，1 桁目の 0 が有効数字なのかどうか不明である．

＊もし 1 g 未満を四捨五入したのなら，有効数字は 1，2，0 である．この場合は 1.20×10^2 と書く．

＊もし 10 g 未満を四捨五入したのなら，有効数字は 1，2 である．この場合は 1.2×10^2 と書く．

近似値は，次の規則に従って計算する．

①**加法・減法**：有効数字の末位を，いちばん高いものにそろえて計算する．

例　$1.234 + 29.8 + 5.67$ では，（小数点以下第 1 位に合わせて）
$1.2 + 29.8 + 5.7$ として計算する．

②**乗法・除法**：有効数字の桁の数を，いちばん少ないものにそろえて計算する．計算結果もその桁に合わせる．

例　321×4.5 では，（有効数字 2 桁に合わせて）
$320 \times 4.5 = 1440$ として，1400 が答えとなる．

③**指数**：計算される桁に合わせる．

例　12.3^2 では，$12.3^2 = 151.29$ であるから，151 が答えとなる．

例　$\sqrt{12.3}$ では，$\sqrt{12.3} = 3.507\ldots$ であるから 3.51 が答えとなる．

Ⅳ 数式の展開と因数分解

1　式の展開

例えば $2x^3$ のように，数と文字をいくつか掛け合わせてできた式を**単項式**という．単項式の数の部分を**係数**，掛け合わされている文字の個数を単項式の**次数**という．この例では，係数は2，次数は3である．

$2x^3+4y^5-6z^7$ のように，単項式の和として表される式を**多項式**という．単項式と多項式を合わせて整式という．

整式の積の形の式で，実際に掛け算をして単項式の和にすることを，数式の**展開**という．

数式の展開は，それぞれの単項式どうしを掛ければよい．すなわち，

$$a\left(a+2x-3y^2\right)=a^2+2ax-3ay^2$$

のようにする．多項式どうしの場合は，これの応用で

$$\begin{aligned}(a+b)\left(x-2y+3z^2\right)&=a\left(x-2y+3z^2\right)+b\left(x-2y+3z^2\right)\\&=ax-2ay+3az^2+bx-2by+3bz^2\end{aligned}$$

とすればよい．

●展開公式

$$(a+b)^2=a^2+2ab+b^2$$
$$(a-b)^2=a^2-2ab+b^2$$
$$(a+b)(a-b)=a^2-b^2$$
$$(x+a)(x+b)=x^2+(a+b)x+ab$$
$$(ax+b)(cx+d)=acx^2+(ad+bc)x+bd$$

2　式の因数分解

整式を，2つ以上の整式の積の形にすることを，整式の**因数分解**という．因数分解は，展開の逆の演算である．

●因数分解の公式

$$ax+ay=a(x+y)$$
$$a^2+2ab+b^2=(a+b)^2$$
$$a^2-2ab+b^2=(a-b)^2$$
$$a^2-b^2=(a+b)(a-b)$$
$$x^2+(a+b)x+ab=(x+a)(x+b)$$
$$acx^2+(ad+bc)x+bd=(ax+b)(cx+d)$$
$$a^2x^2+2abx+b^2=(ax+b)^2$$
$$a^3+b^3=(a+b)\left(a^2-ab+b^2\right)$$
$$a^3-b^3=(a-b)\left(a^2+ab+b^2\right)$$

平方完成

与えられた整式を $(ax+b)^2$ という形にすることを平方完成という．

第2章　方程式と不等式

I 単項式，多項式，等式

数や文字について，乗法だけで作られる式を**単項式**という．たとえば，$2a$，$-5xy$ などである．単項式の和を**多項式**という．たとえば，$a+1$，$3x+y-2$ などである．

等号 = は，この記号の左の部分（左辺）と右の部分（右辺）が等しいことを表している．等号で結ばれた式のことを**等式**という．

等式では左辺と右辺が等しいので，左右同時に同じ操作をしても等式が崩れることはない．

この性質を使うと，次のような計算ができる．

いま，$a-3=0$ という等式があったとき，この両辺に3を加えれば，

$$a-3+3=0+3$$

すなわち，

$$a=+3$$

となる．これは，-3 を右辺へ移すと $+3$ となることを表している．

このようにして，項の符号を変えて等式の左右へ移すことを**移項**という．

文字にどのような数字を入れても成立する等式を**恒等式**という．

文字にある特定の値を入れたときだけに成立する等式を**方程式**という．その文字を**未知数**といい，特定の値を方程式の**解**という．この解を求めることを，方程式を解くという．

II 1次方程式

未知数が1次である方程式を**1次方程式**という．1次方程式は整理すると，

$$ax+b=0$$

の形になる．もし $a\neq 0$ ならば，等式を変形して

$$x=-\frac{b}{a}$$

が方程式の解となる．

もし $a=0$ で，さらに $b=0$ ならば，x にどんな数を入れても式は成立する．この場合，方程式は**不定**である，という．

$a=0$ で，さらに $b\neq 0$ ならば，x にどんな数を入れても式は成立しない．

この場合，方程式は**不能**である，という．

例題Ⅱ-1 次の1次方程式を解きなさい．

(1) $-3x+8=2x-6$　　(2) $-2(3x+2)+3x=-x+3(2x-3)$

解 (1) 移行すると $-3x-2x=-6-8$，整理して $-5x=-14$．したがって，辺々 -5 で割れば $x=\dfrac{14}{5}$ を得る．

(2) まず括弧をはずして展開すると，$-6x-4+3x=-x+6x-9$，辺々整理すると $-3x-4=5x-9$．移行して $-3x-5x=-9+4$，整理して $-8x=-5$．辺々 -8 で割れば $x=\dfrac{5}{8}$ を得る．

問Ⅱ-1 1次方程式 $3(-2x+5)-2x=4x-3(-2x+1)$ を解きなさい．

Ⅲ 連立1次方程式

2つ以上の方程式を組み合わせたものを**連立方程式**という．一般に，未知数の個数が n ならば，方程式の数も n 個なければ方程式を解くことはできない．ここでは未知数が2個の場合について解説する．

1 代入法

一方の方程式を，未知数 x もしくは y について解き，それをもう一方の方程式に代入して解く方法を代入法という．

例 次のような連立方程式の場合．

$x+y=7$ ……………… (Ⅲ-1)

$y-x=+1$ ……………… (Ⅲ-2)

(Ⅲ-2) の式を y について解くと

$y=x+1$

となる．これを (Ⅲ-1) に代入すると $x+x+1=7$，したがって $2x+1=7$ より $x=3$ となる．この解を (Ⅲ-1) へ代入して $y=4$ を得る．

2 加減法

それぞれの式の係数を調整し，2つの式を加えたり引いたりして，未知数の一つをなくし，解いていく方法を加減法という．

例 次のような連立方程式の場合，

$$\begin{cases} 3x+2y=15 & \cdots\cdots\cdots (Ⅲ\text{-}3) \\ 4x-3y=3 & \cdots\cdots\cdots (Ⅲ\text{-}4) \end{cases}$$

(Ⅲ-3) 式を3倍し，(Ⅲ-4) 式を2倍すると，それぞれ，

$9x+6y=45$ ……………… (Ⅲ-3)′

$8x-6y=6$ ……………… (Ⅲ-4)′

そこで (Ⅲ-3)′+(Ⅲ-4)′ を計算すれば，$17x=51$ を得る．これより，$x=3$ となり，

これを（Ⅲ-3）へ代入して $y=3$ となる．

例題Ⅲ-2-1 次の連立1次方程式を解きなさい．

(1) $\begin{cases} -x+7y=5 \\ 5x+7y=17 \end{cases}$　　(2) $\begin{cases} -4x+3y=-5 \\ 5x+2y=17 \end{cases}$

解 (1) 第1式を x について解けば $x=7y-5$ を得る．これを第2式に代入すると $5(7y-5)+7y=17$．整理すると $42y=42$，したがって $y=1$ を得る．$y=1$ を第1式に代入して $x=2$ を得る．

(2) 第1式を2倍し，第2式を3倍すると

$\begin{cases} -8x+6y=-10 \\ 15x+6y=51 \end{cases}$ を得る．第2式から第1式を辺々引けば $23x=61$，よって $x=\dfrac{61}{23}$ を得る．あとは代入して y を求めてもよいが，同様にして，与式の第1式を5倍し，第2式を4倍して辺々加えれば $23y=43$，よって $y=\dfrac{43}{23}$ を得る．

辺々引く
左辺は左辺同士，右辺は右辺同士，それぞれ引くことを意味する．

問Ⅲ-2-1 次の連立1次方程式を解きなさい．

(1) $\begin{cases} -2x+5y=11 \\ 7x-6y=-4 \end{cases}$　　(2) $\begin{cases} 9x-4y=6 \\ 3x+8y=14 \end{cases}$

与式
与式とは，定理や例題などで，あらかじめ与えられている式のことをいう．

Ⅳ 2次方程式

1 2次方程式の解

未知数が2次である方程式を**2次方程式**という．2次方程式は整理すると，

$$ax^2+bx+c=0 \qquad (a \neq 0)$$

の形になる．この式の左辺を変形する（x を含めた平方の形にする）ことにより，2次方程式の解は

$$x=\frac{-b \pm \sqrt{b^2-4ac}}{2a} \quad \cdots\cdots\cdots\cdots\cdots \quad (\text{Ⅳ}-1)$$

となる．

つまり，2次方程式は，上記の公式で必ず解けるのである．

もちろん，式を因数分解するなどして解が簡単に分かるときには，わざわざこの公式を使う必要はない．

2次方程式の解は，解の公式の平方根の部分，つまり b^2-4ac の符号により，次のように分類することができる．

● 2次方程式の解の個数

① $b^2-4ac>0$ の場合，解は異なる2個の実数となる．

② $b^2-4ac=0$ の場合，解は1個の実数となる．

③ $b^2-4ac<0$ の場合，解は異なる2個の複素数となる．

例題IV-1-1 次の2次方程式を解きなさい．

（1）$x^2-7x+12=0$　（2）$4x^2-12x+9=0$　（3）$x^2-3x-5=0$

（4）$x^2-3x+4=0$

解 (1) 因数分解して $(x-3)(x-4)=0$，よって $x=3$，$x=4$ を得る．

(2) これは平方完成して $(2x-3)^2=0$，よって $2x-3=0$，すなわち，$x=\dfrac{3}{2}$ を得る．

公式（IV-1）を使った場合は，$x=\dfrac{12\pm\sqrt{(-12)^2-4\times4\times9}}{2\times4}=\dfrac{12\pm0}{8}=\dfrac{3}{2}$ と同じ答を得る．

(3) これは整数の範囲で因数分解できないので公式（IV-1）を用いる．

$x=\dfrac{3\pm\sqrt{(-3)^2-4\times1\times(-5)}}{2\times1}=\dfrac{3\pm\sqrt{29}}{2}$ が解である．

(4) 公式（IV-1）を用いて $x=\dfrac{3\pm\sqrt{(-3)^2-4\times1\times4}}{2\times1}=\dfrac{3\pm\sqrt{-7}}{2}=\dfrac{3\pm\sqrt{7}i}{2}$ を得る．

ここでは i は虚数単位である．

> **例題IV-1-1**
> 因数分解については第1章IVの2の公式を利用する．（4）は，通常，何もことわりがない場合は，解は複素数の範囲で求める．"実数の範囲で求めなさい"ということわりがある場合は，"解なし"となる．

問IV-1-1 次の2次方程式を解きなさい．

（1）$x^2+5x-24=0$　（2）$9x^2-24x+16=0$　（3）$2x^2-5x+1=0$

（4）$x^2+x+1=0$

2　解と係数の関係

2次方程式 $ax^2+bx+c=0$（$a\neq0$）の解を

$$\alpha=\frac{-b+\sqrt{b^2-4ac}}{2a},\quad \beta=\frac{-b-\sqrt{b^2-4ac}}{2a}$$

とおくと，$a(x-\alpha)(x-\beta)=ax^2+bc+c$ の両辺の係数を比較して

$$\alpha+\beta=-\frac{b}{a},\quad \alpha\beta=\frac{c}{a}\quad\cdots\cdots\cdots\cdots\cdots\text{(IV-2)}$$

が成り立つことがわかる．

つまり，方程式の解と係数の間には密接な関係がある．これを**解と係数の関係**という．

例題IV-2-1 2次方程式 $ax^2+bx+1=0$ が2つの実数解 $x=1+\sqrt{3}$ と $x=2-3\sqrt{3}$ をもつように a，b を決めなさい．

解 (IV-2) より $\left(1+\sqrt{3}\right)+\left(2-3\sqrt{3}\right)=-\dfrac{b}{a}$，$\left(1+\sqrt{3}\right)\left(2-3\sqrt{3}\right)=\dfrac{1}{a}$．2番目の式より

$a=\left(-7-\sqrt{3}\right)^{-1}=-\dfrac{7-\sqrt{3}}{\left(7+\sqrt{3}\right)\left(7-\sqrt{3}\right)}=-\dfrac{7-\sqrt{3}}{46}$．これを1番目の式に代入して

$b=-a\times\left(3-2\sqrt{3}\right)=\dfrac{7-\sqrt{3}}{46}\times\left(3-2\sqrt{3}\right)=\dfrac{27-17\sqrt{3}}{46}$ を得る．

問IV-2-1 2次方程式 $ax^2+bx+1=0$ が2つの実数解 $x=2+\sqrt{2}$ と $x=3-2\sqrt{2}$ をもつように a，b を決めなさい．

V 不等式

1　不等式の性質

等式は，等号 $=$ を使って表される関係式であった．これに対し，**不等号** $>$，$<$，$\geqq$，$\leqq$ などを使って表される関係式を**不等式**という．

不等式には次のような性質がある．

$a>b$，$b>c$ ならば，$a>c$
$a>b$ ならば，$a\pm c>b\pm c$
$a>b$ で $c>0$ ならば，$ac>bc$，$\dfrac{a}{c}>\dfrac{b}{c}$
$a>b$ で $c<0$ ならば，$ac<bc$，$\dfrac{a}{c}<\dfrac{b}{c}$
$a>b$，$c>d$ ならば，$a+c>b+d$
$a>b>0$，$c>d>0$ ならば，$ac>bd$
$a>b>0$ ならば，$a^2>b^2$
$a<b<0$ ならば，$a^2>b^2$

不等式の性質

(1) 不等式の両辺に同じ数を足したり引いたりしても，不等号の向きは変わらない．

(2) 不等号の両辺に同じ正の数を掛けたり，同じ正の数で割っても，不等号の向きは変わらない．

(3) 不等号の両辺に同じ負の数を掛けたり，同じ負の数で割ると，不等号の向きが変わる．

2　1次不等式

1次不等式は，1次方程式と同様に，式を変形して解を求めることができる．ただし，負の数をかけると不等号の向きが変わる，という不等式特有の性質があるので注意しなければならない．

例題V-2-1　次の1次不等式を解きなさい．

(1) $3x-6<9$　(2) $3x+8<5x-6$　(3) $-\dfrac{5}{2}x+8<\dfrac{2}{3}x+2$

解 (1) $3x<9+6 \Leftrightarrow 3x<15 \Leftrightarrow x<\dfrac{15}{3} \Leftrightarrow x<5$．

(2) $3x+8<5x-6 \Leftrightarrow 3x-5x<-6-8 \Leftrightarrow -2x<-14 \Leftrightarrow x>\dfrac{-14}{-2} \Leftrightarrow x>7$．

(3) $-\dfrac{5}{2}x+8<\dfrac{2}{3}x+2 \Leftrightarrow -\dfrac{5}{2}x-\dfrac{2}{3}x<2-8 \Leftrightarrow -\dfrac{19}{6}x<-6 \Leftrightarrow x>-6\times\left(-\dfrac{6}{19}\right)$

$\Leftrightarrow x>\dfrac{36}{19}$．

問V-2-1　次の1次不等式を解きなさい．

(1) $2x+7>-5$　(2) $2x+9<9x-5$　(3) $-\dfrac{5}{3}x+6<\dfrac{5}{2}x+1$

3　2次不等式

2次不等式も，2次方程式と同様に解くことができる．もちろん，変形の途中で不等号の向きが変わることがあるので，注意が必要である．基本は実数の範囲で因数分解を行って解く．次の公式を利用するとよい．

●2次不等式の公式

$\alpha < \beta$ とするとき

① $(x-\alpha)(x-\beta)<0 \Leftrightarrow \alpha < x < \beta$

② $(x-\alpha)(x-\beta)>0 \Leftrightarrow \begin{cases} x<\alpha \\ \text{または} \\ x>\beta \end{cases}$

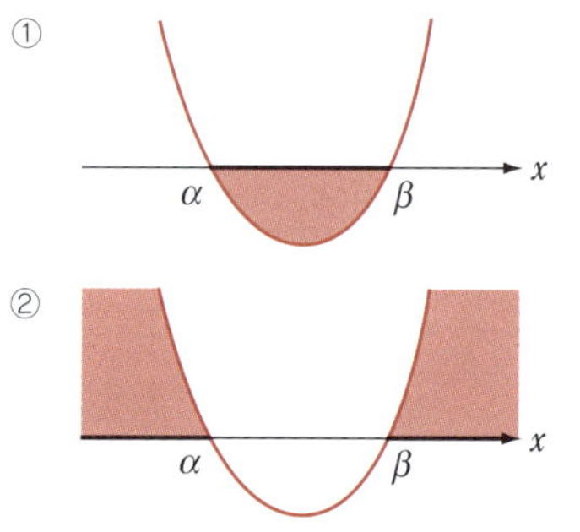

放物線
左の図については第3章**図 3-3** を参照せよ．

これは，放物線 $y=(x-\alpha)(x-\beta)$ の y 座標が x 軸より下か上かの x 座標の範囲を表す．

例題Ⅴ-3-1 次の2次不等式を解きなさい．

（1）$x^2-5x+6<0$　（2）$x^2+4x-12>0$　（3）$2x^2+5x+1<0$

（4）$x^2+4x+1>-2x-2$

解（1）$x^2-5x+6=(x-2)(x-3)$ より

$x^2-5x+6<0 \Leftrightarrow (x-2)(x-3)<0 \Leftrightarrow 2<x<3.$

（2）$x^2+4x-12=(x+6)(x-2)$ より

$x^2+4x-12>0 \Leftrightarrow (x+6)(x-2)>0 \Leftrightarrow x>2$ または $x<-6.$

（3）$2x^2+5x+1=0$ を2次方程式の解の公式（Ⅳ-1）を用いて解くと $x=\dfrac{-5\pm\sqrt{17}}{4}.$

よって

$$2x^2+5x+1<0 \Leftrightarrow 2\left(x-\left(\frac{-5+\sqrt{17}}{4}\right)\right)\left(x-\left(\frac{-5-\sqrt{17}}{4}\right)\right)<0$$

$$\Leftrightarrow \frac{-5-\sqrt{17}}{4}<x<\frac{-5+\sqrt{17}}{4}.$$

例題Ⅴ-3-1（3）
$ax^2+bx+c=0$
の解が2つの実数解 α，β であるとき，
ax^2+bx+c
$=a(x-\alpha)(x-\beta)$
と因数分解できる．

（4）$x^2+4x+1=-2x-2$ として解くと，$x^2+6x+3=0$ となるから，これを2次方程式の解の公式（Ⅳ-1）を用いて解くと $x=\dfrac{-6\pm\sqrt{24}}{2}=-3\pm\sqrt{6}$ である．よって

$$x^2+4x+1>-2x-2 \Leftrightarrow x^2+6x+3>0 \Leftrightarrow \left(x-\left(-3+\sqrt{6}\right)\right)\left(x-\left(-3-\sqrt{6}\right)\right)>0$$

$$\Leftrightarrow x>-3+\sqrt{6} \text{ または } x<-3-\sqrt{6}.$$

問Ⅴ-3-1 次の2次不等式を解きなさい．

（1）$x^2-9x+20<0$　（2）$x^2+5x-24>0$　（3）$3x^2+6x+2<0$

（4）$x^2+6x+2>-2x-3$

第3章 関数

I 関数の定義

関数とは何か，まずこれを説明する．いま，2つの変数xとyを用意する．

そこで，

“xを2倍して1を加えたものをyとせよ”

という“規則”を設定しよう．

この規則にもとづいて，実際の計算をいくつか行い，“表”にすると次のようになる．

xの値	−2	−1	0	1	2	3	4
yの値	−3	−1	1	3	5	7	9

この表をもとにして“グラフ”にすると右のようになる（**図3-1**）．

このように，変数xの値を決めると，それに対応してyの値が1つ決まるようなxとyの関係を**関数**という．一般的に，$y=f(x)$という記号で表す．

関数は，“規則”として書いてもよいし，“表”にすれば，具体的な数字がわかる．また，“グラフ”にすれば視覚的に見やすい．どの表現を使ってもよい．ケースバイケースで使い分ける．

xのことを**独立変数**，yを**従属変数**という．

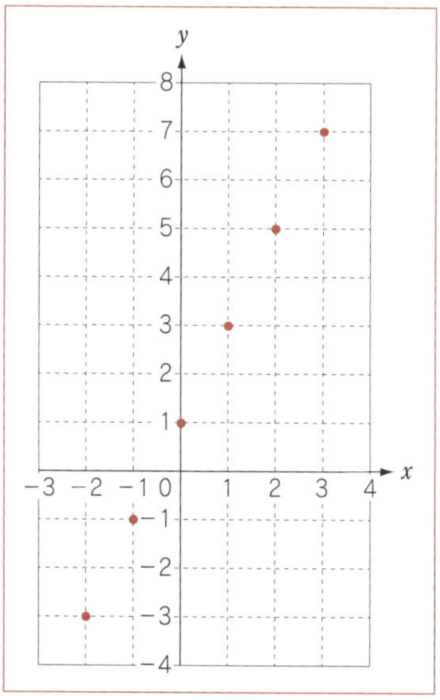

図3-1　表から作った“グラフ”

II 1次関数

関数 $y=f(x)$ が1次式で表されるもの，つまり

$$y=ax+b$$

となるものを，**1次関数**という．

この定数aを**傾き**，bを**y切片**という．

1次関数のグラフは**直線**になる．

例題Ⅱ-1 (1) 傾きが −2 で点 (−1,5) を通る直線の式を求めなさい．

(2) 2点 (1,3)，(3,5) を通る直線の式を求めなさい．

解 (1) $y=-2x+b$ とおける．点 (−1,5) を通るので $5=-2\times(-1)+b \Leftrightarrow b=3$．
よって，$y=-2x+3$ が求める直線の式である．

(2) $a=\dfrac{5-3}{3-1}=1$ である．よって求める直線の式は $y=x+b$ とおける．点 (1,3) を通るので $3=1+b \Leftrightarrow b=2$．よって $y=x+2$ が求める直線の式である．

問Ⅱ-1 (1) 傾きが −3 で点 (2,−7) を通る直線の式を求めなさい．

(2) 2点 (2,3)，(4,7) を通る直線の式を求めなさい．

> **直線の傾き**
> 異なる2点
> (x_1, y_1)，(x_2, y_2)
> を通る直線の傾きは，
> $a=\dfrac{y_2-y_1}{x_2-x_1}\left(=\dfrac{y\text{の増加量}}{x\text{の増加量}}\right)$
> で求めることができる．

Ⅲ 2次関数

関数 $y=f(x)$ が2次式で表されるもの，つまり

$$y=ax^2+bx+c$$

となるものを，**2次関数**という．2次関数のグラフは**放物線**になる．

放物線なので，軸と頂点が重要になる．

それらを求めるには，

$$y=a\left(x+\frac{b}{2a}\right)^2-\frac{b^2-4ac}{4a}$$

と変形して

軸の方程式は $x=-\dfrac{b}{2a}$

頂点の座標は $\left(-\dfrac{b}{2a},\ -\dfrac{b^2-4ac}{4a}\right)$

となる．

> **放物線**
> 「平行線が放物線で折れ曲がると，特定の点（焦点という）に集まる」という性質がある．逆にいうと，「焦点から出た直線の群れが放物線で折れ曲がると平行線になる」わけである．この性質を利用してサーチライトが作られている．つまり，断面が放物線になる曲面を作り，焦点に光源を置くと，光が遠くまで届くのである．

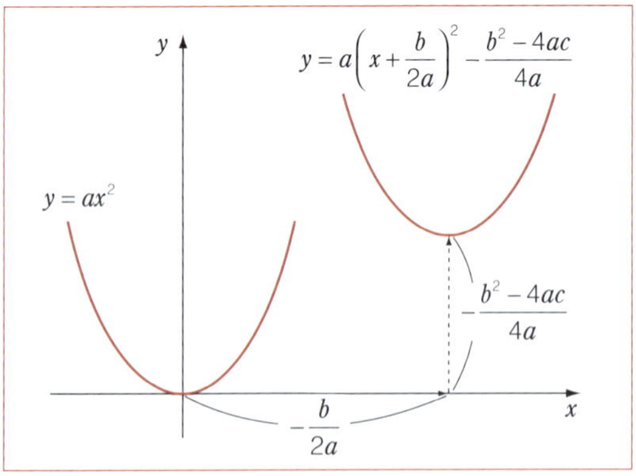

図3-2　放物線の軸と頂点

> **放物線の軸と頂点の求め方**
> 一般に，ax^2+bx+c は平方完成することはできないが
>
> $$\begin{aligned} ax^2+bx+c &= a\left(x^2+\frac{b}{a}x\right)+c \\ &= a\left(x^2+2\cdot\frac{b}{2a}x+\left(\frac{b}{2a}\right)^2-\left(\frac{b}{2a}\right)^2\right)+c \\ &= a\left(x^2+2\cdot\frac{b}{2a}x+\left(\frac{b}{2a}\right)^2\right)-\frac{(b^2-4ac)}{4a} \\ &= a\left(x+\frac{b}{2a}\right)^2-\frac{b^2-4ac}{4a} \end{aligned}$$
>
> と変形する．

2次関数のグラフと2次方程式の解には次の関係がある．

> **● 2次関数のグラフと2次方程式の解の関係**
>
> ① 放物線がx軸と2点α，βで交わるとき，方程式は2つの実数解$x=\alpha$，βをもつ．
>
> ② 放物線がx軸と1点αで接するとき，方程式はただ1つの実数解$x=\alpha$をもつ．
>
> ③ 放物線がx軸と交わらないとき，方程式は実数解をもたない（虚数の解をもつ）．

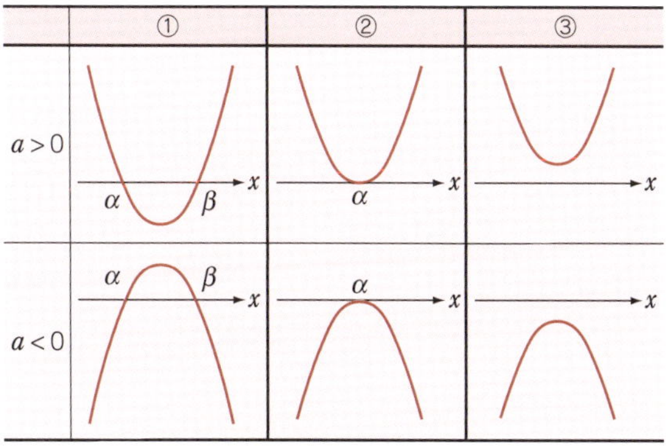

図3-3　2次関数と2次方程式の解

例題Ⅲ-1 (1) 放物線 $y=2x^2-4x+3$ の頂点の座標を求めなさい．

(2) 3点 (0,0)，(−2,3)，(5,8) を通る放物線を求めなさい．

解 (1) $y=2x^2-4x+3=2(x-1)^2+1$ より，頂点の座標は (1,1) である．

(2) 求める放物線の方程式を $y=ax^2+bx+c$ とおく．原点 (0,0) を通るので $c=0$ がわかる．よって $y=ax^2+bx$ とおける．残りの2点を代入すれば $3=4a-2b$，$8=25a+5b$，これを2元連立1次方程式を解いて $a=\dfrac{31}{70}$，$b=-\dfrac{43}{70}$．したがって，

$y=\dfrac{31}{70}x^2-\dfrac{43}{70}x$ となる．

問Ⅲ-1 (1) 放物線 $y=-3x^2+6x+3$ の頂点の座標を求めなさい．

(2) 3点 (0,0)，(−1,3)，(4,9) を通る放物線を求めなさい．

Ⅳ 指数関数

aを正の定数とするとき，$y=a^x$ という形をした関数を，aを底とする**指数関数**という．

指数関数には次の性質がある．

●指数関数 $y=a^x$ のグラフの性質

① 定義域は実数全体であり，値域は正の数全体である．

② グラフは点（0, 1）を通る．

③ x 軸が漸近線になっている．

④ $a>1$ ならば，x が増加すると y の値も増加する（図 3-4a）．
　$0<a<1$ ならば，x が増加すると y の値は減少する（図 3-4b）．

定義域・値域

x のとりうる値の範囲を定義域といい，y のとりうる値の範囲を値域という．

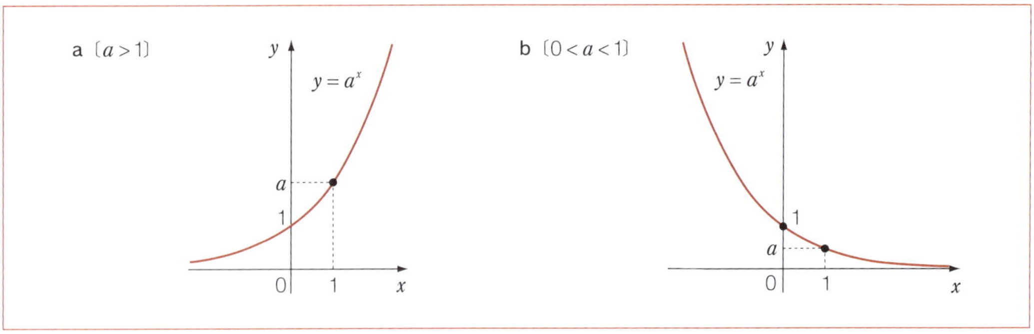

図 3-4　指数関数

例題Ⅳ-1 ある携帯電話のバッテリーは 1 年ごとに元の 8 割しか充電できなくなるという．このバッテリーの持続時間は，次の年数後には使い始めからみて何％になっているか．ただし，年の途中ではバッテリーの消耗する割合は月数の割合に比例するものとする．

（1）2 年後　（2）3 年後　（3）3 年 5 カ月後

（4）50％を切るのは何年と何カ月後か求めなさい．

漸近線

x または y を限りなく大きく，または，限りなく小さくするとき，関数のグラフがある直線 l に交わることなく限りなく近づくときは，l を関数のグラフの漸近線という．

指数法則

（1）$a^0=1$

（2）$a^x \times a^y = a^{x+y}$

（3）$a^x \div a^y = a^{x-y}$

（4）$(a^x)^y = a^{xy}$

解 x 年後のバッテリーの持続時間は $y=0.8^x$ となっている．

（1）$y=0.8^2=0.64$ より，64％になっている．

（2）$y=0.8^3=0.512$ より，51.2％になっている．

（3）$y=0.8^{3+\frac{5}{12}}=0.4665$ より，約 46.7 ％になっている．

（4）$y=0.8^{3+\frac{1}{12}}=0.5025$，$y=0.8^{3+\frac{2}{12}}=0.4933$ より，3 年と 2 カ月後に 50％を切る．

注意 $0.8^{3+\frac{5}{12}}$ は電卓や EXCEL を用いて計算する．

問Ⅳ-1 ある豚は 1 年ごとに元の 1.2 倍の体重になるという．年の途中では増える割合は月数の割合に比例するものとして次のものを求めなさい．

（1）2 年後　（2）3 年後　（3）4 年後

（4）2 倍を超えるのは何年と何カ月後か求めなさい．

V 対数関数

$a>0$，$a \neq 1$ のとき，$y=\log_a x$ の形をした関数を，a を底とする**対数関数**という．

対数関数には次の性質がある．

> **●対数関数 $y=\log_a x$ のグラフの性質**
> ① 定義域は正であり，値域は実数全体である．
> ② グラフは点（1, 0）を通る．
> ③ y 軸が漸近線になっている．
> ④ $a>1$ ならば，x が増加すると y の値も増加する（図 3-5a）．
> $0<a<1$ ならば，x が増加すると y の値は減少する（図 3-5b）．

対数法則

A，B>0 のとき，

(1) $\log_{10}(AB) = \log_{10}A + \log_{10}B$

(2) $\log_{10}\dfrac{A}{B} = \log_{10}A - \log_{10}B$

(3) $\log_{10}A^x = x\log_{10}A$（$x$ は実数）

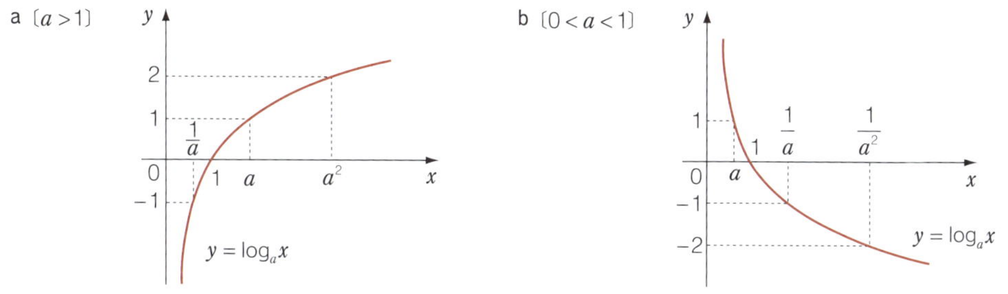

図 3-5　対数関数

指数と対数は互いに逆の関係なので，指数関数と対数関数も互いに**逆関数**になっている．つまりグラフにすると，直線 $y=x$ に関して対称になる（図 3-6）．

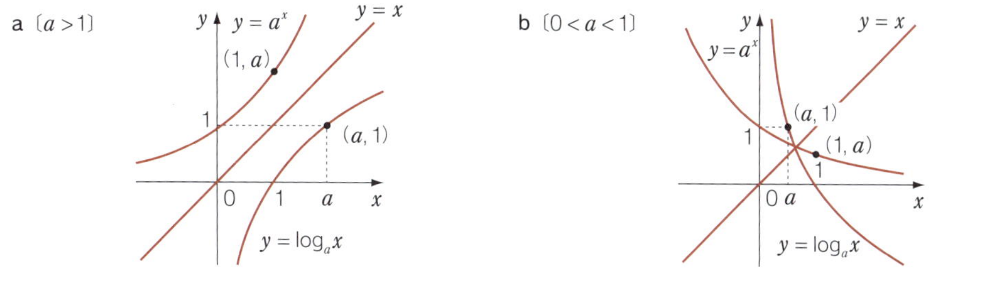

図 3-6　指数関数と対数関数の関係

例題Ⅴ-1 例題Ⅳ-1において，バッテリーの持続時間が最初からみて1%を切るのは何年と何カ月後か求めなさい．

解 順番に指数関数の値を求めていけば解けるが大変である．このような問題には対数の計算が適している．

$y=0.8^x<0.01$ を満たす x のうち1番小さいものが求める値である．そこで両辺の対数をとると $\log_{10}0.8^x<\log_{10}0.01$ である．ここで

$$\log_{10}0.8^x = x\log_{10}0.8 = x\log_{10}\frac{8}{10} = x\left(\log_{10}2^3-\log_{10}10\right) = x\left(3\log_{10}2-1\right)$$
$$= x\left(3\times0.3010-1\right) = -0.0970\times x$$

$$\log_{10}0.01 = \log_{10}10^{-2} = -2\log_{10}10 = -2$$

より，$\log_{10}0.8^x<\log_{10}0.01 \Leftrightarrow -0.0970\times x<-2 \Leftrightarrow x>\dfrac{-2}{-0.0970}=20.618$，これを満たす x のうち最小のものは20.618より少し大きいものであるが，0.618年を月に換算すると $12\times0.618=7.416$ 月であるから，20年と7カ月より大きい．よって，20年と8カ月後に1%を切る．

問Ⅴ-1 ある町の人口は年ごとに前年の1.001倍になるという．統計をとり始めてから元の2倍を超えるのは何年と何カ月後か求めなさい．
ただし，$\log_{10}1001=3.00043408$ である．

Ⅵ 三角関数

1 弧度法

半径 r の円において，中心角 θ（度）の弧の長さを s とおく．これらに対する $\dfrac{s}{r}$ の値を，θ ラジアンとよぶ．このように，半径と弧の長さから角度を決める方法を**弧度法**（こどほう）という．

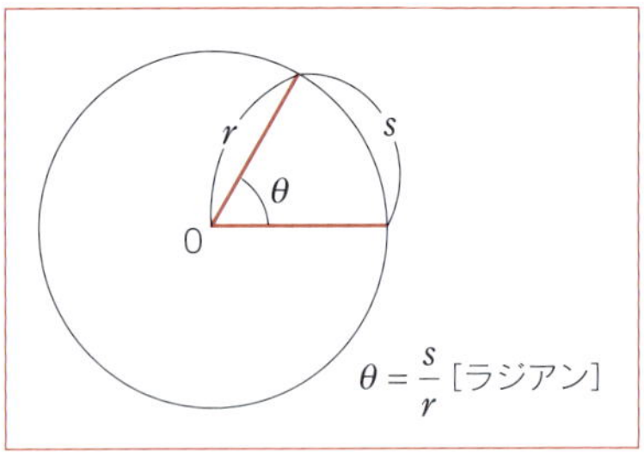

図3-7　弧度法

日常では，角度は“度”を使う（これを**度数法**という）ことが多いが，数学では弧度法を使う．弧度法では，角度が無単位の“数字”なので，使いやすいのである．

弧度法と度数法の間には次の関係がある．

> **●弧度法と度数法の関係**
> ① 1ラジアンは，半径 r と同じ長さの円弧がつくる中心角の大きさである．
> ② 180度は（ちょうど円の半周なので）π ラジアンである．

弧度法
このことから，
$360°=2\pi$ ラジアン
であることがわかる．

2　一般角

平面上に点Oをとり，Oから出る2つの半直線OX，OPを作る．ここで，OXが回転してOPになったとすると，角度が決まる．

このとき，最初の半直線OXを**始線**，OPを**動径**という．

角度は，右回り，左回りの2通りあるので，時計の針と反対方向の回転を**正**，時計の針の向きの回転を**負**と定義して，角度に符号をつける．

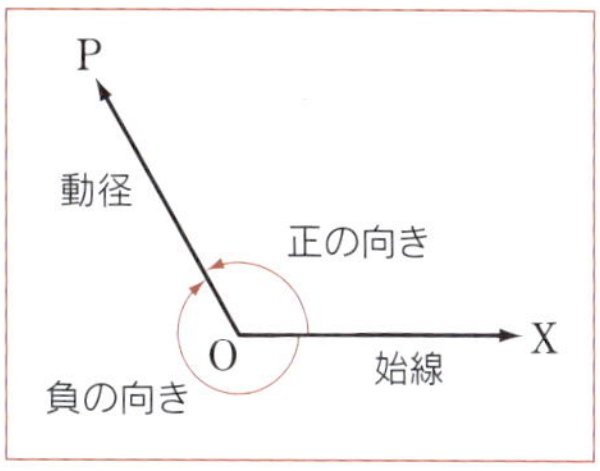

図3-8　角の定義

動径OPは，2πの回転ごとに同じ位置になるから，動径OPが定める角度の1つをαとすると，

$$\theta=\alpha+2\pi\times n\ \ (n=0,\ \pm1,\ \pm2,\ \cdots)$$

も同じ位置を表すことになる．これを**一般角**という．

3　三角関数の定義

座標平面上で，原点を中心とし，半径がrの円を描く．この円の周上に点$\mathrm{P}(x, y)$をとり，x軸と線分OPのなす角をθとする（図3-9）．

これらに対して，**正弦** $\sin\theta$，**余弦** $\cos\theta$，**正接** $\tan\theta$を次のように定義する．

$$\sin\theta=\frac{y}{r},\quad \cos\theta=\frac{x}{r},\quad \tan\theta=\frac{y}{x}$$

これらをまとめて**三角関数**という．

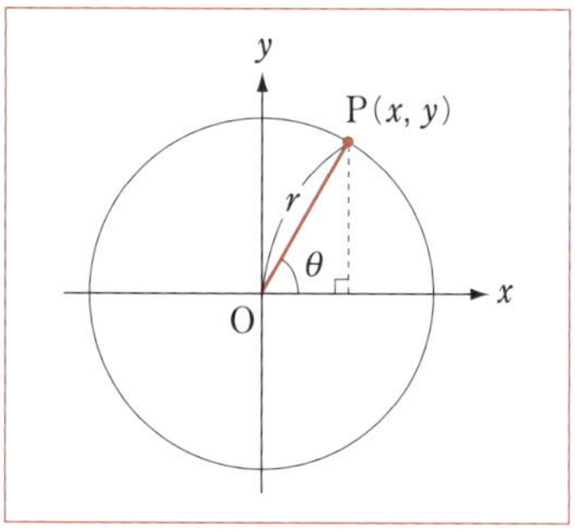

図3-9　三角関数の定義

> **正弦波**
>
> sinの曲線を「正弦波」もしくは「サインカーブ」という．周期的に変化するカーブであり，臨床検査のいろいろな計測の場面で現れる．実際に計測されるカーブはもっと複雑である．サインカーブのようになめらかになったら危険，ということが多い．

正弦関数 $y=\sin x$には次の性質がある．

●$y=\sin x$のグラフ

① 定義域は実数全体である．
② 値域は$-1\leqq y\leqq 1$である．
③ 周期が2πの周期関数である．
④ 原点に対して対称な形をしている．

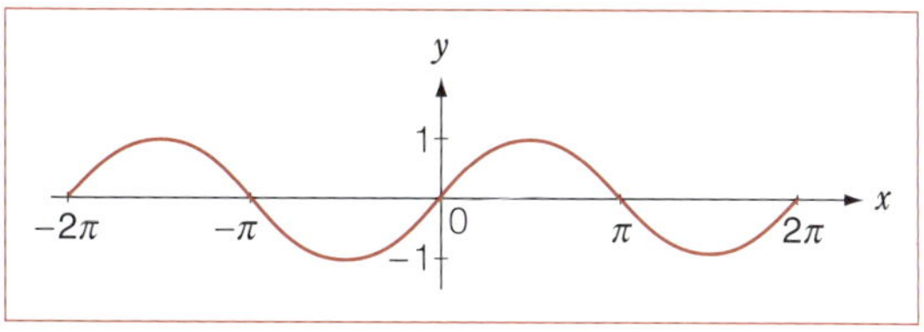

図3-10　$y=\sin x$のグラフ

余弦関数 $y=\cos x$ には次の性質がある．

●$y=\cos x$ のグラフ

① 定義域は実数全体である．

② 値域は $-1 \leqq y \leqq 1$ である．

③ 周期が 2π の周期関数である．

④ y 軸に対して対称な形をしている．

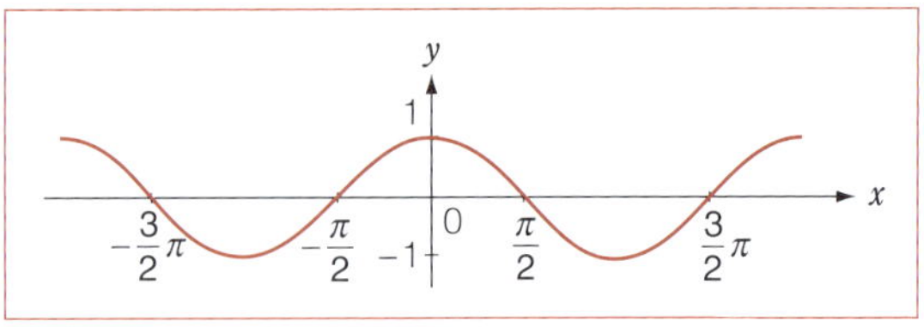

図 3-11　$y=\cos x$ のグラフ

正接関数 $y=\tan x$ には次の性質がある．

●$y=\tan x$ のグラフ

① 定義域は

$$\frac{\pi}{2}+n\pi \quad (n=0,\ \pm 1,\ \pm 2,\ \cdots)$$

を除く実数全体である．

② 値域は実数全体である．

③ 周期が π の周期関数である．

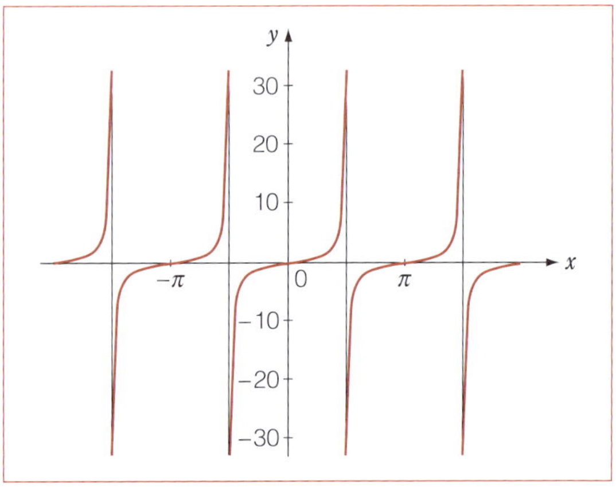

図 3-12　$y=\tan x$ のグラフ

これらの関数の間には，次の関係がある．

●三角関数の基本関係式

$$\tan\theta=\frac{\sin\theta}{\cos\theta}$$

$$\sin^2\theta+\cos^2\theta=1$$

$$1+\tan^2\theta=\frac{1}{\cos^2\theta}$$

例題Ⅵ-3-1　$y=\cos^2 x+\sin x+3$ の最小値と最大値を求めなさい．ただし，$0 \leqq x \leqq 2\pi$ とする．

解　$t=\sin x$ とおくと $-1 \leqq t \leqq 1$ である．また

$$y=\cos^2 x+\sin x+3=1-\sin^2 x+\sin x+3=-\sin^2 x+\sin x+4=-t^2+t+4$$

$$=-\left(t-\frac{1}{2}\right)^2+\frac{17}{4}$$

より，$t=\frac{1}{2}$ のとき最大値 $\frac{17}{4}$ をとる．最小値は $t=-1$ のときで 2 をとる．

$t=\frac{1}{2} \Leftrightarrow x=\frac{\pi}{6},\ \frac{5\pi}{6}$，および $t=-1 \Leftrightarrow x=\frac{3\pi}{2}$ より，

$x=\frac{3\pi}{2}$ のとき最小値 2 をとり，$x=\frac{\pi}{6},\ \frac{5\pi}{6}$ のとき最大値 $\frac{17}{4}$ をとる．

問Ⅵ-3-1 $y=\sin^2 x+\cos x+2$ の最小値と最大値を求めなさい．ただし，$0 \leqq x \leqq 2\pi$ とする．

Ⅶ 関数の合成，平行移動

1 関数の合成

関数 $y=f(x)$ では，y が従属変数，x が独立変数である．ここで，x が別な関数の従属変数になっている場合，つまり $x=g(z)$ となっている場合は，$y=f(g(z))$ となる．

これを，2つの関数 $y=f(x)$ と $x=g(z)$ の**合成**という．

たとえば，$y=\sin x$ と $x=z^2$ を合成すれば $y=\sin z^2$ となる．

2 関数のグラフの平行移動

関数 $y-q=f(x-p)$ のグラフは，関数 $y=f(x)$ のグラフを，x 軸方向へ p，y 軸方向へ q だけ**平行移動**したものである（図 3-13）．

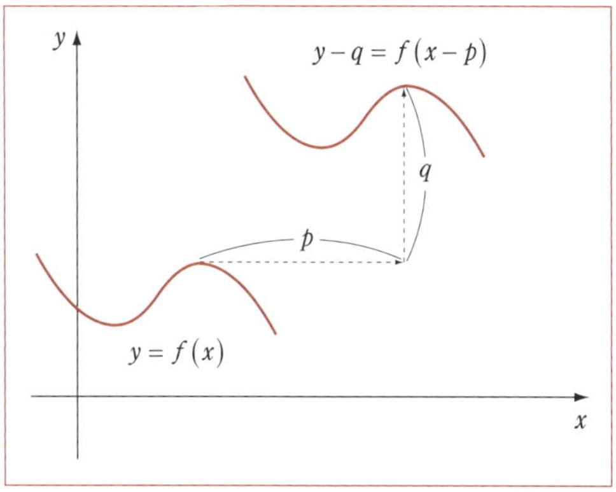

図 3-13　関数のグラフの平行移動

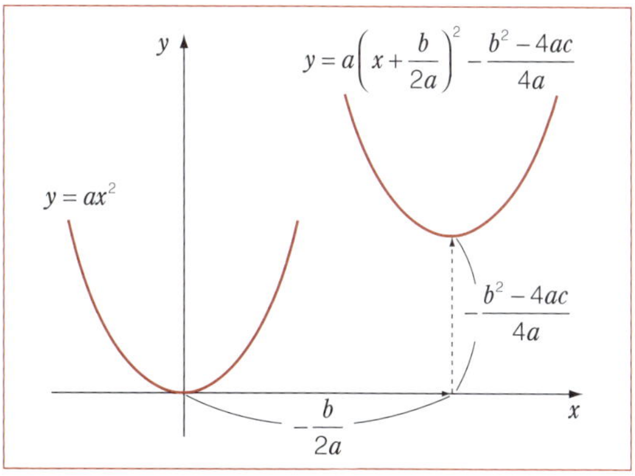

図 3-14　放物線の平行移動

たとえば，放物線 $y=ax^2+bx+c$ は

$$y=a\left(x+\frac{b}{2a}\right)^2-\frac{b^2-4ac}{4a}$$

となるから，放物線 $y=ax^2+bx+c$ は，放物線 $y=ax^2$ を，x 軸方向へ $-\frac{b}{2a}$，y 軸方向へ $-\frac{b^2-4ac}{4a}$ だけ平行移動したものである（図 3-14）．

例題Ⅶ-2-1 (1) 放物線 $y=2x^2$ を x 軸方向へ $+3$，y 軸方向へ -2 だけ平行移動した放物線を求めなさい．

(2) 放物線 $y=2x^2-3x+4$ を x 軸方向へ $+3$，y 軸方向へ -2 だけ平行移動した放物線を求めなさい．

(3) 放物線 $y=2x^2$ をどのように平行移動したら放物線 $y=2x^2-3x+4$ になるか．

解 (1) $y=2(x-3)^2-2=2(x^2-6x+9)-2=2x^2-12x+16$ となる．

(2) $y=2(x-3)^2-3(x-3)+4-2=2(x^2-6x+9)-3x+9+2=2x^2-15x+29$ となる．または，頂点を求めて

$y=2\left(x-\frac{3}{4}\right)^2+\frac{23}{8}$ より，頂点は $\left(\frac{3}{4},\frac{23}{8}\right)$ であるから，この頂点を x 軸方向へ $+3$，y 軸方向へ -2 だけ平行移動すると $\left(\frac{15}{4},\frac{7}{8}\right)$ である．

よって，求める放物線は

$y=2\left(x-\frac{15}{4}\right)^2+\frac{7}{8}=2\left(x^2-\frac{15}{2}x+\frac{225}{16}\right)+\frac{7}{8}=2x^2-15x+\frac{232}{8}=2x^2-15x+29$ となる．つまり，放物線の本質は変化せず，頂点の移動だけで全体の平行移動がわかる．

(3) 放物線 $y=2x^2$ を x 軸方向へ a，y 軸方向へ b だけ平行移動したとして

$y=2(x-a)^2+b=2x^2-3x+4$ を解けばよい．展開して

$2x^2-4ax+2a^2+b=2x^2-3x+4$ であるから，係数を比較して

$-4a=-3$，$2a^2+b=+4$．よって，$a=\frac{3}{4}$，$b=4-2\times\left(\frac{3}{4}\right)^2=\frac{23}{8}$ を得る．すなわち，放物線 $y=2x^2$ の頂点は原点であるから，原点を放物線 $y=2x^2-3x+4$ の頂点 $\left(\frac{3}{4},\frac{23}{8}\right)$ に移動させればよい．

問VII-2-1 (1) 放物線 $y=-3x^2$ を x 軸方向へ $+2$，y 軸方向へ -3 だけ平行移動した放物線を求めなさい．

(2) 放物線 $y=-3x^2+4x-3$ を x 軸方向へ $+2$，y 軸方向へ -3 だけ平行移動した放物線を求めなさい．

(3) 放物線 $y=-3x^2$ をどのように平行移動したら放物線 $y=-3x^2+4x-3$ になるか．

第4章 集合と命題

I 集合

ある条件を満たすものの全体で，その条件を満たすか否かがはっきりしているものを**集合**という．集合はA，Bなどのアルファベットの大文字で表し，集合を構成している個々のものをその集合の**要素**または**元**という．

例 I-1 1から10までの整数の集合をAで表す．$A=\{1, 2, 3, 4, 5, 6, 7, 8, 9, 10\}$と書く．$A$の要素は10個の整数である．要素の個数を表すときは，$n(A)=10$などと書く．

逆に，たとえば5はAの要素であるので，5はAに**属する**という言い方をして$5 \in A$という記号で表す．

また，11はAの要素ではないが，このことを$11 \notin A$という記号で表す．

1 部分集合

2つの集合AとBがあり，Aの要素がすべてBの要素にもなっているとき，AはBの**部分集合**であるといい

$$A \subset B \quad \cdots\cdots\cdots\cdots\cdots \quad \text{(I-1)}$$

という記号で表す．(I-1) は$B \supset A$と表しても同じである．

例 I-1-1 Aを例 I-1の集合，Bを100以下の自然数の集合とすれば，$A \subset B$である．xを1から10までの任意の整数とすれば，$x \in A$かつ$x \in B$となっている．一方，11などは$11 \notin A$かつ$11 \in B$であるから，集合Aよりも集合Bのほうが大きい．

ことばで表現すると，集合Aは集合Bに**含まれる**，または，集合Bは集合Aを**含む**，という言い方をする．

2 積集合と和集合

2つの集合は必ずしも互いにどちらかの部分集合になっているというわけではなく，いろいろな状況がありうる．集合Aにも集合Bにも属する要素の集合をAとBの**積集合**といい，$A \cap B$という記号で表す．また，少なくとも集合Aと集合Bのどちらかに属する要素の集合をAとBの**和集合**といい，$A \cup B$という記号で表す（**図 4-1**）．

例 I-2-1 2つの集合を$A=\{1, 3, 5, 7, 9\}$，$B=\{6, 7, 8, 9, 10\}$とする．1，3，5はAに属するがBには属していない．6，8，10はBに属するがAには

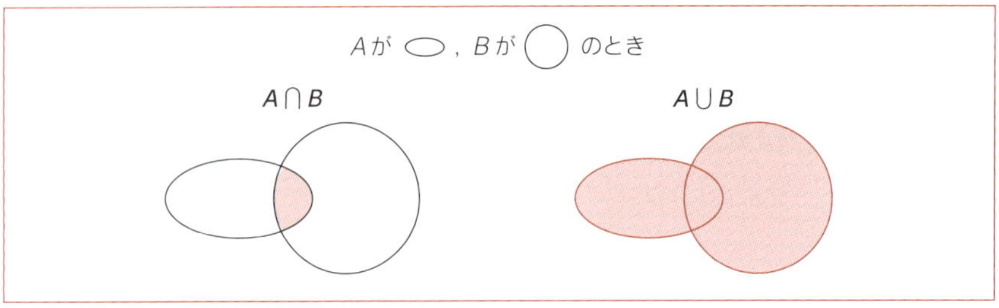

図 4-1　積集合と和集合

属していない．7，9 は A にも B にも属する．したがって，$A \cap B=\{7,\ 9\}$，$A \cup B=\{1,\ 3,\ 5,\ 6,\ 8,\ 10,\ 7,\ 9\}=\{1,\ 3,\ 5,\ 6,\ 7,\ 8,\ 9,\ 10\}$ である．

ここで，要素を並べる順番に決まりはないので並べ方は自由であるが，最後の等式では小さい順に並べなおした．

例題 I-2-1　3つの集合 $A=\{1,\ 3,\ 5,\ 7,\ 9\}$，$B=\{6,\ 7,\ 8,\ 9,\ 10\}$，$C=\{6,\ 9,\ 12,\ 15\}$ を考えるとき，次の集合を求めなさい．

(1) $A \cap C$　　(2) $B \cap C$　　(3) $A \cap B \cap C$　　(4) $A \cup C$　　(5) $B \cup C$

(6) $A \cup B \cup C$

解　(1) $A \cap C=\{9\}$　　(2) $B \cap C=\{6,\ 9\}$　　(3) $A \cap B \cap C=\{9\}$

(4) $A \cup C=\{1,\ 3,\ 5,\ 6,\ 7,\ 9,\ 12,\ 15\}$

(5) $B \cup C=\{6,\ 7,\ 8,\ 9,\ 10,\ 12,\ 15\}$

(6) $A \cup B \cup C=\{1,\ 3,\ 5,\ 6,\ 7,\ 8,\ 9,\ 10,\ 12,\ 15\}$

3　全体集合，補集合，空集合

集合を考えるとき，どの集合も部分集合として含むような**全体集合**というものを考えると便利である．全体集合は通常 U という記号で表す．全体集合のとり方はいろいろあり，たとえば例題 I-2-1 では，U を 20 以下の自然数としてもいいし，100 以下の自然数としてもいい．あるいは，もっと広げて，実数全体を U としてもよい．ただし，実数全体とした場合，要素を列挙することはできないので，このような場合はことばで集合の条件を述べる形にする．

全体集合 U を決めて集合 A を考える場合，A は U の部分集合になっていなければならない．この場合，U の要素ではあるが A の要素ではないものをすべて集めた集合を A の**補集合**といい，$\overline{A}$ という記号で表す．数学記号では

$$\overline{A}=\{x \mid x \in U \text{ かつ } x \notin A\} \cdots\cdots\cdots\cdots\cdots \text{(I-2)}$$

と表す．ここで，集合 A と集合 $\overline{A}$ の積集合を考えると，この集合の要素は存在しない．このように要素を 1 つももたない集合を**空集合**といい，$\varnothing$ という記号で表す．これを用いれば

$$A \cap \overline{A}=\varnothing \cdots\cdots\cdots\cdots\cdots \text{(I-3)}$$

と表現できる．要素の個数は 0 であるから，$n(A \cap \overline{A})=n(\varnothing)=0$ を満たす．また，全体集合との関係は

$$A \cup \overline{A}=U \cdots\cdots\cdots\cdots\cdots \text{(I-4)}$$

を満たしている．補集合のさらに補集合を考えると元の集合に戻る．

$\overline{(\overline{A})} = A$ …………… (I-5)

例題 I-3-1 全体集合 U を 20 以下の自然数全体とする．例 I-2-1 の 2 つの集合 A, B を考えるとき，次の集合を求めなさい．

(1) $\overline{A}$　(2) $\overline{B}$　(3) $\overline{A}\cap\overline{B}$　(4) $\overline{A}\cup\overline{B}$　(5) $\overline{\overline{A}\cap\overline{B}}$　(6) $\overline{\overline{A}\cup\overline{B}}$

解 (1) $\overline{A}=\{2, 4, 6, 8, 10, 11, 12, 13, 14, 15, 16, 17, 18, 19, 20\}$

(2) $\overline{B}=\{1, 2, 3, 4, 5, 11, 12, 13, 14, 15, 16, 17, 18, 19, 20\}$

(3) $\overline{A}\cap\overline{B}=\{2, 4, 11, 12, 13, 14, 15, 16, 17, 18, 19, 20\}$

(4) $\overline{A}\cup\overline{B}=\{1, 2, 3, 4, 5, 6, 8, 10, 11, 12, 13, 14, 15, 16, 17, 18, 19, 20\}$

(5) $\overline{\overline{A}\cap\overline{B}}=\{1, 3, 5, 6, 7, 8, 9, 10\}$　(6) $\overline{\overline{A}\cup\overline{B}}=\{7, 9\}$

例 I-2-1 で求めたものと比較すると $\overline{\overline{A}\cap\overline{B}}=A\cup B$ および $\overline{\overline{A}\cup\overline{B}}=A\cap B$ が成り立っていることがわかる．一般に，次が成り立つ．

$\overline{A\cap B}=\overline{A}\cup\overline{B}$,　$\overline{A\cup B}=\overline{A}\cap\overline{B}$ ……… (I-6)（ド・モルガンの法則）

例題 I-3-1 では，A, B をそれぞれ $\overline{A}$, $\overline{B}$ に置き換えて (I-5) と (I-6) を用いれば

$$\overline{\overline{A}\cap\overline{B}}=\overline{(\overline{A})}\cup\overline{(\overline{B})}=A\cup B,\quad \overline{\overline{A}\cup\overline{B}}=\overline{(\overline{A})}\cap\overline{(\overline{B})}=A\cap B$$

を得る．

問 I-3-1 例題 I-3-1 において，次の集合を求めなさい．

(1) $\overline{A}\cup B$　(2) $\overline{\overline{A}\cup B}$　(3) $A\cap\overline{B}$

II 命題と証明

1 逆，裏，対偶

1）命題

正しいか正しくないかがはっきりしている文や式を**命題**という．たとえば，「2 は素数である」は正しいので命題，「素数は奇数である」は 2 が素数であるが偶数であるので正しくないが，正しくないことがはっきりしているので命題である．命題が正しいとき，その命題は**真**であるといい，逆に命題が正しくないとき，その命題は**偽**であるという．

変数を含む文や式で，その変数のとる値によって真偽が定まるものを**条件**という．2 つの条件 p, q があるときに，条件 p を満たすならば条件 q も満たすということを

命題「$p \Rightarrow q$」…………… (II-1)

と表す．このとき，p をこの命題の**仮定**，q を**結論**という．命題「$p \Rightarrow q$」の仮定と結論を入れ替えた命題「$q \Rightarrow p$」を命題「$p \Rightarrow q$」の**逆**という．

条件 p を満たすものの集合を P，条件 q を満たすものの集合を Q とするとき，命題「$p \Rightarrow q$」が真であることは，P が Q の部分集合であること，すな

わち，$P \subset Q$ と同じである．このことを利用すると，集合の条件を命題で述べることができる．全体集合 U を決めておく．このとき，集合 $\overline{P}$ に対応する条件を条件 $\overline{p}$ で表すとすると，

命題「$\overline{p} \Rightarrow \overline{q}$」…………… (II-2)

命題「$\overline{q} \Rightarrow \overline{p}$」…………… (II-3)

を考えることができる．(II-2)，(II-3) を，それぞれ (II-1) の**裏**，**対偶**という．(II-1) が真である場合，その逆や裏は必ずしも真とは限らないが，**対偶は必ず真になる**．逆に，対偶が真である場合，元の命題も真である．

例題 II-1-1 次の命題の真偽を述べて，その逆，裏，対偶を求めてそれらの真偽も述べなさい．ただし，全体集合は実数全体の集合とする．

命題「$x=2 \Rightarrow x^2-5x+6=0$」

解 条件 $x=2$ を満たす集合は $P=\{2\}$, 条件 $x^2-5x+6=0$ を満たす集合は $Q=\{2,\ 3\}$ であるから，$P \subset Q$ であり命題「$x=2 \Rightarrow x^2-5x+6=0$」は真である．

逆：「$x^2-5x+6=0 \Rightarrow x=2$」，裏：「$x \neq 2 \Rightarrow x^2-5x+6 \neq 0$」，対偶：「$x^2-5x+6 \neq 0 \Rightarrow x \neq 2$」である．逆と裏は偽であり，対偶は真である．これは $\overline{P}=\{x \mid x \neq 2\}$, $\overline{Q}=\{x \mid x \neq 2$ かつ $x \neq 3\}$ であるから，$Q \not\subset P$，$\overline{P} \not\subset \overline{Q}$，$\overline{Q} \subset \overline{P}$ ということからわかる．

2）必要条件，十分条件および必要十分条件

命題「$p \Rightarrow q$」が真である場合に，p は q であるための**十分条件**，q は p であるための**必要条件**という．集合でいうと，十分条件を満たす集合の方が小さく，必要条件を満たす集合の方が大きいということができる．また，逆の命題「$q \Rightarrow p$」も真である場合に，p は q であるための**必要十分条件**であるという．集合でいうと $P=Q$ という場合である．よって q は p であるための必要十分条件であるといってもよい．

例 II-1-1 条件 $x=2$ または $x=3$ は，条件 $x^2-5x+6=0$ であるための必要十分条件である．また，条件 $x=2$ は条件 $x^2-5x+6=0$ であるための十分条件であるが必要条件ではない．さらに，条件 $x^2-5x+6=0$ は条件 $x=2$ であるための必要条件であるが十分条件ではない．

必要条件・十分条件

条件 p を満たす集合を P，条件 q を満たす集合を Q とする．下のベン図の場合には，

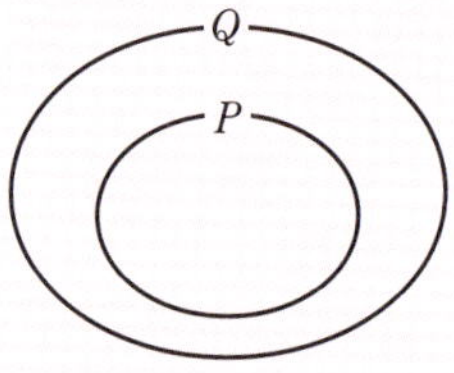

p は q であるための十分条件，q は p であるための必要条件である．

2 背理法

命題が真であることを証明したい場合に，その命題が偽であると仮定して矛盾を導くことにより命題が真であることを証明する方法がある．この方法を**背理法**という．背理法は，矛盾を導く過程で他の定理を利用することが多い．そうではない場合は，通常，対偶を証明することで証明が完了する．

背理法

背理法は統計の検定で用いられるテクニックである．「もし健康であると仮定すると○○となり矛盾である」というような論法で使われる．

例題 II-2-1 次の (1) は対偶を証明することで証明し，(2) は背理法で証明しなさい．

(1) a を自然数とするとき，命題「a^2 が 3 の倍数ならば a は 3 の倍数である」

(2) 命題「$\sqrt{3}$ は無理数である」

解 (1) 対偶「a が3の倍数でなければ a^2 は3の倍数でない」を証明すればよい．a は自然数で3の倍数でないと仮定すると，$a=3m+1$ または $a=3m+2$（$m=0$, 1, 2, …）と表せる．

① $a=3m+1$ のときは，$a^2=(3m+1)^2=9m^2+6m+1=3(3m^2+2m)+1$ となり3の倍数ではない．

② $a=3m+2$ のときは，$a^2=(3m+2)^2=9m^2+12m+4=3(3m^2+4m+1)+1$ となり3の倍数ではない．

①，②より対偶が証明された．

(2) 仮に $\sqrt{3}$ は無理数でないとすると，有理数ということになるので，互いに素である（最大公約数が1）2つの自然数 a，b を用いて $\sqrt{3}=\dfrac{a}{b}$ と表せる．$\sqrt{3}b=a$ と書き直して両辺を2乗すると $3b^2=a^2$ を得る．左辺は3の倍数であるから，a^2 は3の倍数になる．このとき，(1) で証明した命題より a は3の倍数である．そこで $a=3k$,（$k=1$, 2, 3, …）とおくと，

$$3b^2=a^2=(3k)^2=9k^2 \text{ より } b^2=3k^2 \text{ を得る．}$$

よって b^2 は3の倍数になるから，再び，(1) で証明した命題より b は3の倍数であり $b=3n$,（$n=1$, 2, 3, …）とおける．そうすると，a と b がともに3で約分できるため，互いに素であると仮定したことに矛盾する．この矛盾は $\sqrt{3}$ が無理数ではないとしたことに由来するため，$\sqrt{3}$ は無理数でなければならない．

問 II-2-1 次の (1)は対偶を証明することで証明し，(2)は背理法で証明しなさい．

(1)「a^2 が2の倍数ならば a は2の倍数である」

(2)「$\sqrt{2}$ は無理数である」

3 数学的帰納法

自然数 n に関する命題があり，すべての自然数 n についてその命題が真であることを証明したいとする．この場合，次の2段階のステップを示せば証明することができる．

Step ①：$n=1$ のとき命題は正しい．

Step ②：$n=k$ のとき命題は正しいと仮定したとき，$n=k+1$ のときも命題は正しい．

この証明法を**数学的帰納法**という．

> **帰納法**
> 数学的帰納法よりも一般的な概念として帰納法がある．これは科学研究方法の一つであり，個々の現象を観察して一般的命題を確立する方法である．たとえば，「ソクラテスは死んだ．プラトンも死んだ．彼らは人間である．したがって人間は死ぬものである」．

> **演繹法**（えんえきほう）
> 帰納法と対をなす科学研究の方法である．ある前提から論理を重ねていって結論を導く方法である．たとえば，「人間は死ぬものである．ソクラテスは人間である．したがって，ソクラテスは死ぬ運命にある」．

例題 II-3-1 次の命題が真であることを数学的帰納法を用いて示しなさい．

(1) n を自然数とする．命題「$1+2+3+\cdots+n=\dfrac{n(n+1)}{2}$」

(2) n を自然数とする．命題「$1+3+5+\cdots+(2n-1)=n^2$」

解 (1) Step ①：$n=1$ のとき，左辺$=1$，右辺$=\dfrac{1\cdot 2}{2}=1$ で命題は正しい．

Step ②：$n=k$ のとき，命題は正しいと仮定する．

すなわち，$1+2+3+\cdots+k=\dfrac{k(k+1)}{2}$ が成り立つと仮定する．$n=k+1$ のとき

$$1+2+3+\cdots+k+(k+1)=\frac{k(k+1)}{2}+(k+1)$$
$$=\frac{k(k+1)+2(k+1)}{2}$$
$$=\frac{(k+1)(k+2)}{2}$$

を得るが，これは $n=k+1$ のときも命題が正しいことを示している．以上，数学的帰納法により，すべての自然数 n について命題は正しいことが証明された．

(2) Step ①：$n=1$ のとき，左辺$=1$，右辺$=1^2=1$ で命題は正しい．

Step ②：$n=k$ のとき，命題は正しいと仮定する．

すなわち，$1+3+5+\cdots+(2k-1)=k^2$ が成り立つと仮定する．$n=k+1$ のとき

$$1+3+5+\cdots+(2k-1)+(2k+1)=k^2+(2k+1)=(k+1)^2$$

を得るが，これは $n=k+1$ のときも命題が正しいことを示している．以上，数学的帰納法により，すべての自然数 n について命題は正しいことが証明された．

問 II-3-1 次の命題が真であることを数学的帰納法で証明しなさい．

命題「$1^2+3^2+5^2+\cdots+(2n-1)^2=\dfrac{(2n-1)2n(2n+1)}{6}$」

第5章 ベクトルと行列

I 2次ベクトルと行列

1 行ベクトルと列ベクトル

実数を2つ並べたものを2次ベクトルという．横に並べた場合，$(a \quad b)$ のように書いて**2次行ベクトル**という．縦に並べた場合，アルファベットの太字を用いて $\boldsymbol{x}=\begin{pmatrix} a \\ b \end{pmatrix}$ のように書いて**2次列ベクトル**という．

行ベクトルも列ベクトルもどちらも本質的な違いはなく，ただ計算の便宜上使い分けるだけである．

2次ベクトルの**大きさ**を，

$$|\boldsymbol{x}|=\sqrt{a^2+b^2} \quad \cdots\cdots\cdots\cdots\cdots \quad (\text{I}-1)$$

で定義する．ベクトルは大きさと向きをもっている．ただし，始点を定めれば終点は座標平面上の1点に対応する．座標平面の原点をベクトルの始点に定めた場合，終点は座標平面上の点 (a, b) になる（**図5-1**）．

ベクトル
数の概念の拡張の一つである．ベクトルの具体例としては，（物理の視点からみて）速度と方向を思い浮かべればわかりやすいであろう．数学の視点からみれば，連立方程式を簡単に解くために発明したテクニックである，と思えばよい．

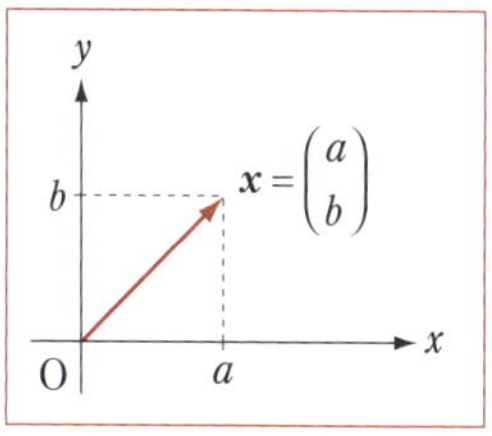

$\boldsymbol{x}=\begin{pmatrix} a \\ b \end{pmatrix}$

図5-1　2次ベクトル

1）2次ベクトルの演算

スカラー倍と足し算が定義できる．$\boldsymbol{x}=\begin{pmatrix} a \\ b \end{pmatrix}$，$\boldsymbol{y}=\begin{pmatrix} c \\ d \end{pmatrix}$をともに2次列ベクトルとする．このとき，$\boldsymbol{x}$ の λ 倍，$\boldsymbol{x}$ と $\boldsymbol{y}$ の足し算，$\boldsymbol{x}$ から $\boldsymbol{y}$ の引き算を，それぞれ

$$\lambda\boldsymbol{x}=\begin{pmatrix} \lambda a \\ \lambda b \end{pmatrix}, \quad \boldsymbol{x}+\boldsymbol{y}=\begin{pmatrix} a+c \\ b+d \end{pmatrix}, \quad \boldsymbol{x}-\boldsymbol{y}=\boldsymbol{x}+(-1)\boldsymbol{y}$$

により定義する．

スカラー
スカラーとは，ベクトルに対して数を表すことばとして用いるものである．この章ではスカラーは実数を表すが，一般には，複素数を表す場合もある．

2 2元連立1次方程式の解法

x，y を未知数とする2元連立1次方程式とは，既知の数 a_1，b_1，c_1，a_2，b_2，c_2 が与えられたとき

$$\begin{cases} a_1x+b_1y=c_1 \\ a_2x+b_2y=c_2 \end{cases} \quad \cdots\cdots\cdots\cdots\cdots \quad (\text{I}-2)$$

をいう．係数を並べた $\begin{pmatrix} a_1 \\ a_2 \end{pmatrix}$，$\begin{pmatrix} b_1 \\ b_2 \end{pmatrix}$，$\begin{pmatrix} c_1 \\ c_2 \end{pmatrix}$ はそれぞれ2次列ベクトルである．2つの2次列ベクトルを横に並べたもの

2元
2元とは，方程式の未知数の個数が2であるという意味である．

$$\begin{pmatrix} a_1 & b_1 \\ a_2 & b_2 \end{pmatrix}$$

を **2 次行列**という．行列は大文字のアルファベットを用いて $A=\begin{pmatrix} a_1 & b_1 \\ a_2 & b_2 \end{pmatrix}$ など

と表す．2 次列ベクトルを $\boldsymbol{x}=\begin{pmatrix} x \\ y \end{pmatrix}$ などの記号で表すとき，(I-2) の左辺は 2

次行列と 2 次列ベクトルの行列の積として表せる．

$$\begin{pmatrix} a_1x+b_1y \\ a_2x+b_2y \end{pmatrix}=\begin{pmatrix} a_1 & b_1 \\ a_2 & b_2 \end{pmatrix}\begin{pmatrix} x \\ y \end{pmatrix}$$

これを用いると，(I-2) は次のように表せる．

$$\begin{pmatrix} a_1 & b_1 \\ a_2 & b_2 \end{pmatrix}\begin{pmatrix} x \\ y \end{pmatrix}=\begin{pmatrix} c_1 \\ c_2 \end{pmatrix} \quad \cdots\cdots\cdots\cdots\cdots \text{(I-3)}$$

(I-3) は，2 次列ベクトル $\boldsymbol{x}=\begin{pmatrix} x \\ y \end{pmatrix}$ が 2 次行列 A により 2 次列ベクトル

$\boldsymbol{c}=\begin{pmatrix} c_1 \\ c_2 \end{pmatrix}$ に移されることを表している．これを 2 次列ベクトルの**変換**という．

例題 I-2-1 $a_1b_2-a_2b_1\neq 0$ の場合に，(I-2) を解きなさい．

解 y を消去するために，(I-2) の第 1 式 $\times b_2$ − 第 2 式 $\times b_1$ を計算する．

$$\begin{cases} a_1b_2x+b_1b_2y=b_2c_1 \\ a_2b_1x+b_1b_2y=b_1c_2 \end{cases} \Rightarrow (a_1b_2-a_2b_1)x=b_2c_1-b_1c_2 \Rightarrow x=\frac{c_1b_2-c_2b_1}{a_1b_2-a_2b_1} \text{ を得る．}$$

同様にして，$y=\dfrac{a_1c_2-a_2c_1}{a_1b_2-a_2b_1}$ を得る．

1）行列式

例題 I-2-1 は次の概念を導入することを示唆している．

行列 $A=\begin{pmatrix} a_1 & b_1 \\ a_2 & b_2 \end{pmatrix}$ に対して実数を対応させる関数を

$$|A|=a_1b_2-a_2b_1 \quad \cdots\cdots\cdots\cdots\cdots \text{(I-4)}$$

により定義する．これを行列 A の**行列式** $|A|$ という．

> **行列式**
> 行列 A の行列式を $\det A$ や $|A|$ と表す．

また，行列 A は 2 つの列ベクトル $\boldsymbol{a}=\begin{pmatrix} a_1 \\ a_2 \end{pmatrix}$，$\boldsymbol{b}=\begin{pmatrix} b_1 \\ b_2 \end{pmatrix}$ を並べたもの

$A=(\boldsymbol{a} \;\; \boldsymbol{b})$ と考えることができるから，行列式を $|\boldsymbol{a} \;\; \boldsymbol{b}|=a_1b_2-a_2b_1$ と書く

ことにすると，例題 I-2-1 の解は次のように表せることがわかる．

$$x=\frac{|\boldsymbol{c} \;\; \boldsymbol{b}|}{|\boldsymbol{a} \;\; \boldsymbol{b}|},\quad y=\frac{|\boldsymbol{a} \;\; \boldsymbol{c}|}{|\boldsymbol{a} \;\; \boldsymbol{b}|} \quad \cdots\cdots\cdots\cdots\cdots \text{(I-5)}$$ **クラメルの公式**

> **クラメルの公式**
> クラメルの公式とは，連立方程式を行列式の計算だけで解く方法のことである．ただし，$|A|=0$ のときは使えない．

問 I-2-1 2元連立1次方程式 $\begin{cases}4x+5y=3\\2x+3y=1\end{cases}$ を（I-5）を用いて解きなさい．

II 3次ベクトルと行列

1 行ベクトルと列ベクトル

実数を3つ並べたものを3次ベクトルという（**図 5-2**）．横に並べた場合，$(a \quad b \quad c)$ のように書いて **3次行ベクトル**という．縦に並べた場合，$\boldsymbol{x}=\begin{pmatrix}a\\b\\c\end{pmatrix}$ のように書いて **3次列ベクトル**という．

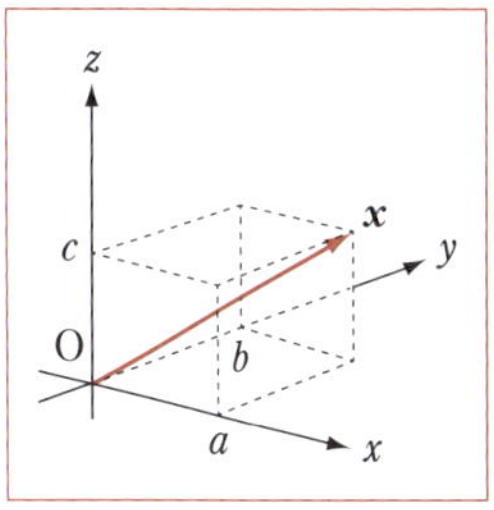

図 5-2　3次ベクトル

行ベクトルも列ベクトルもどちらも本質的な違いはなく，ただ計算の便宜上使い分けるだけである．

3次ベクトルの**大きさ**を

$$|\boldsymbol{x}|=\sqrt{a^2+b^2+c^2} \quad \cdots\cdots\cdots\cdots\cdots \text{(II-1)}$$

で定義する．3次ベクトルは，始点を定めれば終点は座標空間上の1点に対応する．座標空間の原点をベクトルの始点に定めた場合，終点は座標空間上の点 $(a,\ b,\ c)$ になる．

1）3次ベクトルの演算

スカラー倍と足し算が定義できる．$\boldsymbol{x}=\begin{pmatrix}a\\b\\c\end{pmatrix}$，$\boldsymbol{y}=\begin{pmatrix}d\\e\\f\end{pmatrix}$ をともに3次列ベクトルとする．このとき，$\boldsymbol{x}$ の λ 倍，$\boldsymbol{x}$ と $\boldsymbol{y}$ の足し算，$\boldsymbol{x}$ から $\boldsymbol{y}$ の引き算を，それぞれ

$$\lambda\boldsymbol{x}=\begin{pmatrix}\lambda a\\\lambda b\\\lambda c\end{pmatrix},\quad \boldsymbol{x}+\boldsymbol{y}=\begin{pmatrix}a+d\\b+e\\c+f\end{pmatrix},\quad \boldsymbol{x}-\boldsymbol{y}=\boldsymbol{x}+(-1)\boldsymbol{y}$$

により定義する．

2 3元連立1次方程式の解法

x，y，z を未知数とする次の3元連立1次方程式を考える．

$$\begin{cases}a_1x+b_1y+c_1z=d_1\\a_2x+b_2y+c_2z=d_2\\a_3x+b_3y+c_3z=d_3\end{cases} \quad \cdots\cdots\cdots\cdots\cdots \text{(II-2)}$$

3元
3元とは，方程式の未知数の個数が3であるという意味である．

これを消去法で解くことはできるが，方程式が解をもつための条件も見分けなければならず面倒である．そこで，（II-1）を（I-5）のように解く工夫を行う．それには3次行列というものを考えて行列式を定義しなければならない．

（II-2）の左辺の未知数の係数だけを並べたものを考える．これを **3次行列**といい，次のように表す．

$$A=\begin{pmatrix} a_1 & b_1 & c_1 \\ a_2 & b_2 & c_2 \\ a_3 & b_3 & c_3 \end{pmatrix}.$$

とくに $\begin{pmatrix} 1 & 0 & 0 \\ 0 & 1 & 0 \\ 0 & 0 & 1 \end{pmatrix}$ を**3次単位行列**といい，E で表す．

1）行列式

3次行列の行列式は，クラメルの公式が3次の場合も成り立つように定義されるのであるが，そのためには帰納的な定義を与えなければならない．2次行列の行列式の性質を詳細に調べて，それらの性質が3次の場合も成り立つように定義する．

> **帰納的な定義**
> 第4章「II-3 数学的帰納法」の項を参照.

まず，2次の場合と同様に3次の場合も，3次行列を3つの3次列ベクトル

$$\boldsymbol{a}=\begin{pmatrix} a_1 \\ a_2 \\ a_3 \end{pmatrix},\quad \boldsymbol{b}=\begin{pmatrix} b_1 \\ b_2 \\ b_3 \end{pmatrix},\quad \boldsymbol{c}=\begin{pmatrix} c_1 \\ c_2 \\ c_3 \end{pmatrix}$$

を用いて，$A=(\boldsymbol{a}\ \ \boldsymbol{b}\ \ \boldsymbol{c})$ と表す．3次の行列式 $|A|$ は

$$\left.\begin{aligned} |A| &= |(\boldsymbol{a}\ \ \boldsymbol{b}\ \ \boldsymbol{c})| \\ &= a_1\times\begin{vmatrix} b_2 & c_2 \\ b_3 & c_3 \end{vmatrix}+a_2\times\begin{vmatrix} b_3 & c_3 \\ b_1 & c_1 \end{vmatrix}+a_3\times\begin{vmatrix} b_1 & c_1 \\ b_2 & c_2 \end{vmatrix} \\ &= a_1b_2c_3+a_2b_3c_1+a_3b_1c_2-a_1b_3c_2-a_2b_1c_3-a_3b_2c_1 \end{aligned}\right\} \cdots\cdots\cdots \text{(II-3)}$$

により定義する．そうすると，次のクラメルの公式が成り立つことが示される．

●**定理 II-2-1**　(II-2) の解は，$|A|\neq 0$ のときただ1つ存在して次で求められる．

$$x=\frac{|\boldsymbol{d}\ \ \boldsymbol{b}\ \ \boldsymbol{c}|}{|\boldsymbol{a}\ \ \boldsymbol{b}\ \ \boldsymbol{c}|},\quad y=\frac{|\boldsymbol{a}\ \ \boldsymbol{d}\ \ \boldsymbol{c}|}{|\boldsymbol{a}\ \ \boldsymbol{b}\ \ \boldsymbol{c}|},\quad z=\frac{|\boldsymbol{a}\ \ \boldsymbol{b}\ \ \boldsymbol{d}|}{|\boldsymbol{a}\ \ \boldsymbol{b}\ \ \boldsymbol{c}|} \quad\cdots\cdots\cdots\cdots \text{(II-4)}$$

クラメルの公式

ただし，$\boldsymbol{d}=\begin{pmatrix} d_1 \\ d_2 \\ d_3 \end{pmatrix}$ である．

例題 II-2-1　次の3元連立1次方程式をクラメルの公式を用いて解きなさい．ただし，a, b, c は互いに異なる実数である．

$$\begin{cases} x+y+z=1 \\ ax+by+cz=d \\ a^2x+b^2y+c^2z=d^2 \end{cases}$$

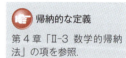

解 $\boldsymbol{a}=\begin{pmatrix}1\\a\\a^2\end{pmatrix}$, $\boldsymbol{b}=\begin{pmatrix}1\\b\\b^2\end{pmatrix}$, $\boldsymbol{c}=\begin{pmatrix}1\\c\\c^2\end{pmatrix}$, $\boldsymbol{d}=\begin{pmatrix}1\\d\\d^2\end{pmatrix}$ として（II-4）を適用する．まず

$$|\boldsymbol{a}\ \ \boldsymbol{b}\ \ \boldsymbol{c}|=\begin{vmatrix}1&1&1\\a&b&c\\a^2&b^2&c^2\end{vmatrix}=bc^2+ab^2+a^2c-b^2c-ac^2-a^2b$$

$$=(c-b)a^2-\left(c^2-b^2\right)a+bc(c-b)$$

$$=(c-b)\left(a^2-(b+c)a+bc\right)$$

$$=(c-b)(a-b)(a-c)$$

$$=(a-b)(b-c)(c-a)$$

これが解の分母になり，x，y，z の分子はそれぞれ a を d，b を d，c を d に置き換えればよいから，

$$x=\frac{(d-b)(b-c)(c-d)}{(a-b)(b-c)(c-a)}=\frac{(d-b)(c-d)}{(a-b)(c-a)},$$

$$y=\frac{(a-d)(d-c)(c-a)}{(a-b)(b-c)(c-a)}=\frac{(a-d)(d-c)}{(a-b)(b-c)},$$

$$z=\frac{(a-b)(b-d)(d-a)}{(a-b)(b-c)(c-a)}=\frac{(b-d)(d-a)}{(b-c)(c-a)}.$$

問II-2-1 3元連立1次方程式 $\begin{cases}x+y+z=1\\x+4y+9z=16\\x+8y+27z=64\end{cases}$ を(II-4)を用いて解きなさい．

2）逆行列の公式

3元連立1次方程式（II-2）は，

$\boldsymbol{x}=\begin{pmatrix}x\\y\\z\end{pmatrix}$, $\boldsymbol{d}=\begin{pmatrix}d_1\\d_2\\d_3\end{pmatrix}$ とすれば $A\boldsymbol{x}=\boldsymbol{d}$ と表すことができる．これは行列 A が定める変換により $\boldsymbol{x}$ が $\boldsymbol{d}$ に移されることを示しているが，逆に，$\boldsymbol{d}$ を $\boldsymbol{x}$ に移す行列（A の**逆行列**という）がわかれば，未知ベクトル $\boldsymbol{x}$ を求めることができる．A の逆行列を A^{-1} により表す．

すなわち，

$$\boldsymbol{x}=A^{-1}\boldsymbol{d}\ \cdots\cdots\cdots\cdots\cdots\ \text{(II-5)}$$

A の逆行列はいつでも求められるわけではなく，$|A|\neq 0$ の場合に限られることがわかる．$A^{-1}=(\boldsymbol{u}\ \ \boldsymbol{v}\ \ \boldsymbol{w})$ と表すとき，これが A の逆行列である条件は $AA^{-1}=E$ であるが，これは，$AA^{-1}=(A\boldsymbol{u}\ \ A\boldsymbol{v}\ \ A\boldsymbol{w})$ と計算されることから，

> **$A\boldsymbol{x}=\boldsymbol{d}$**
> このように書けばみやすいであろう．つまり，1次方程式 $ax=d$ を拡張した"方程式"になっているのである．

$$Au=\begin{pmatrix}1\\0\\0\end{pmatrix},\quad Av=\begin{pmatrix}0\\1\\0\end{pmatrix},\quad Aw=\begin{pmatrix}0\\0\\1\end{pmatrix}$$

という条件と同値になる．よって，それぞれをクラメルの公式（定理 II-2-1）を用いて解くことができる．クラメルの公式を用いるときに $|A|\neq 0$ という条件が必要であることに注意しておこう．ただし，右辺のベクトルが特別なものなので，解の分子はより簡単な形で書けることになる．たとえば，

$$u=\begin{pmatrix}u_1\\u_2\\u_3\end{pmatrix}$$ とおくと，

$$u_1=\frac{1}{|A|}\begin{vmatrix}1 & b_1 & c_1\\0 & b_2 & c_2\\0 & b_3 & c_3\end{vmatrix}=\frac{b_2c_3-b_3c_2}{|A|}=\frac{\begin{vmatrix}b_2 & c_2\\b_3 & c_3\end{vmatrix}}{|A|},$$

$$u_2=\frac{1}{|A|}\begin{vmatrix}a_1 & 1 & c_1\\a_2 & 0 & c_2\\a_3 & 0 & c_3\end{vmatrix}=\frac{a_3c_2-a_2c_3}{|A|}=\frac{-\begin{vmatrix}a_2 & c_2\\a_3 & c_3\end{vmatrix}}{|A|},$$

$$u_3=\frac{1}{|A|}\begin{vmatrix}a_1 & b_1 & 1\\a_2 & b_2 & 0\\a_3 & b_3 & 0\end{vmatrix}=\frac{a_2b_3-a_3b_2}{|A|}=\frac{\begin{vmatrix}a_2 & b_2\\a_3 & b_3\end{vmatrix}}{|A|}$$

となる．v，w についても同様である．したがって，u，v，w の各成分は分母が $|A|$，分子が A から部分的に取り出した 2 次行列の行列式に符号がついたものになっている．その部分的な 2 次行列の取り出し方と符号のつけ方にはある法則があることに気がつく．それをふまえて次のように定義をすると都合がよい．

定義 行列 A の i 行 j 列の成分を a_{ij} で表す．すなわち，

$$A=\begin{pmatrix}a_{11} & a_{12} & a_{13}\\a_{21} & a_{22} & a_{23}\\a_{31} & a_{32} & a_{33}\end{pmatrix}$$

A_{ij} により A の第 i 行と第 j 列を除いてできる 2 次行列を表す．このとき，

$\alpha_{ij}=(-1)^{i+j}|A_{ij}|$ を A の **(i, j)-余因子**とよぶ．

たとえば，

$$\alpha_{21}=(-1)^{2+1}\begin{vmatrix}a_{12} & a_{13}\\a_{32} & a_{33}\end{vmatrix}=-\begin{vmatrix}a_{12} & a_{13}\\a_{32} & a_{33}\end{vmatrix},$$

$$\alpha_{22}=(-1)^{2+2}\begin{vmatrix}a_{11} & a_{13}\\a_{31} & a_{33}\end{vmatrix}=\begin{vmatrix}a_{11} & a_{13}\\a_{31} & a_{33}\end{vmatrix}.$$

余因子を用いると，上で計算した u_1，u_2，u_3 は

$u_1=\dfrac{\alpha_{11}}{|A|}$, $u_2=\dfrac{\alpha_{12}}{|A|}$, $u_3=\dfrac{\alpha_{13}}{|A|}$ と表せることがわかる.

同様に, v, w も余因子を用いて表せば, 結局, 次が得られる.

●定理 II-2-2 $|A|\neq 0$ のときに限り A の逆行列は存在して,

$$A^{-1}=\frac{1}{|A|}\begin{pmatrix}\alpha_{11} & \alpha_{21} & \alpha_{31}\\ \alpha_{12} & \alpha_{22} & \alpha_{32}\\ \alpha_{13} & \alpha_{23} & \alpha_{33}\end{pmatrix}$$ で与えられる. ……………(II-6)

注意 余因子を並べて作られる行列のことを**余因子行列**という. 第 i 行かつ第 j 列の成分が α_{ij} であるような行列が余因子行列であるが, A の逆行列の公式に出てくるものはこの余因子行列を少し変形したものになっている. この変形の操作は**転置**とよばれるものであり, 余因子を順にすべて求めてから並べて余因子行列を作り, その後, 対角線上にある成分 (α_{11}, α_{22}, α_{33}) を軸として対称な位置にある成分同士を入れ替える操作のことである. 余因子を用いると, 行列式の定義を簡単に書くことができる.

●定理 II-2-3 a_{ij} を行列 A の第 i 行かつ第 j 列の成分とし, α_{ij} を行列 A の (i, j)-余因子とするとき,

$$|A|=a_{11}\alpha_{11}+a_{21}\alpha_{21}+a_{31}\alpha_{31}=a_{11}\alpha_{11}+a_{12}\alpha_{12}+a_{13}\alpha_{13} \quad \cdots\cdots \text{(II-7)}$$

が成り立つ.

(II-7) の最初の式は, A の第 1 列に関する**余因子展開**といい, 第 2 式を A の第 1 行に関する余因子展開という. 実は, どの行どの列に関して余因子展開しても, すべて A の行列式の値になることが証明できる. すなわち, 1, 2, 3 から任意に i と j を 1 つずつ定めれば,

$$|A|=a_{1j}\alpha_{1j}+a_{2j}\alpha_{2j}+a_{3j}\alpha_{3j}=a_{i1}\alpha_{i1}+a_{i2}\alpha_{i2}+a_{i3}\alpha_{i3} \quad \cdots\cdots\cdots \text{(II-8)}$$

が成り立つ. (II-8) の最初の式は A の第 j 列に関する余因子展開, (II-8) の第 2 式は A の第 i 行に関する余因子展開である.

注意 (II-8) より, A の行か列でなるべく 0 を多く含むものに着目して余因子展開を行えば計算が楽になることがわかるであろう. さらに, 行列式の計算をするうえで重要な性質として, 行列式の値を変えずに行列の成分に 0 を増やす方法がある.

3) 行列式の重要な性質

●行列式の重要な性質

ある列ベクトル (または行ベクトル) のスカラー倍を別の列 (または行) に加えても行列式の値は変わらない.

たとえば, $|A|=|\boldsymbol{a}\ \ \boldsymbol{b}\ \ \boldsymbol{c}|$ を計算するときに, 第 1 列の λ 倍を第 2 列に加

えたとすると，

$$\begin{aligned}|\boldsymbol{a}\quad \boldsymbol{b}+\lambda\boldsymbol{a}\quad \boldsymbol{c}| &= |\boldsymbol{a}\quad \boldsymbol{b}\quad \boldsymbol{c}|+|\boldsymbol{a}\quad \lambda\boldsymbol{a}\quad \boldsymbol{c}|\\ &= |\boldsymbol{a}\quad \boldsymbol{b}\quad \boldsymbol{c}|+\lambda|\boldsymbol{a}\quad \boldsymbol{a}\quad \boldsymbol{c}|\\ &= |\boldsymbol{a}\quad \boldsymbol{b}\quad \boldsymbol{c}|\end{aligned}$$

ということから行列式の値は変わらない．これは，列ベクトルについての（多重）線形性および交代性（2つの列ベクトルを入れ替えると行列式の符号だけ変わる）からわかる．これらの性質が成り立つように行列式は定義されていたのである．この事実は，行ベクトルについても成り立つ．

例題 II-2-2 $A=\begin{pmatrix}-1 & 1 & 1\\ 1 & 1 & 2\\ 0 & 3 & -1\end{pmatrix}$ の逆行列を求めなさい．

解 まず，$|A|$を計算する．前述の「行列式の重要な性質」を用いて

$$|A|=\begin{vmatrix}-1 & 1 & 1\\ 1 & 1 & 2\\ 0 & 3 & -1\end{vmatrix}=\begin{vmatrix}0 & 2 & 3\\ 1 & 1 & 2\\ 0 & 3 & -1\end{vmatrix}=1\times(-1)^{2+1}\times\begin{vmatrix}2 & 3\\ 3 & -1\end{vmatrix}=11$$

（2番目の等式は「行列式の重要な性質」より，3番目の等式は（II-8）を用いて第1列に関する余因子展開を行った．）さらに，余因子を順に求めると，

$$\alpha_{11}=(-1)^{1+1}\begin{vmatrix}1 & 2\\ 3 & -1\end{vmatrix}=-7,\qquad \alpha_{12}=(-1)^{1+2}\begin{vmatrix}1 & 2\\ 0 & -1\end{vmatrix}=1,$$

$$\alpha_{13}=(-1)^{1+3}\begin{vmatrix}1 & 1\\ 0 & 3\end{vmatrix}=3,$$

$$\alpha_{21}=(-1)^{2+1}\begin{vmatrix}1 & 1\\ 3 & -1\end{vmatrix}=4,\qquad \alpha_{22}=(-1)^{2+2}\begin{vmatrix}-1 & 1\\ 0 & -1\end{vmatrix}=1,$$

$$\alpha_{23}=(-1)^{2+3}\begin{vmatrix}-1 & 1\\ 0 & 3\end{vmatrix}=3,$$

$$\alpha_{31}=(-1)^{3+1}\begin{vmatrix}1 & 1\\ 1 & 2\end{vmatrix}=1,\qquad \alpha_{32}=(-1)^{3+2}\begin{vmatrix}-1 & 1\\ 1 & 2\end{vmatrix}=3,$$

$$\alpha_{33}=(-1)^{3+3}\begin{vmatrix}-1 & 1\\ 1 & 1\end{vmatrix}=-2.$$

定理 II-2-2 より，A の逆行列は

$$A^{-1}=\frac{1}{11}\begin{pmatrix}-7 & 4 & 1\\ 1 & 1 & 3\\ 3 & 3 & -2\end{pmatrix}$$ である．

4）掃き出し法

連立方程式を解いたり，それに関連して逆行列を求めたりするときには行列式の計算をする必要があった．いまのところ，未知数が3つの連立方程式なのでまだよいのであるが，未知数がさらに増えると4以上の行列を考えて，それらの行列式の定義を考える必要があるし，行列式の計算もしなくてはならな

い．非常に計算が大変になることは容易に想像できるであろう．この困難を克服する方法として**掃き出し法**という方法がある．次の①〜③の３種類の基本操作（**行基本操作**）からなる．

①ある行の c 倍を他の行に加える．

②２つの行を互いに入れ替える．

③ある行に０でない数 c をかける．

この行基本操作を繰り返し行って，連立方程式を解いていく．

例題Ⅱ-2-3 次の連立方程式を掃き出し法で解きなさい．

$$\begin{cases} -x+y+z=1 \\ x+y+2z=2 \\ 3y-z=-3 \end{cases}$$

解 左辺の未知数の係数と右辺の数値をそのまま並べた行列を考える．

$$(A\quad \boldsymbol{d})=\begin{pmatrix} -1 & 1 & 1 & 1 \\ 1 & 1 & 2 & 2 \\ 0 & 3 & -1 & -3 \end{pmatrix}$$

この３行４列の行列について，上記の行基本操作を行うが，左から３列でできる３次行列が単位行列になるように操作を行っていく．最終的に，１番右の列に現れるベクトルが連立方程式の解である．理由については後で概略を述べるにとどめる．

$$\begin{pmatrix} -1 & 1 & 1 & 1 \\ 1 & 1 & 2 & 2 \\ 0 & 3 & -1 & -3 \end{pmatrix} \overset{①}{\Rightarrow} \begin{pmatrix} 0 & 2 & 3 & 3 \\ 1 & 1 & 2 & 2 \\ 0 & 3 & -1 & -3 \end{pmatrix} \overset{②}{\Rightarrow} \begin{pmatrix} 1 & 1 & 2 & 2 \\ 0 & 2 & 3 & 3 \\ 0 & 3 & -1 & -3 \end{pmatrix}$$

$$\overset{③}{\Rightarrow} \begin{pmatrix} 1 & 1 & 2 & 2 \\ 0 & 1 & \frac{3}{2} & \frac{3}{2} \\ 0 & 3 & -1 & -3 \end{pmatrix} \overset{④}{\Rightarrow} \begin{pmatrix} 1 & 0 & \frac{1}{2} & \frac{1}{2} \\ 0 & 1 & \frac{3}{2} & \frac{3}{2} \\ 0 & 3 & -1 & -3 \end{pmatrix} \overset{⑤}{\Rightarrow} \begin{pmatrix} 1 & 0 & \frac{1}{2} & \frac{1}{2} \\ 0 & 1 & \frac{3}{2} & \frac{3}{2} \\ 0 & 0 & -\frac{11}{2} & -\frac{15}{2} \end{pmatrix}$$

$$\overset{⑥}{\Rightarrow} \begin{pmatrix} 1 & 0 & \frac{1}{2} & \frac{1}{2} \\ 0 & 1 & \frac{3}{2} & \frac{3}{2} \\ 0 & 0 & 1 & \frac{15}{11} \end{pmatrix} \overset{⑦}{\Rightarrow} \begin{pmatrix} 1 & 0 & 0 & -\frac{2}{11} \\ 0 & 1 & \frac{3}{2} & \frac{3}{2} \\ 0 & 0 & 1 & \frac{15}{11} \end{pmatrix} \overset{⑧}{\Rightarrow} \begin{pmatrix} 1 & 0 & 0 & -\frac{2}{11} \\ 0 & 1 & 0 & -\frac{6}{11} \\ 0 & 0 & 1 & \frac{15}{11} \end{pmatrix}$$

計算の途中に用いた行基本操作

順に，
①第２行の１倍を第１行に加える，
②第１行と第２行を入れ替える，
③第２行に $\frac{1}{2}$ をかける，
④第２行の−１倍を第１行に加える，
⑤第２行の−３倍を第３行に加える，
⑥第３行に $-\frac{2}{11}$ をかける，
⑦第３行の $-\frac{1}{2}$ 倍を第１行に加える，
⑧第３行の $-\frac{3}{2}$ 倍を第２行に加える，
である．

したがって，$x=-\frac{2}{11}$，$y=-\frac{6}{11}$，$z=\frac{15}{11}$ が解である．

以下，$E=\begin{pmatrix} 1 & 0 & 0 \\ 0 & 1 & 0 \\ 0 & 0 & 1 \end{pmatrix}$ と書いて**単位行列**という．

これらの操作は行列の演算で表現することができる．①の操作は $\begin{pmatrix} 1 & 1 & 0 \\ 0 & 1 & 0 \\ 0 & 0 & 1 \end{pmatrix}$ を（$A \quad \boldsymbol{d}$）の左からかけることと同じである．実際，

$$\begin{pmatrix} 1 & 1 & 0 \\ 0 & 1 & 0 \\ 0 & 0 & 1 \end{pmatrix}\begin{pmatrix} -1 & 1 & 1 & 1 \\ 1 & 1 & 2 & 2 \\ 0 & 3 & -1 & -3 \end{pmatrix}=\begin{pmatrix} 0 & 2 & 3 & 3 \\ 1 & 1 & 2 & 2 \\ 0 & 3 & -1 & -3 \end{pmatrix}$$

となる．この操作を行う行列は単位行列に対して①の操作を行うことにより得られる．よって，②～⑧の操作に対応する行列も簡単に求めることができる．たとえば，②と⑤に対応する行列は，それぞれ $\begin{pmatrix} 0 & 1 & 0 \\ 1 & 0 & 0 \\ 0 & 0 & 1 \end{pmatrix}$，$\begin{pmatrix} 1 & 0 & 0 \\ 0 & 1 & 0 \\ 0 & -3 & 1 \end{pmatrix}$ である．行基本操作①～⑧に対応する行列を $P_1 \sim P_8$ と表して，$P = P_8P_7P_6P_5P_4P_3P_2P_1$ とおくと，$P(A \quad \boldsymbol{d}) = (PA \quad P\boldsymbol{d})$ と計算されるが，$PA = E$ となるまで行ったので，じつは，P は A の逆行列になっている．すなわち，$P\boldsymbol{d} = A^{-1}\boldsymbol{d}$ が掃き出し法の最後に1番右の列に現れるベクトルである．これが解であることは（II-5）で述べたとおりである．

問 II-2-2 例題 II-2-2 の A について，3×6 行列（$A \quad E$）に例題 II-2-3 と同じ掃き出し法の操作を適用して A の逆行列が求められることを確認しなさい．

III n 次ベクトルと行列

ハイレベル

1 行ベクトルと列ベクトル

I と II から，一般に未知数が n 個ある連立1次方程式を解くには，n 次ベクトルや n 次行列の概念が必要であることがわかる．未知数が n 個ある場合を想定して，それらを一まとめにして取り扱う方法として n 次ベクトルというものを考える．n 個の実数を並べたものを n 次ベクトルという．特に，横に並べた場合（$a_1 \quad a_2 \cdots a_n$）を **n 次行ベクトル**といい，縦に並べた場合 $\boldsymbol{x} = \begin{pmatrix} a_1 \\ a_2 \\ \vdots \\ a_n \end{pmatrix}$ を **n 次列ベクトル**という．行ベクトルも列ベクトルもどちらも本質的な違いはなく，ただ計算の便宜上使い分けるだけである．n 次ベクトルについてもその大きさや演算が2次や3次の場合と同様に定義される．

2 n 元連立 1 次方程式の解法

n 次列ベクトルを n 個 $\boldsymbol{a}_1$，$\boldsymbol{a}_2$，…，$\boldsymbol{a}_n$ 用意して横に並べたもの $A = (\boldsymbol{a}_1 \quad \boldsymbol{a}_2 \cdots \boldsymbol{a}_n)$ を **n 次行列**という．A の第 i 行かつ j 列の成分を a_{ij} とし，A の (i, j)-余因子を α_{ij} で表す．（II-8）と同様に，n 次の場合も次が成り立つ．

$$|A| = a_{1j}\alpha_{1j} + a_{2j}\alpha_{2j} + \cdots + a_{nj}\alpha_{nj} = a_{i1}\alpha_{i1} + a_{i2}\alpha_{i2} + \cdots + a_{in}\alpha_{in} \quad \cdots\cdots\cdots\cdots\cdots \text{(III-1)}$$

α_{ij} を求めることは，（III-1）を繰り返し用いていけば帰納的に2次行列の行列式の計算に帰着されるので可能である．n 元連立1次方程式とは，未知数が n 個ある連立1次方程式のことであり，方程式の数は一般に m 個とするが，簡単のため，n 個の場合を考える．

$$\begin{cases} a_{11}x_1 + a_{12}x_2 + \cdots + a_{1n}x_n = d_1 \\ a_{21}x_1 + a_{22}x_2 + \cdots + a_{2n}x_n = d_2 \\ \quad \vdots \qquad \vdots \quad \cdots \quad \cdots \quad \vdots \qquad \vdots \\ a_{n1}x_1 + a_{n2}x_2 + \cdots + a_{nn}x_n = d_n \end{cases} \quad \cdots\cdots\cdots\cdots\cdots \text{(III-2)}$$

ここで

$$A = \begin{pmatrix} a_{11} & a_{12} & \cdots & \cdots & a_{1n} \\ a_{21} & a_{22} & \cdots & \cdots & a_{2n} \\ \vdots & \vdots & \cdots & \cdots & \vdots \\ a_{n1} & a_{n2} & \cdots & \cdots & a_{nn} \end{pmatrix},\quad \boldsymbol{x} = \begin{pmatrix} x_1 \\ x_2 \\ \vdots \\ x_n \end{pmatrix},\quad \boldsymbol{d} = \begin{pmatrix} d_1 \\ d_2 \\ \vdots \\ d_n \end{pmatrix}$$

とおけば，（Ⅲ-2）は $A\boldsymbol{x} = \boldsymbol{d}$ と書ける．

これについても，次のクラメルの公式を得る．

> **●定理Ⅲ-2-1**　$|A| \neq 0$ のとき，（Ⅲ-2）の解は存在して次で与えられる．
>
> $$x_j = \frac{1}{|A|} \left| \boldsymbol{a}_1 \quad \boldsymbol{a}_2 \cdots \overset{j\,列}{\boldsymbol{d}} \cdots \boldsymbol{a}_n \right| \qquad (j = 1,\ 2,\ \cdots,\ n) \cdots\cdots\cdots\cdots\cdots (Ⅲ\text{-}3)$$
>
> **クラメルの公式**

したがって，これを利用すれば定理Ⅱ-2-2 と同様にして，n 次行列の逆行列も余因子を用いて求めることができる．

> **●定理Ⅲ-2-2**　$|A| \neq 0$ のときに限り A の逆行列は存在して
>
> $$A^{-1} = \frac{1}{|A|} \begin{pmatrix} \alpha_{11} & \alpha_{21} & \cdots & \cdots & \alpha_{n1} \\ \alpha_{12} & \alpha_{22} & \cdots & \cdots & \alpha_{n2} \\ & \cdots & \cdots & \cdots & \\ \alpha_{1n} & \alpha_{2n} & \cdots & \cdots & \alpha_{nn} \end{pmatrix} \cdots\cdots\cdots\cdots\cdots (Ⅲ\text{-}4)$$
>
> で与えられる．

Ⅳ 3次ベクトルの外積

定義　$\boldsymbol{e}_1 = \begin{pmatrix} 1 \\ 0 \\ 0 \end{pmatrix},\ \boldsymbol{e}_2 = \begin{pmatrix} 0 \\ 1 \\ 0 \end{pmatrix},\ \boldsymbol{e}_3 = \begin{pmatrix} 0 \\ 0 \\ 1 \end{pmatrix}$ を空間ベクトルの基本ベクトルとする．

$\boldsymbol{a} = \begin{pmatrix} a_1 \\ a_2 \\ a_3 \end{pmatrix},\ \boldsymbol{b} = \begin{pmatrix} b_1 \\ b_2 \\ b_3 \end{pmatrix}$ に対して，$\boldsymbol{a}$ と $\boldsymbol{b}$ の外積 $\boldsymbol{a} \times \boldsymbol{b}$ を

$$\left.\begin{aligned} \boldsymbol{a} \times \boldsymbol{b} &= \begin{vmatrix} a_1 & b_1 & \boldsymbol{e}_1 \\ a_2 & b_2 & \boldsymbol{e}_2 \\ a_3 & b_3 & \boldsymbol{e}_3 \end{vmatrix} \\ &= a_1 b_2 \boldsymbol{e}_3 + a_2 b_3 \boldsymbol{e}_1 + a_3 b_1 \boldsymbol{e}_2 - a_1 b_3 \boldsymbol{e}_2 - a_2 b_1 \boldsymbol{e}_3 - a_3 b_2 \boldsymbol{e}_1 \\ &= \begin{pmatrix} a_2 b_3 - a_3 b_2 \\ a_3 b_1 - a_1 b_3 \\ a_1 b_2 - a_2 b_1 \end{pmatrix} \end{aligned}\right\} \cdots\cdots (Ⅳ\text{-}1)$$

により定義する．最初の等式は3次の行列式を用いて外積を覚える方法で，便宜上導入したものである．ベクトル $\boldsymbol{e}_1$，$\boldsymbol{e}_2$，$\boldsymbol{e}_3$ をスカラーとみなして3次行列の行列式を適用して計算する方法である．もちろん，（Ⅳ-1）の最後のベクトル式を覚えておけば問題ないが，第2成分の符号を間違えることが多い．

$\boldsymbol{a}$ と $\boldsymbol{b}$ の内積を $(\boldsymbol{a}, \boldsymbol{b})$ で表す．次の性質が成り立つ．

1　外積の性質

①$\boldsymbol{b}\times\boldsymbol{a}=-\boldsymbol{a}\times\boldsymbol{b}$，$\boldsymbol{a}\times\boldsymbol{a}=\boldsymbol{0}$,
$\boldsymbol{a}\times(\lambda\boldsymbol{b}+\mu\boldsymbol{c})=\lambda(\boldsymbol{a}\times\boldsymbol{b})+\mu(\boldsymbol{a}\times\boldsymbol{c})$,
$(\lambda\boldsymbol{a}+\mu\boldsymbol{b})\times\boldsymbol{c}=\lambda(\boldsymbol{a}\times\boldsymbol{c})+\mu(\boldsymbol{b}\times\boldsymbol{c})$
②$(\boldsymbol{a}\times\boldsymbol{b},\ \boldsymbol{a})=(\boldsymbol{a}\times\boldsymbol{b},\ \boldsymbol{b})=0$．$\boldsymbol{a}\times\boldsymbol{b}=\boldsymbol{0}$ となるのは
$\boldsymbol{b}=\lambda\boldsymbol{a}$ または　$\boldsymbol{a}=\lambda\boldsymbol{b}$ のとき，かつ，そのときに限る．
③$\boldsymbol{a}$ と $\boldsymbol{b}$ のなす角を θ とするとき　$|\boldsymbol{a}\times\boldsymbol{b}|=|\boldsymbol{a}||\boldsymbol{b}|\sin\theta$　が成り立つ．
④$(\boldsymbol{a}\times\boldsymbol{b},\boldsymbol{c})=\det(\boldsymbol{a}\quad\boldsymbol{b}\quad\boldsymbol{c})$
（右辺は 3 次行列 $(\boldsymbol{a}\quad\boldsymbol{b}\quad\boldsymbol{c})$ の行列式を表す．）
⑤$\boldsymbol{a}$，$\boldsymbol{b}$，$\boldsymbol{c}$ で作られる平行六面体の体積は $|\det(\boldsymbol{a}\quad\boldsymbol{b}\quad\boldsymbol{c})|$ で与えられる．

0
$\boldsymbol{0}$ はゼロベクトルを表す．

①，②は定義（Ⅳ-1）を用いて直接確かめられる．③については，

$$\begin{aligned}|\boldsymbol{a}\times\boldsymbol{b}|^2&=(a_2b_3-a_3b_2)^2+(a_3b_1-a_1b_3)^2+(a_1b_2-a_2b_1)^2\\&=(a_1^2+a_2^2+a_3^2)(b_1^2+b_2^2+b_3^2)-(a_1b_1+a_2b_2+a_3b_3)^2\\&=|\boldsymbol{a}|^2|\boldsymbol{b}|^2-(\boldsymbol{a},\boldsymbol{b})^2\\&=|\boldsymbol{a}|^2|\boldsymbol{b}|^2-|\boldsymbol{a}|^2|\boldsymbol{b}|^2\cos^2\theta\\&=|\boldsymbol{a}|^2|\boldsymbol{b}|^2(1-\cos^2\theta)\\&=|\boldsymbol{a}|^2|\boldsymbol{b}|^2\sin^2\theta\end{aligned}$$

平行六面体

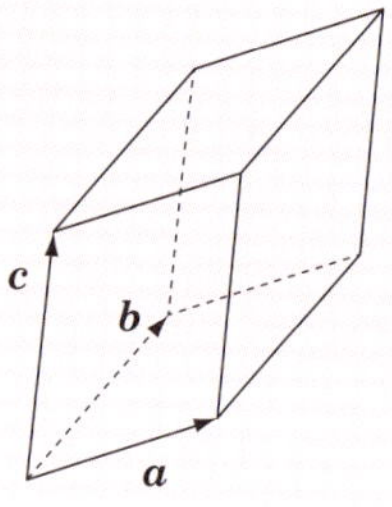

より得る．④は，$(\boldsymbol{a}\times\boldsymbol{b},\boldsymbol{c})$ が（Ⅳ-1）の形式的な行列式において，$\boldsymbol{e}_1$，$\boldsymbol{e}_2$，$\boldsymbol{e}_3$ の箇所を，それぞれ，c_1，c_2，c_3 で置き換えたものに等しいため成り立つことがわかる．⑤は，$\boldsymbol{a}$ と $\boldsymbol{b}$ を含む平面を平行六面体の底面とし $\boldsymbol{a}$ と $\boldsymbol{b}$ のなす角を θ とすると，その面積 S は $S=|\boldsymbol{a}||\boldsymbol{b}|\sin\theta$ であるから，③より $S=|\boldsymbol{a}\times\boldsymbol{b}|$ が得られる．②より，$\boldsymbol{a}\times\boldsymbol{b}$ はその底面の法線ベクトルであるから，$\boldsymbol{a}\times\boldsymbol{b}$ と $\boldsymbol{c}$ のなす角を ϕ とすれば $(\boldsymbol{a}\times\boldsymbol{b},\boldsymbol{c})=|\boldsymbol{a}\times\boldsymbol{b}||\boldsymbol{c}|\cos\phi$　である．ここで，平行六面体の底面からの高さを h とすれば $h=|\boldsymbol{c}||\cos\phi|$　であるから，

$$h=|\boldsymbol{c}||\cos\phi|=|\boldsymbol{c}|\left|\frac{(\boldsymbol{a}\times\boldsymbol{b},\boldsymbol{c})}{|\boldsymbol{a}\times\boldsymbol{b}||\boldsymbol{c}|}\right|=\frac{|(\boldsymbol{a}\times\boldsymbol{b},\boldsymbol{c})|}{|\boldsymbol{a}\times\boldsymbol{b}|}$$ と表せる．

法線ベクトル
平面 α の法線ベクトルとは，平面 α 上のすべてのベクトルに垂直である（0 でない）ベクトルをいう．

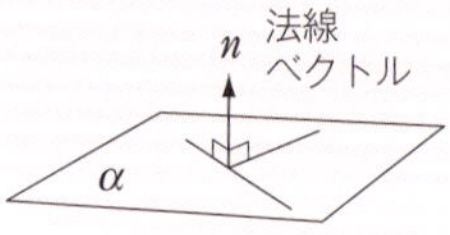

以上より，求める平行六面体の体積 V は

$$V=Sh=|\boldsymbol{a}\times\boldsymbol{b}|\times\frac{|(\boldsymbol{a}\times\boldsymbol{b},\boldsymbol{c})|}{|\boldsymbol{a}\times\boldsymbol{b}|}=|(\boldsymbol{a}\times\boldsymbol{b},\boldsymbol{c})|=|\det(\boldsymbol{a}\quad\boldsymbol{b}\quad\boldsymbol{c})|$$

で与えられることがわかる．最後の等式では④を用いた．

問Ⅳ-1-1　$\boldsymbol{a}=\begin{pmatrix}1\\-2\\1\end{pmatrix}$，$\boldsymbol{b}=\begin{pmatrix}-2\\3\\-1\end{pmatrix}$，$\boldsymbol{c}=\begin{pmatrix}-1\\1\\1\end{pmatrix}$ とするとき，

（1）$\boldsymbol{a}\times\boldsymbol{b}$，　（2）$\boldsymbol{a}$，$\boldsymbol{b}$，$\boldsymbol{c}$ で作られる平行六面体の体積，を求めなさい．

V 固有値とその応用

ここでは，未知数と方程式の個数が等しい場合で，行列式を用いて方程式が解ける場合についてだけを考えることにする．

1 固有値と固有ベクトル

A を n 次行列とし，あるスカラー λ とあるゼロでないベクトル $\boldsymbol{x}$ が存在して

$$A\boldsymbol{x}=\lambda\boldsymbol{x},\ (\boldsymbol{x}\neq\boldsymbol{0}) \cdots\cdots\cdots\cdots\cdots (\text{V-1})$$

となる場合を考える．

このとき，λ を A の**固有値**，$\boldsymbol{x}$ を固有値 λ に対応する**固有ベクトル**という．(V-1) は，n 次単位行列 E を用いて $(A-\lambda E)\boldsymbol{x}=0$，$(\boldsymbol{x}\neq\boldsymbol{0})$ と書き直せるので，これが $\boldsymbol{x}\neq\boldsymbol{0}$ となる解をもつための必要十分条件は，

$$\det(A-\lambda E)=0 \cdots\cdots\cdots\cdots\cdots (\text{V-2})$$

が成り立つことである．(V-2) は固有値を求めるための λ の n 次方程式であり，**固有方程式**という．(V-2) を解いて固有値が求められたら，その固有値を (V-1) に代入すれば，不定方程式になり，解は任意パラメータを含む形で求められる．任意パラメータの個数は固有値の重複度に応じて決まる．

> **0**
> $\boldsymbol{0}$ はゼロベクトルを表す．

> **固有値**
> 多くの変数の間の関連性を調べるのに使われる多変量解析の因子分析で，行列の固有値の概念が必要となる．

> **不定方程式**
> 不定方程式とは，解はあるが一通りには定まらず，たくさん解が（無数に）あるものをいう．たとえば，$x+3y=1$ は不定方程式で，解は，$x=1-3c$，$y=c$ と書ける．この場合，c は任意の実数でよく，これを解の任意パラメータという．

例題 V-1-1 $A=\begin{pmatrix}2 & 4\\ 1 & -1\end{pmatrix}$ の固有値と固有ベクトルを求めなさい．

解
$$\begin{aligned}\det(A-\lambda E)&=\det\begin{pmatrix}2-\lambda & 4\\ 1 & -1-\lambda\end{pmatrix}\\ &=(2-\lambda)(-1-\lambda)-4\\ &=\lambda^2-\lambda-6\\ &=(\lambda-3)(\lambda+2)\\ &=0\end{aligned}$$

を解いて，$\lambda=-2$ または $\lambda=3$ が固有値である．

① $\lambda=-2$ に対応する固有ベクトルを求める．$A\boldsymbol{x}=-2\boldsymbol{x}$，$(\boldsymbol{x}\neq\boldsymbol{0})$ を変形して $(A+2E)\boldsymbol{x}=\boldsymbol{0}$，$(\boldsymbol{x}\neq\boldsymbol{0})$ となる解をみつける．$\boldsymbol{x}=\begin{pmatrix}x_1\\ x_2\end{pmatrix}$ とおけば，$x_1+x_2=0$ を満たす．よって，$\boldsymbol{x}=\begin{pmatrix}c_1\\ -c_1\end{pmatrix}=c_1\begin{pmatrix}1\\ -1\end{pmatrix}$，$(c_1\neq 0)$ が求める固有ベクトルである．

② $\lambda=3$ に対応する固有ベクトルを求める．$A\boldsymbol{x}=3\boldsymbol{x}$，$(\boldsymbol{x}\neq\boldsymbol{0})$ を変形して $(A-3E)\boldsymbol{x}=\boldsymbol{0}$，$(\boldsymbol{x}\neq\boldsymbol{0})$ となる解をみつける．$\boldsymbol{x}=\begin{pmatrix}x_1\\ x_2\end{pmatrix}$ とおけば，$-x_1+4x_2=0$ を満たす．よって，$\boldsymbol{x}=\begin{pmatrix}4c_2\\ c_2\end{pmatrix}=c_2\begin{pmatrix}4\\ 1\end{pmatrix}$，$(c_2\neq 0)$ が求める固有ベクトルである．

問 V-1-1 $A=\begin{pmatrix}3 & 2\\ -2 & -2\end{pmatrix}$ の固有値と固有ベクトルを求めなさい．

2　行列の対角化

例V-2-1　例題V-1-1 の A の固有値 $\lambda=-2$ と $\lambda=3$ に対応する固有ベクトルを特に $\boldsymbol{x}_1=\begin{pmatrix}1\\-1\end{pmatrix}$, $\boldsymbol{x}_2=\begin{pmatrix}4\\1\end{pmatrix}$ ととる.

2次行列 $P=\begin{pmatrix}\boldsymbol{x}_1 & \boldsymbol{x}_2\end{pmatrix}=\begin{pmatrix}1 & 4\\-1 & 1\end{pmatrix}$ を考えると, $P^{-1}=\frac{1}{5}\begin{pmatrix}1 & -4\\1 & 1\end{pmatrix}$ であり,

$$\begin{aligned}P^{-1}AP&=\frac{1}{5}\begin{pmatrix}1 & -4\\1 & 1\end{pmatrix}\begin{pmatrix}2 & 4\\1 & -1\end{pmatrix}\begin{pmatrix}1 & 4\\-1 & 1\end{pmatrix}\\&=\frac{1}{5}\begin{pmatrix}-2 & 8\\3 & 3\end{pmatrix}\begin{pmatrix}1 & 4\\-1 & 1\end{pmatrix}\\&=\frac{1}{5}\begin{pmatrix}-10 & 0\\0 & 15\end{pmatrix}\\&=\begin{pmatrix}-2 & 0\\0 & 3\end{pmatrix}\end{aligned}$$

を得る．最終的に得られた行列の対角線上には A の2つの固有値が並んでいることが確認される．この計算では, P を作るのに特別な固有ベクトルを用いたが, 実は, どの固有ベクトルを用いて P を作っても $P^{-1}AP$ は同じになることがわかる．この形に変形する利点は,

$\left(P^{-1}AP\right)^n=P^{-1}A^nP$ となることと $\begin{pmatrix}-2 & 0\\0 & 3\end{pmatrix}^n=\begin{pmatrix}(-2)^n & 0\\0 & 3^n\end{pmatrix}$ となることを利用して

$$\begin{aligned}A^n&=P\begin{pmatrix}(-2)^n & 0\\0 & 3^n\end{pmatrix}P^{-1}\\&=\begin{pmatrix}1 & 4\\-1 & 1\end{pmatrix}\begin{pmatrix}(-2)^n & 0\\0 & 3^n\end{pmatrix}\frac{1}{5}\begin{pmatrix}1 & -4\\1 & 1\end{pmatrix}\\&=\frac{1}{5}\begin{pmatrix}(-2)^n & 4\cdot3^n\\-(-2)^n & 3^n\end{pmatrix}\begin{pmatrix}1 & -4\\1 & 1\end{pmatrix}\\&=\frac{1}{5}\begin{pmatrix}(-2)^n+4\cdot3^n & 4\cdot3^n-4\cdot(-2)^n\\3^n-(-2)^n & 3^n+4\cdot(-2)^n\end{pmatrix}\end{aligned}$$

と行列の n 乗を求めることができることである．n 乗の形を類推して数学的帰納法で証明することもできるが, 一般には類推は難しいため, 上記の方法が用いられる．

定義　対角成分以外はすべて0である正方行列を**対角行列**という．正方行列 A に対して逆行列をもつ行列（**正則行列**という）P が作れて $P^{-1}AP$ を対角行列にできるとき, A は**対角化可能**であるといい, その対角行列に変形することを**対角化する**という．

対角化したときに, 対角成分に現れるものは A の固有値に他ならない．その理由は,

$$\begin{aligned}\det\left(P^{-1}AP-\lambda E\right)&=\det\left(P^{-1}(A-\lambda E)P\right)\\&=\det P^{-1}\cdot\det(A-\lambda E)\cdot\det P\\&=\det(A-\lambda E)\end{aligned}$$

より Aの固有方程式と $P^{-1}AP$ の固有方程式が一致するためである．

行列はいつでも対角化できるわけではない．どのような場合に対角化できるかについては

ハイレベル

行列式の積の性質

一般に,

$$\begin{cases}\det(AB)=\det A\times\det B\\ \det\left(P^{-1}\right)=\dfrac{1}{\det P}\end{cases}$$

が成り立つ.

次の定理がある．

> **●定理Ⅴ-2-1**　n 次行列 A の固有値がすべて異なっていれば，A はある正則行列 P で対角化可能である．ここで P は，各固有値に対応する固有ベクトルを1つずつとり n 個並べて作ることができる．

固有方程式に重解が含まれる場合は，定理Ⅴ-2-1の条件を満たさないが，重解があっても固有ベクトルを利用して正則行列 P が作れる場合は対角化できる．そのようなことが可能な例を以下にあげておこう．

行列 $A=\left(a_{ij}\right)$ が $a_{ji}=a_{ij}$ $(i,\ j=1,\ 2,\ 3,\ \cdots,\ n)$ を満たすとき**対称行列**であるという．

> **●定理Ⅴ-2-2**　対称行列は常に対角化可能である．

例題Ⅴ-2-1　次の対称行列を対角化しなさい．

$$A=\begin{pmatrix}2 & -1 & 1\\ -1 & 2 & 1\\ 1 & 1 & 2\end{pmatrix}$$

解

$$\det(A-\lambda E)=\det\begin{pmatrix}2-\lambda & -1 & 1\\ -1 & 2-\lambda & 1\\ 1 & 1 & 2-\lambda\end{pmatrix}$$
$$=(2-\lambda)^3-1-1-(2-\lambda)-(2-\lambda)-(2-\lambda)$$
$$=-\lambda^3+6\lambda^2-9\lambda=-\lambda(\lambda-3)^2=0$$

より，A の固有値は $\lambda=0$ と $\lambda=3$（2重解）である．

① $\lambda=0$ に対応する固有ベクトルは

$$\boldsymbol{x}=c_1\begin{pmatrix}1\\1\\-1\end{pmatrix},\ 特に\ \boldsymbol{x}_1=\begin{pmatrix}1\\1\\-1\end{pmatrix}\ ととる．$$

② $\lambda=3$ に対応する固有ベクトルは $\boldsymbol{x}=\begin{pmatrix}x_1\\x_2\\x_3\end{pmatrix}$ とおくとき $x_1+x_2=x_3$ を満たす．

よって，$\boldsymbol{x}=\begin{pmatrix}x_1\\x_2\\x_1+x_2\end{pmatrix}=x_1\begin{pmatrix}1\\0\\1\end{pmatrix}+x_2\begin{pmatrix}0\\1\\1\end{pmatrix}$ と表せるので，特に $\boldsymbol{x}_2=\begin{pmatrix}1\\0\\1\end{pmatrix}$，$\boldsymbol{x}_3=\begin{pmatrix}0\\1\\1\end{pmatrix}$ ととる．

正則行列 P を

$P=\begin{pmatrix}\boldsymbol{x}_1 & \boldsymbol{x}_2 & \boldsymbol{x}_3\end{pmatrix}=\begin{pmatrix}1 & 1 & 0\\ 1 & 0 & 1\\ -1 & 1 & 1\end{pmatrix}$ で定めると，$P^{-1}=\dfrac{1}{3}\begin{pmatrix}1 & 1 & -1\\ 2 & -1 & 1\\ -1 & 2 & 1\end{pmatrix}$ であり，

$P^{-1}AP=\begin{pmatrix}0 & 0 & 0\\ 0 & 3 & 0\\ 0 & 0 & 3\end{pmatrix}$ と対角化できる．

注意　対称行列を対角化するときの正則行列は各列ベクトルが直交するようにとれる．そこで各列ベクトルの長さを1になるようにしておく．たとえば，

$P=\begin{pmatrix}\frac{1}{\sqrt{3}} & \frac{1}{\sqrt{2}} & \frac{1}{\sqrt{6}}\\ \frac{1}{\sqrt{3}} & -\frac{1}{\sqrt{2}} & \frac{1}{\sqrt{6}}\\ -\frac{1}{\sqrt{3}} & 0 & \frac{2}{\sqrt{6}}\end{pmatrix}$ ととると，これの逆行列は $P^{-1}=\begin{pmatrix}\frac{1}{\sqrt{3}} & \frac{1}{\sqrt{3}} & -\frac{1}{\sqrt{3}}\\ \frac{1}{\sqrt{2}} & -\frac{1}{\sqrt{2}} & 0\\ \frac{1}{\sqrt{6}} & \frac{1}{\sqrt{6}} & \frac{2}{\sqrt{6}}\end{pmatrix}$ となる．

この P は直交行列という行列であり，P^{-1} はその転置行列というもので与えられる．

問Ⅴ-2-1　例題Ⅴ-2-1の A について A^n を求めなさい．

問Ⅴ-2-2　$A=\begin{pmatrix}1 & 1 & 0\\ 1 & 1 & -\sqrt{3}\\ 0 & -\sqrt{3} & 1\end{pmatrix}$ を対角化しなさい．また，A^n を求めなさい．

3 行列の三角化

対角化ができない行列は n 乗を計算するのが大変であるが，少し計算を楽にする方法として**三角化**という方法がある．

定義 n 次行列 $A=(a_{ij})$ が $a_{ij}=0$（$i>j$ のとき）を満たすとき，**上三角行列で**あるという．

●定理Ⅴ-3-1 n 次行列はある正則行列 P で $P^{-1}AP$ が上三角行列になるようにできる．

行列の三角化の応用としていくつかの著名な定理が得られる．結果だけ述べておこう．

定義 ① x の多項式 $f(x)$ が与えられたとき，x に形式的に n 次正方行列 A を代入して作った $f(A)$ を**行列多項式**という．これも n 次正方行列である．

② n 次正方行列 A に対して $F_A(\lambda)=\det(A-\lambda E)$ を A の**固有多項式**という．

●定理Ⅴ-3-2（フロベニウスの定理）

n 次正方行列 A の固有値を λ_1，λ_2，…，λ_n とするとき，行列多項式 $f(A)$ の固有値は $f(\lambda_1)$，$f(\lambda_2)$，…，$f(\lambda_n)$ である．

●定理Ⅴ-3-3（ケーリー・ハミルトンの定理）

n 次正方行列 A の固有多項式 $F_A(\lambda)$ に対して，行列方程式 $F_A(A)=O$ が成り立つ．

例Ⅴ-3-1 A を例題Ⅴ-2-1のものとする．固有多項式は $F_A(\lambda)=-\lambda(\lambda-3)^2$ であるから，$F_A(A)=-A(A-3E)^2=O$，すなわち，$A^3-6A^2+9A=O$ を得る．

定義 n 次行列 $A=(a_{ij})$ に対して

$$\mathrm{trace}\,(A)=a_{11}+a_{22}+\cdots+a_{nn} \quad \cdots\cdots\cdots\cdots\cdots\cdots \quad (\text{Ⅴ-3})$$

とおいて，A の**トレース**という．

定理Ⅴ-3-3より，

$$A^n-\mathrm{trace}(A)A^{n-1}+\cdots+(-1)^n(\det A)E=O \quad \cdots\cdots\cdots\cdots\cdots \quad (\text{Ⅴ-4})$$

が成り立つ．特に，$n=2$ で $A=\begin{pmatrix} a & b \\ c & d \end{pmatrix}$ とすると

$A^2-(a+d)A+(ad-bc)E=O$ である．

注意 （Ⅴ-4）で A の係数は $(-1)^{n-1}(\alpha_{11}+\alpha_{22}+\cdots+\alpha_{nn})$ であることがわかる．

問Ⅴ-3-1 問Ⅴ-2-2の A について行列方程式 $F_A(A)=O$ を求めなさい．

O

成分がすべて0である行列をゼロ行列とよび，O で表す．

第6章　微分法

I 導関数

1　微分係数と導関数

1）関数の極限

定義　関数 $f(x)$ は $x=a$ の近くで定義されているとする．ゼロでない数 $h \neq 0$ に対して $f(a+h)$ を考えて，h を 0 に近づけると $f(a+h)$ がある値 α に限りなく近づくとき，$\lim_{h \to 0} f(a+h) = \alpha$ と表す．この α を関数 $f(x)$ の $x=a$ における**極限値**という．

関数が連続な場合（グラフが切れ目なくつながっているような場合）は $\lim_{h \to 0} f(a+h) = f(a)$ が成り立つ．すなわち，この場合はただ単に $h=0$ を代入すればよい．関数が連続でない場合は，$h<0$ または $h>0$ に応じて極限値が異なる値になる．極限値は関数の値が必ずしも定義されていない点で考えるのが本質的である．また $\lim_{h \to 0} f(a+h) = \lim_{x \to a} f(x)$ と書いても同じである．関数は∞や $-\infty$ では定義されていないが，x を限りなく大きくした場合，または，限りなく小さくした場合の極限値も同様に定義されて $\lim_{x \to \infty} f(x)$ または $\lim_{x \to -\infty} f(x)$ の記号で表す．これらの極限値は存在しない場合もある．

例 I-1-1　$\lim_{x \to 0} \frac{|x|}{x}$ は存在しない．$x<0$ から 0 に近づけると極限値は -1，$x>0$ から 0 に近づけると極限値は $+1$ となり，値が異なるためである．

区間 $[a,\ b]$ で定義された関数 $y=f(x)$ を考える．$a<x_0<b$ を満たす x_0 をとり固定する．点 $x=x_0$ における**微分係数**とは

$$f'(x_0) = \lim_{h \to 0} \frac{f(x_0+h) - f(x_0)}{h} \quad \cdots\cdots\cdots\cdots\cdots \text{(I-1)}$$

のことをいう．

2 点 $(x_0,\ f(x_0))$，$(x_0+h,\ f(x_0+h))$ を通る直線の傾きが $\frac{f(x_0+h)-f(x_0)}{h}$ であるから，その極限値は曲線 $y=f(x)$ 上の点 $(x_0,\ f(x_0))$ における接線の傾きに等しい．

曲線が点 $(x_0,\ f(x_0))$ で尖っているような場合には接線がひけないが，そのよう

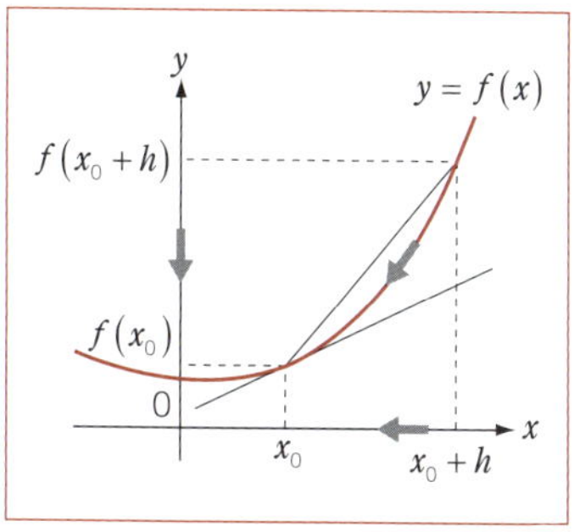

図 6-1　微分係数と接線の傾き

なぜ微分法が必要か
臨床のデータを解析するときに重要であるのが相関係数と回帰直線である（第 11 章 I の 4，5 を参照）．これらを求めるうえで必須であるのが最小 2 乗法（本章 III の 6 を参照）である．これは，実測値と理論値の誤差の 2 乗の総和を最小にする方法であり，その際に微分法が必要となる．正規分布（第 10 章を参照）をみればわかるように，確率は積分で定義されるが，一般に，不定積分を求めるのは不可能である．したがって，近似値を求める必要があるが，その際にも微分法が必要となる．

∞
無限大を表す記号である．いつ人類が無限大の概念をもったのかはよくわかっていない．水平線を見て，あのずーっと先，というようなことから考え付いたのであろう．ゼロを発見したインド人は，ほとんど無限と思える数を考案した．しかしそれも，指数で表現すれば有限でしかない．数の概念はまだまだずーっと先まで続いているのだ．

図 6-1 のグレーの矢印
$h \to 0$ のときの点の移動を表す．

なときは極限値が存在しない.

2) 導関数

関数 $y=f(x)$ の**導関数**とは, $(a,\ b)$ の各点 $(x,\ f(x))$ に対して微分係数 $f'(x)$ を対応させたものをいう. $f(x)=x^n$ (n は自然数) の導関数を求めてみよう. 二項定理より $(x+h)^n=x^n+nx^{n-1}h+$ (h^2 を含む項) であるから

$$(x^n)'=\lim_{h\to 0}\frac{(x+h)^n-x^n}{h}=\lim_{h\to 0}\left(\frac{nx^{n-1}h}{h}+(h\text{を含む項})\right)=nx^{n-1}$$

を得る. よって次を得る.

$$(x^n)'=nx^{n-1}\ (n\text{は自然数})\ \cdots\cdots\cdots\cdots\cdots\ (\text{I}-2)$$

定数に値をとる関数は, 任意の2点を通る直線の傾きは0であるから接線の傾きも0である. したがって次を得る.

$$(c)'=0\ \cdots\cdots\cdots\cdots\cdots\ (\text{I}-3)$$

多項式の関数の導関数を求めるには次の公式を用いる.

$$(f(x)+g(x))'=f'(x)+g'(x),\quad (cf(x))'=cf'(x)\ \cdots\cdots\cdots\cdots\cdots\ (\text{I}-4)$$

例題 I-1-1 $f(x)=3x^4-2x^3+4x^2-6x-1$ の導関数を求めなさい.

解 まず, (I-4) で $c=-1$ の場合を考えれば

$$\begin{aligned}(f(x)-g(x))'&=(f(x)+(-1)g(x))'=f'(x)+((-1)g(x))'\\&=f'(x)+(-1)g'(x)=f'(x)-g'(x)\end{aligned}$$

が成り立つことに注意しよう. (I-4) を用いて項別に微分して, 各項の微分については (I-2), (I-3) を用いて計算すれば

$$f'(x)=3(x^4)'-2(x^3)'+4(x^2)'-6(x)'-(1)'=12x^3-6x^2+8x-6$$

を得る.

問 I-1-1 次の導関数を求めなさい.

(1) $f(x)=3x^2+x+1$　　(2) $f(x)=-x^3+2x^2-3x+1$

2 いろいろな関数の導関数

a を正の定数として指数関数 $y=a^x$ を考える. この曲線上の点 $(0,1)$ における接線の傾きが1になるような a の値を**ネイピアの数**とよび, e で表す.

$e=\lim_{h\to 0}(1+h)^{\frac{1}{h}}$ と表せることが知られている.

その他の初等関数の導関数を求めるために, 次の関数の極限値を利用する.

$$\lim_{x\to 0}\frac{e^x-1}{x}=1,\ \lim_{x\to 0}\frac{\sin x}{x}=1\ \cdots\cdots\cdots\cdots\cdots\ (\text{I}-5)$$

指数関数 $f(x)=e^x$ を考える. 任意の x を固定したとき, 点 x における微分係数は

$$f'(x)=\lim_{h\to 0}\frac{e^{x+h}-e^x}{h}=\lim_{h\to 0}\frac{e^x(e^h-1)}{h}=e^x\times\lim_{h\to 0}\frac{e^h-1}{h}$$

と書ける. よって, (I-5) の第1式は $f'(x)=e^x$ を意味する.

ネイピア (1550-1617)
イギリスの数学者. 天文学者でもあった. 天文学上の膨大な計算を簡単にするために, 指数・対数の概念を発明した.

e
e は無理数であることが知られている.
$e=2.71828\cdots$
である.

(I-5) の第2式

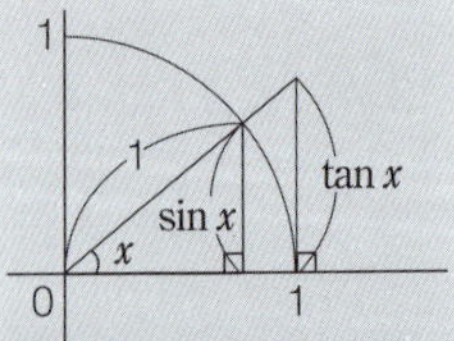

図より, $\sin x<x<\tan x$
辺々 x で割ると
$\frac{\sin x}{x}<1<\frac{\sin x}{x}\cdot\frac{1}{\cos x}$
辺々極限をとれば (I-5) の第2式を得る.

次に，(I-5) の第２式を用いて三角関数の極限値を計算すると

$$\lim_{h\to 0}\frac{1-\cos h}{h}=\lim_{h\to 0}\frac{(1-\cos h)(1+\cos h)}{h(1+\cos h)}=\lim_{h\to 0}\frac{1-\cos^2 h}{h(1+\cos h)}$$
$$=\lim_{h\to 0}\frac{\sin^2 h}{h(1+\cos h)}=\lim_{h\to 0}\left(\frac{\sin h}{h}\right)^2\frac{h}{(1+\cos h)}$$
$$=\left(\lim_{h\to 0}\frac{\sin h}{h}\right)^2\times\lim_{h\to 0}\frac{h}{(1+\cos h)}=1\times 0=0.$$

このことに注意して，三角関数の加法定理より

$$\sin(x+h)-\sin x=\sin x\cos h+\sin h\cos x-\sin x$$
$$=\sin h\cos x-\sin x(1-\cos h)$$

を用いれば

$$\lim_{h\to 0}\frac{\sin(x+h)-\sin x}{h}=\lim_{h\to 0}\frac{\sin h\cos x-\sin x(1-\cos h)}{h}$$
$$=\left(\lim_{h\to 0}\frac{\sin h}{h}\right)\times\cos x-\sin x\times\lim_{h\to 0}\frac{1-\cos h}{h}$$
$$=\cos x$$

を得る．これは $\sin x$ の導関数が $\cos x$ に等しいことを示している．同様にして，$\cos x$ の導関数は $-\sin x$ に等しいことがわかる．

また，$f(x)=\log x$ をネイピアの数を底とする対数関数とする．

$$\frac{\log(x+h)-\log x}{h}=\frac{1}{h}\log\left(\frac{x+h}{x}\right)=\log\left(1+\frac{h}{x}\right)^{\frac{1}{h}}$$

と変形できるが，ここで $k=\dfrac{h}{x}$ とおくと，$x\neq 0$ ならば $h\to 0\Leftrightarrow k\to 0$ であるから，

$$\lim_{h\to 0}\left(1+\frac{h}{x}\right)^{\frac{1}{h}}=\lim_{h\to 0}\left(\left(1+\frac{h}{x}\right)^{\frac{x}{h}}\right)^{\frac{1}{x}}=\lim_{k\to 0}\left((1+k)^{\frac{1}{k}}\right)^{\frac{1}{x}}=\left(\lim_{k\to 0}(1+k)^{\frac{1}{k}}\right)^{\frac{1}{x}}$$
$$=e^{\frac{1}{x}}$$

を得る．上の式とあわせて，

$$\lim_{h\to 0}\frac{\log(x+h)-\log x}{h}=\lim_{h\to 0}\log\left(1+\frac{h}{x}\right)^{\frac{1}{h}}=\log\left(\lim_{h\to 0}\left(1+\frac{h}{x}\right)^{\frac{1}{h}}\right)=\log e^{\frac{1}{x}}$$
$$=\frac{1}{x}\log e=\frac{1}{x}$$

が得られる．これより，$f(x)=\log x$ の導関数は $\dfrac{1}{x}$ であることがわかる．結果を次にまとめておこう．

$$\left.\begin{aligned}&(x^n)' = nx^{n-1},\ (e^x)' = e^x,\ (\log x)' = \frac{1}{x},\ (\sin x)' = \cos x,\\&(\cos x)' = -\sin x,\ (\tan x)' = \frac{1}{\cos^2 x}\end{aligned}\right\}\cdots\ (\text{I}-6)$$

> **(I-6) 式**
> ここで注意したいのは $(e^x)'=e^x$ である．つまり，微分しても関数の形が変わっていないのである．

$\tan x$ の導関数を求めるためには，次の積の微分公式が必要になる．

$$\left(f(x)g(x)\right)' = f'(x)g(x) + f(x)g'(x) \quad \cdots\cdots\cdots\cdots\cdots\ (\text{I}-7)$$

さて，$\tan x = \dfrac{\sin x}{\cos x}$ を変形して $\cos x \tan x = \sin x$ としてから辺々微分すると，

> **辺々微分する**
> 辺ごとに微分を行うことを意味する．

$$\text{左辺} = (\cos x)' \tan x + \cos x (\tan x)' = -\sin x \tan x + \cos x (\tan x)',$$

$$\text{右辺} = \cos x$$

これより

$$(\tan x)' = \frac{\sin x \tan x + \cos x}{\cos x} = \frac{\sin^2 x + \cos^2 x}{\cos^2 x} = \frac{1}{\cos^2 x}$$

を得る．

3　合成関数の微分

2 つの関数 $y = f(x)$，$z = g(y)$ について，それぞれ導関数があり，f の値域と g の定義域に交わりがある場合を考える．その交わりのある部分に限定すれば，$z = g(f(x))$ として，x を z に対応させることができる．この対応を f と g の**合成関数**という．$F(x) = g(f(x))$ とおくとき，

$$F'(x) = g'(y)f'(x) \quad \text{または} \quad \frac{dz}{dx} = \frac{dz}{dy}\cdot\frac{dy}{dx} \quad \cdots\cdots\cdots\cdots\cdots\ (\text{I}-8)$$

$g'(y)$ は y の関数 $z = g(y)$ を y で微分したことを表すが，微分される変数と微分する変数を明示した記号 $\dfrac{dz}{dy}$ を用いる方がよい場合もある．$F'(x) = \dfrac{dz}{dx}$，$f'(x) = \dfrac{dy}{dx}$ であることに注意しよう．(I−8) の厳密な証明は難解であるので省略する．

> **合成関数の微分公式の証明**
> 厳密な証明に興味のある読者は，
> 高木貞治：解析概論．岩波書店，2010
> を参照されたい．

例題 I-3-1　次の関数の導関数を求めなさい．

(1) $f(x) = \sin(ax + b)$，(a，b は定数)　　(2) $f(x) = \sin(x^2 + x + 1)$

解　(1) $y = ax + b$，$z = \sin y$ とおけば $z = f(x)$ であるから，(I−8) を用いて

$f'(x) = \dfrac{dz}{dx} = \dfrac{dz}{dy}\cdot\dfrac{dy}{dx}$ として計算する．

$$\frac{dz}{dy} = (\sin y)' = \cos y,\quad \frac{dy}{dx} = (ax + b)' = a(x)' + (b)' = a$$

より，$f'(x)=\dfrac{dz}{dx}=\dfrac{dz}{dy}\cdot\dfrac{dy}{dx}=\cos y\times a=a\cos y=a\cos(ax+b)$ を得る．

(2) $y=x^2+x+1$，$z=\sin y$ とおけば，$z=f(x)$ であるから，(1) と同様に計算

すれば $\dfrac{dy}{dx}=2x+1$ より

$$f'(x)=\frac{dz}{dx}=\frac{dz}{dy}\cdot\frac{dy}{dx}=\cos y\times(2x+1)=(2x+1)\cos y=(2x+1)\cos\left(x^2+x+1\right)$$

を得る．

問 I-3-1 次の導関数を求めなさい．

(1) $f(x)=\cos(ax+b)$　　(2) $f(x)=\cos\left(x^2+x+1\right)$

4 対数微分法

まず,絶対値をとる関数 $y=|x|$ と対数関数 $z=\log y$ を合成して $z=\log|x|$ を考える．この関数は $x\neq 0$ であれば定義できる．この合成関数の導関数を求めてみよう．$x>0$ の場合は（I–6）で示したものと同じであるので，$x<0$ の場合を考える．このとき $y=|x|=-x$ なので $\dfrac{dy}{dx}=-(x)'=-1$ であるから $\dfrac{dz}{dx}=\dfrac{dz}{dy}\cdot\dfrac{dy}{dx}=\dfrac{1}{y}\times(-1)=\dfrac{-1}{|x|}=\dfrac{-1}{-x}=\dfrac{1}{x}$ となる．まとめると次がわかった．

$$\left(\log|x|\right)'=\frac{1}{x}\quad (x\neq 0) \cdots\cdots\cdots\cdots\cdots (\text{I–9})$$

もっと一般に

$$\left(\log|f(x)|\right)'=\frac{f'(x)}{f(x)}\quad (f(x)\neq 0) \cdots\cdots\cdots\cdots\cdots (\text{I–10})$$

が成り立つ．これは $y=f(x)$，$z=\log|y|$ とおけば $z=\log|f(x)|$ であるから，合成関数の微分公式（I–8）と（I–9）より

$\dfrac{dz}{dx}=\dfrac{dz}{dy}\cdot\dfrac{dy}{dx}=\dfrac{1}{y}\times f'(x)=\dfrac{f'(x)}{f(x)}$ が得られる．

例題 I-4-1 次の関数の導関数を求めなさい．

$y=x^{\alpha}$（$x>0$，α は定数）

解 両辺の対数をとると $\log y=\log x^{\alpha}=\alpha\log x$ であるから，辺々微分する．左辺の微分は $z=\log y$ とおいて

$$\frac{dz}{dx}=\frac{dz}{dy}\cdot\frac{dy}{dx}=\frac{1}{y}\times\frac{dy}{dx}$$

である．一方，右辺の微分は $(\alpha\log x)'=\alpha(\log x)'=\alpha\times\dfrac{1}{x}=\dfrac{\alpha}{x}$ であるから

$$\frac{1}{y}\times\frac{dy}{dx}=\frac{\alpha}{x}\Leftrightarrow\frac{dy}{dx}=\frac{\alpha}{x}\times y=\alpha x^{-1}\times x^{\alpha}=\alpha x^{\alpha-1}$$

を得る．結局，$\left(x^n\right)'=nx^{n-1}$ と同じ形の公式が成り立つことがわかる．

すなわち，

$$\left(x^{\alpha}\right)' = \alpha x^{\alpha-1} \quad \cdots\cdots\cdots\cdots\cdots \text{(I-11)}$$

を得る．

問 I-4-1 次の導関数を求めなさい．

(1) $f(x) = \sqrt{x}$　　(2) $f(x) = \dfrac{1}{\sqrt{x}}$

5 高次導関数

関数を 1 回微分すると導関数が得られるが，新たに得られた導関数も関数であるため，それをさらに微分することを考えることができる．さらに次々に微分していく場合を考えよう．

関数 $y = f(x)$ の導関数は $\dfrac{dy}{dx} = f'(x)$ であるが，これを今後は**第 1 次導関数**とよぶ．$z = f'(x)$ という関数を考えて，これの導関数は

$\dfrac{dz}{dx} = \left(f'(x)\right)' = f''(x)$ と書いてもよいが，もとの関数 $y = f(x)$ からみて何回微分したかがわかるように，

$$\frac{dz}{dx} = \frac{d}{dx}\left(\frac{dy}{dx}\right) = \frac{d^2y}{dx^2},\quad f''(x) = f^{(2)}(x)$$

などの記号で表す．$\dfrac{d^2y}{dx^2}$ または $f^{(2)}(x)$ を $y = f(x)$ の**第 2 次導関数**とよぶ．

これを繰り返して，**第 n 次導関数** $f^{(n)}(x)$ を以下のように帰納的に定義する．

$$\begin{cases} f^{(n)}(x) = \left(f^{(n-1)}(x)\right)', & (n = 1,\ 2,\ 3,\ \cdots) \\ f^{(0)}(x) = f(x) \end{cases} \quad \cdots\cdots\cdots\cdots\cdots \text{(I-12)}$$

例題 I-5-1 以下のことを示しなさい．

(1) $f(x) = \sin x$ のとき，$f^{(n)}(x) = \sin\left(x + \dfrac{n}{2}\pi\right)$，$(n = 1,\ 2,\ 3,\ \cdots)$ である．

(2) $f(x) = \log(x+1)$ のとき，$f^{(n)}(x) = (-1)^{n-1}\dfrac{(n-1)!}{(x+1)^n}$，$(n = 1,\ 2,\ 3,\ \cdots)$ である．

解 どちらも数学的帰納法を用いて示す．

> **数学的帰納法**
> 数学的帰納法については第 4 章の「II-3 数学的帰納法」を参照のこと．

(1) Step ①：$n = 1$ のとき $f^{(1)}(x) = f'(x) = (\sin x)' = \cos x = \sin\left(x + \dfrac{1}{2}\pi\right)$ より成り立つ．

Step ②：$n = k$ のとき成り立つと仮定して $n = k+1$ のときも成り立つことを示す．

$$f^{(k+1)}(x) = \left(f^{(k)}(x)\right)' = \left(\sin\left(x + \frac{k}{2}\pi\right)\right)' = \cos\left(x + \frac{k}{2}\pi\right) = \sin\left(\left(x + \frac{k}{2}\pi\right) + \frac{\pi}{2}\right)$$

$$= \sin\left(x + \frac{k+1}{2}\pi\right)$$

2 番目の等式で $n=k$ の場合の仮定を用いている．4 番目の等式は sin の加法定理を用いた．最後の式は $n=k+1$ の場合も与式が成り立つことを示している．よって，数学的帰納法によりすべての自然数について与式は成り立つ．

(2) Step ①：$n=1$ のとき $f^{(1)}(x)=f'(x)=\left(\log(x+1)\right)'=\dfrac{(x+1)'}{x+1}=\dfrac{1}{x+1}$ より成り立つ．ここで，$(-1)^0=1$，$0!=1$ と定めていることに注意しよう．

Step ②：$n=k$ のとき成り立つと仮定して $n=k+1$ のときも成り立つことを示す．

$$f^{(k+1)}(x)=\left(f^{(k)}(x)\right)'=\left((-1)^{k-1}\frac{(k-1)!}{(x+1)^k}\right)'=\left((-1)^{k-1}(k-1)!(x+1)^{-k}\right)'$$
$$=(-1)^{k-1}(k-1)!\left((x+1)^{-k}\right)'$$

であるが，$y=x+1$，$z=y^{-k}$，$(y>0)$ とおけば $z=(x+1)^{-k}$ であるから，合成関数の微分公式（I-8）と（I-11）より

$\dfrac{dz}{dx}=\dfrac{dz}{dy}\cdot\dfrac{dy}{dx}=-ky^{-k-1}\times 1=-k(x+1)^{-k-1}$ である．以上より，

$$f^{(k+1)}(x)=(-1)^{k-1}(k-1)!\left((x+1)^{-k}\right)'=(-1)^{k-1}(k-1)!\left(-k(x+1)^{-k-1}\right)$$
$$=(-1)^{(k+1)-1}k!(x+1)^{-(k+1)}=(-1)^{(k+1)-1}\frac{((k+1)-1)!}{(x+1)^{k+1}}$$

最後の式は $n=k+1$ の場合も与式が成り立つことを示している．よって，数学的帰納法により，すべての自然数について与式は成り立つ．

問 I-5-1 $f(x)=\cos x$ のとき，$f^{(n)}(x)=\cos\left(x+\dfrac{n}{2}\pi\right)$，$(n=1, 2, 3, \cdots)$ となることを数学的帰納法を用いて示しなさい．

II 微分法の応用

1 平均値の定理

●定理 II-1-1（ロルの定理）

関数 $y=f(x)$ は次の 3 つの条件を満たすと仮定する．

（条件 1）閉区間［a，b］で連続である

（条件 2）開区間（a，b）で微分可能である

（条件 3）$f(a)=f(b)$

このとき，$f'(c)=0$，$(a<c<b)$ を満たす c が少なくとも 1 つある．

閉区間で関数が連続であるとは，グラフが途切れなく繋がっている状態を表している．開区間で微分可能とは，尖っている点がなく各点で接線がひけることを意味する．両端の点が除かれているのは，$x<a$ や $x>b$ で関数が定義さ

開区間と閉区間

開区間（a，b）とは，$a<x<b$ を満たすすべての実数 x の集合で，両端の値 a，b を除いたものをいう．
閉区間［a，b］とは，$a\leqq x\leqq b$ を満たすすべての実数 x の集合で，両端の値 a，b も含めたものをいう．

れていないので，両端の点で尖っている場合もありうるため除外してある．ロルの定理は，始点と終点の y 座標が等しければ x 軸に水平な接線がひける点が 1 つはあるということを示している．証明は「閉区間で連続な関数はその区間で最大値と最小値をもつ」という事実を用いるが，省略する．直感的には明らかであろう．**条件を 1 つでも外すと結論が成り立たない例を簡単に作ることができる．**

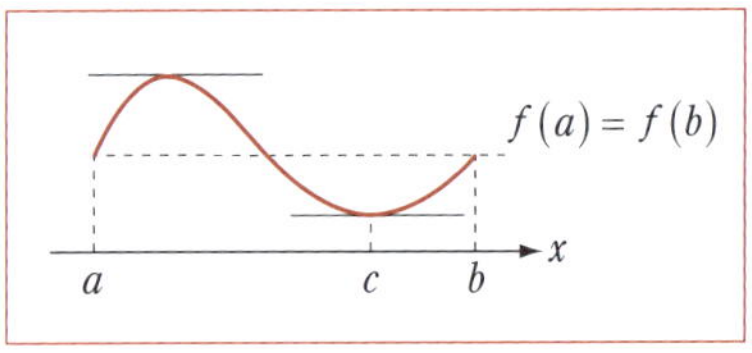

図 6-2　条件 1～3 を満たす関数の例

> **条件を 1 つでもはずすとロルの定理の結論が成り立たない例**
>
> ①
>
> 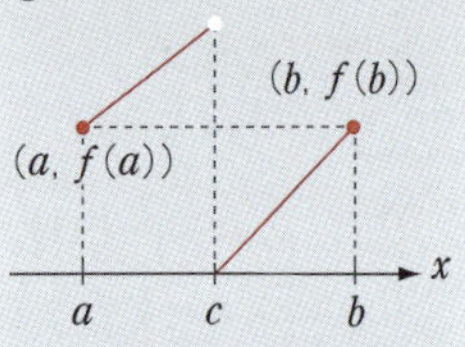
>
>
> ②
>
> 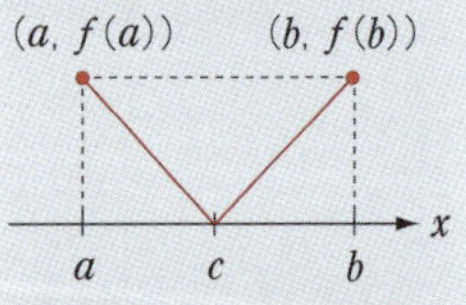
>
>
> ③
>
> 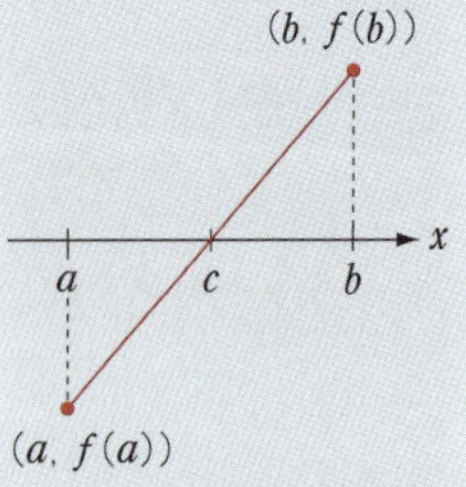
>
>
> ①は（条件 1）を $x=c$ で満たしていない．②は（条件 2）を $x=c$ で満たしていない．③は（条件 3）を満たしていない．いずれも，$f'(c)=0$ となる c が (a, b) に存在しない．

例題 II-1-1　次の関数について，与えられた区間においてロルの定理でいう c を求めなさい．

(1) $f(x)=2x^2-12x$，$(0 \leqq x \leqq 6)$　　(2) $f(x)=3e^{-x}+e^x$，$(-1 \leqq x \leqq \log(3e))$

解　(1) $f(x)$ は（条件 1），（条件 2）については明らかに満たしており，また $f(0)=0$，$f(6)=72-72=0$ より（条件 3）も満たす．$f'(x)=4x-12$ より $f'(c)=0 \Leftrightarrow 4c-12=0 \Leftrightarrow c=3$ である．

(2) これも（条件 1），（条件 2）については明らかに満たしており，

$f(-1)=3e+e^{-1}$，$f(\log(3e))=3e^{-\log(3e)}+e^{\log(3e)}=3\times(3e)^{-1}+3e=3e+e^{-1}$ より（条件 3）も満たす．$f'(x)=3(e^{-x})'+(e^x)'=3e^{-x}\times(-x)'+e^x=-3e^{-x}+e^x$ より

$$f'(c)=0 \Leftrightarrow -3e^{-c}+e^c=0 \Leftrightarrow e^c=3e^{-c} \Leftrightarrow e^{2c}=3e^{-c+c}=3 \Leftrightarrow 2c=\log 3 \Leftrightarrow c=\frac{1}{2}\log 3$$

である．$\log(3e)=\log 3+\log e=\log 3+1$ なので，$-1<c<\log(3e)$ を満たす．

問 II-1-1　$a<b$ とし，$f(x)=(x-a)(x-b)$，$(a \leqq x \leqq b)$ のとき，ロルの定理でいう c を求めなさい．

ロルの定理で（条件 3）を外すと何がいえるかを考えてみよう．始点と終点を通る直線と平行な接線がひける点が少なくとも 1 つあるということがわかる．

> **●定理 II-1-2（ラグランジェの平均値の定理）**
>
> 関数 $y=f(x)$ は次の 2 つの条件を満たすと仮定する．
>
> （条件 1）閉区間 $[a, b]$ で連続である
>
> （条件 2）開区間 (a, b) で微分可能である
>
> このとき，$f'(c)=\dfrac{f(b)-f(a)}{b-a}$，$(a<c<b)$ を満たす c が少なくとも 1 つある．

始点 $(a, f(a))$ と終点 $(b, f(b))$ を通る直線 l の方程式は

$$y=\left(\frac{f(b)-f(a)}{b-a}\right)(x-a)+f(a)$$

であるから，これを $f(x)$ から引いたものを $F(x)$ とする．

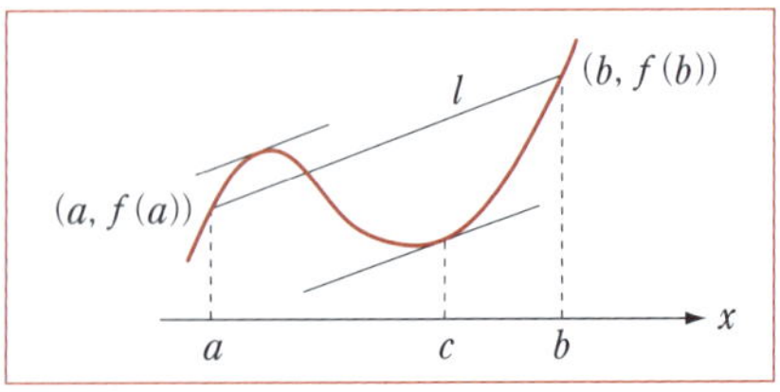

図 6-3　条件 1，2 を満たす関数の例

> **$F(x)$**
>
> $F(x)$ は，$f(x)$ を垂直方向に，l の y 座標分だけ下げたものである．

$$F(x)=f(x)-\left(\left(\frac{f(b)-f(a)}{b-a}\right)(x-a)+f(a)\right)$$

すると，$F(a)=f(a)-f(a)=0$，$F(b)=f(b)-\left(\left(f(b)-f(a)\right)+f(a)\right)=0$ となる．$F(x)$ は $f(x)$ から x の1次式を引いただけなので，$F(x)$ も（条件1）と（条件2）を満たす．したがって，$F(x)$ はロルの定理の3つの条件をすべて満たす．したがって，$F'(c)=0$，$a<c<b$ を満たす c が少なくとも1つある．

一方，$F'(x)=f'(x)-\left(\frac{f(b)-f(a)}{b-a}\right)$ より，$F'(c)=0 \Leftrightarrow f'(c)=\frac{f(b)-f(a)}{b-a}$

である．

例題 II-1-2 次の関数について，与えられた区間においてラグランジェの平均値の定理でいう c を求めなさい．

(1) $f(x)=3x^2-x+2$，$(1\leqq x\leqq 5)$　　(2) $f(x)=\log x-x$，$(1\leqq x\leqq e)$

解 (1) $\frac{f(5)-f(1)}{5-1}=\frac{75-5+2-(3-1+2)}{4}=\frac{68}{4}=17$，$f'(c)=6c-1$ より

$$f'(c)=\frac{f(5)-f(1)}{5-1} \Leftrightarrow 6c-1=17 \Leftrightarrow 6c=18 \Leftrightarrow c=3 \text{ を得る．}$$

これは $1<c<5$ を満たす．

(2) $\frac{f(e)-f(1)}{e-1}=\frac{\log e-e-(\log 1-1)}{e-1}=\frac{-(e-1)+1}{e-1}=-1+\frac{1}{e-1}$，$f'(c)=\frac{1}{c}-1$

より

$$f'(c)=\frac{f(e)-f(1)}{e-1} \Leftrightarrow \frac{1}{c}-1=-1+\frac{1}{e-1} \Leftrightarrow \frac{1}{c}=\frac{1}{e-1} \Leftrightarrow c=e-1 \text{ を得る．}$$

これは $1<c<e$ を満たす．

問 II-1-2 一般の2次関数（$A\neq 0$）$f(x)=Ax^2+Bx+C$，$(a\leqq x\leqq b)$ の場合，$c=\frac{1}{2}(a+b)$ であることを示しなさい．

ラグランジェの平均値の定理をさらに一般化した次の定理がある．

●定理 II-1-3（コーシーの平均値の定理）

2つの関数 $f(x)$，$g(x)$ は次の3つの条件を満たすと仮定する．

（条件1）ともに閉区間 $[a,\ b]$ で連続である

（条件2）ともに開区間 $(a,\ b)$ で微分可能である

（条件3）$(a,\ b)$ のいたるところ $g'(x)\neq 0$ を満たす

このとき，$\frac{f'(c)}{g'(c)}=\frac{f(b)-f(a)}{g(b)-g(a)}$，$(a<c<b)$ を満たす c が少なくとも1つある．

例題 II-1-3 次の関数について，コーシーの平均値の定理でいう c を求めなさい．

> **$F(x)$ と $f(x)$ の関係**
> 点 $(c, F(c))$ において，x 軸に平行な $y=F(x)$ の接線がひけたが，元に戻すと，点 $(c, f(c))$ において l に平行な $y=f(x)$ の接線になっている．

> **定理 II-1-3（注意1）**
> $g(x)=x$ という場合を考えると，$g'(x)=1$，$g(b)-g(a)=b-a$ であるから，コーシーの平均値の定理はラグランジェの平均値の定理になる．したがって，コーシーの平均値の定理はラグランジェの平均値の定理の一般化になっている．

> **定理 II-1-3（注意2）**
> 結論における式において，$g'(c)\neq 0$ は（条件3）より保証されるが，$g(b)-g(a)\neq 0$ を示さなければならない．これは，もし $g(b)=g(a)$ であると仮定すると，（条件1），（条件2）とあわせて関数 $g(x)$ はロルの定理の仮定をすべて満たす．したがって，$g'(c)=0$，$(a<c<b)$ を満たす c が少なくとも1つあるが，これは（条件3）の $(a,\ b)$ のいたるところ $g'(x)\neq 0$ という仮定に矛盾する．したがって，$g(b)-g(a)\neq 0$ でなければならない（この証明方法は背理法である）．
> 背理法については，第4章の「II-2 背理法」を参照のこと．

$$f(x)=x^3-3x,\ g(x)=x^2\ (1\leqq x\leqq 3)$$

解 $\dfrac{f(3)-f(1)}{g(3)-g(1)}=\dfrac{27-9-(1-3)}{9-1}=\dfrac{20}{8}=\dfrac{5}{2}$，$\dfrac{f'(c)}{g'(c)}=\dfrac{3c^2-3}{2c}$ より

$$\frac{f'(c)}{g'(c)}=\frac{f(3)-f(1)}{g(3)-g(1)}\Leftrightarrow\frac{3c^2-3}{2c}=\frac{5}{2}\Leftrightarrow 3c^2-3=5c\Leftrightarrow 3c^2-5c-3=0\Leftrightarrow c=\frac{5\pm\sqrt{61}}{6}$$

である．$1<c<3$ の範囲にあるのは $c=\dfrac{5+\sqrt{61}}{6}$ である．

問 II-1-3 $f(x)=x^3-x$，$g(x)=x^2$ $(0\leqq x\leqq 2)$ についてコーシーの平均値の定理でいう c を求めなさい．

2 マクローリンの定理

ハイレベル

コーシーの平均値の定理の応用として次の例題を考える．

例題 II-2-1 関数 $f(x)=e^x-(1+x)$，$g(x)=\dfrac{1}{2!}x^2$，$(0\leqq x\leqq b)$ についてコーシーの平均値の定理を適用することにより

$e^b=1+b+\dfrac{1}{2!}b^2e^{\theta b}$ $(0<{}^\exists\theta<1)$ と書けることを示しなさい．

解 $f^{(1)}(x)=e^x-1$，$f^{(2)}(x)=e^x$，$g^{(1)}(x)=x$，$g^{(2)}(x)=1$ であるから，ここで，$f(0)=0$，$g(0)=0$ に注意してコーシーの平均値の定理を用いると次が得られる．

$$\frac{f(b)}{g(b)}=\frac{f(b)-f(0)}{g(b)-g(0)}=\frac{f'(c_1)}{g'(c_1)},\ (0<{}^\exists c_1<b)\ \cdots\cdots\cdots\cdots\cdots\ (\text{II-1})$$

2 番目の等式でコーシーの平均値の定理を用いた．次に，関数 $f'(x)$，$g'(x)$ を区間 $[0,\ c_1]$ で考えて，$f'(0)=0$，$g'(0)=0$ に注意してコーシーの平均値の定理を用いると，

$$\left.\begin{aligned}&\frac{f'(c_1)}{g'(c_1)}=\frac{f'(c_1)-f'(0)}{g'(c_1)-g'(0)}=\frac{f''(c_2)}{g''(c_2)}=\frac{f^{(2)}(c_2)}{g^{(2)}(c_2)}=\frac{e^{c_2}}{1}\\&\quad=e^{c_2},\ (0<{}^\exists c_2<c_1)\end{aligned}\right\}\ \cdots\cdots\cdots\cdots\cdots\ (\text{II-2})$$

となる c_2 が存在する．(II-1) と (II-2) をあわせると，

$$\frac{f(b)}{g(b)}=e^{c_2}\Leftrightarrow f(b)=g(b)e^{c_2}\Leftrightarrow e^b=1+b+\frac{1}{2!}b^2e^{c_2}\ \cdots\cdots\cdots\cdots\cdots\ (\text{II-3})$$

を得る．ここで，$0<c_2<c_1<b$ であるから，特に $0<c_2<b$ であり，辺々 b で割れば $0<\dfrac{c_2}{b}<1$ となる．そこで，$\theta=\dfrac{c_2}{b}$ とおけば，$c_2=\theta b$，$0<\theta<1$ であるから (II-3) より結論を得る．

> $^\exists\theta$
>
> 「ある θ が存在する」というときに「$^\exists\theta$」という表記を用いる．存在する (Exist) の "E" を左右に反転させた文字 "ヨ" を用いる．

注意 例題 II-2-1 の b は任意に選べる．さらに，$b=0$ のときは，明らかに等式は成り立ち，$b<0$ の場合は，区間 $b\leqq x\leqq 0$ で同じ関数を考えることにより (II-3) が成り立つことを示せる．ただし，この場合 $b<c_1<c_2<0$ であるが，$\theta=\dfrac{c_2}{b}$ とおけば，やはり，$c_2=\theta b$，$0<\theta<1$ を得ることに注意しておこう．

まとめると，任意の実数 b について例題 II-2-1 の式は成り立つことがわかり，b を x に書き換えれば次を得る．

$$e^x=1+x+\frac{1}{2!}x^2e^{\theta x}\ (0<{}^\exists\theta<1)\ \cdots\cdots\cdots\cdots\cdots\ (\text{II-4})$$

この式で，$\theta=0$ とおけば $e^x\fallingdotseq 1+x+\dfrac{1}{2!}x^2$ という近似式が得られる．

これを繰り返していくことにより，次が得られる．

$$e^x = 1 + x + \frac{1}{2!}x^2 + \frac{1}{3!}x^3 + \cdots + \frac{1}{(n-1)!}x^{n-1} + \frac{1}{n!}x^n e^{\theta x} \quad (0 < {}^{\exists}\theta < 1) \cdots\cdots\cdots\cdots \text{(II-5)}$$

この θ は n と x に依存して決まる．x は任意の実数でよい．

さて，実はこのようなことができるのは e^x だけではない．x の範囲が限定されることはあるが，ほとんどの場合可能である．

●定理 II-2-1（マクローリンの定理）

関数 $f(x)$ が $x=0$ の近くで n 回微分可能ならば

$$f(x) = f(0) + \frac{f'(0)}{1!}x + \frac{f^{(2)}(0)}{2!}x^2 + \cdots + \frac{f^{(n-1)}(0)}{(n-1)!}x^{n-1} + \frac{f^{(n)}(\theta x)}{n!}x^n \quad (0 < {}^{\exists}\theta < 1)$$

と書ける．右辺の最後の項を**剰余項**という．

証明は省略するが，$f(x)$ から右辺の第 1 項から x^{n-1} の項までを引いたものを $F(x)$ とし，$G(x) = \frac{1}{n!}x^n$ として，この 2 つの関数から始めてコーシーの平均値の定理を繰り返し適用していくことにより証明することができる．マクローリンの定理を $\sin x$ と $\cos x$ に適用した結果を述べておく．

$$\left.\begin{array}{l} \sin x = x - \frac{1}{3!}x^3 + \frac{1}{5!}x^5 - \cdots + (-1)^{n-1}\frac{1}{(2n-1)!}x^{2n-1} + (-1)^n\frac{\cos\theta x}{(2n+1)!}x^{2n+1} \\ \quad (0 < {}^{\exists}\theta < 1) \end{array}\right\} \cdots\cdots\cdots \text{(II-6)}$$

$$\left.\begin{array}{l} \cos x = 1 - \frac{1}{2!}x^2 + \frac{1}{4!}x^4 - \cdots + (-1)^{n-1}\frac{1}{(2n-2)!}x^{2n-2} + (-1)^n\frac{\cos\theta x}{(2n)!}x^{2n} \\ \quad (0 < {}^{\exists}\theta < 1) \end{array}\right\} \cdots\cdots\cdots \text{(II-7)}$$

3　マクローリン級数展開

マクローリンの定理において，剰余項を $R_n = \frac{f^{(n)}(\theta x)}{n!}x^n$ とおく．次の 2 つの条件

（条件 1）$f(x)$ は無限回微分可能である

（条件 2）$\lim_{n\to\infty} R_n = 0$

を満たすとき，関数 $f(x)$ は**マクローリン級数展開可能**であるといい，

$$f(x) = f(0) + \frac{f'(0)}{1!}x + \frac{f^{(2)}(0)}{2!}x^2 + \cdots + \frac{f^{(n)}(0)}{n!}x^n + \cdots = \sum_{n=0}^{\infty}\frac{f^{(n)}(0)}{n!}x^n \cdots\cdots \text{(II-8)}$$

と表す．無限回微分可能とは，$f(x)$ を考えている区間において，任意の自然数 n について $f(x)$ の n 次導関数が存在して連続になっている場合をいう．

我々が知っている初等関数は（log については定義域が限定されるが）無限回微分可能である．初等関数のマクローリン級数展開の結果を記しておく．

$$e^x = 1 + x + \frac{1}{2!}x^2 + \cdots + \frac{1}{n!}x^n + \cdots = \sum_{n=0}^{\infty}\frac{1}{n!}x^n \cdots\cdots\cdots\cdots\cdots \text{(II-9)}$$

$$\sin x = x - \frac{1}{3!}x^3 + \frac{1}{5!}x^5 - \cdots + \frac{(-1)^n}{(2n+1)!}x^{2n+1} + \cdots = \sum_{n=0}^{\infty}\frac{(-1)^n}{(2n+1)!}x^{2n+1} \cdots\cdots \text{(II-10)}$$

$$\cos x = 1 - \frac{1}{2!}x^2 + \frac{1}{4!}x^4 - \cdots + \frac{(-1)^n}{(2n)!}x^{2n} + \cdots = \sum_{n=0}^{\infty}\frac{(-1)^n}{(2n)!}x^{2n} \cdots\cdots\cdots\cdots\cdots \text{(II-11)}$$

$$\left.\begin{array}{l} \log(x+1) = x - \frac{1}{2}x^2 + \frac{1}{3}x^3 - \cdots \frac{(-1)^{n-1}}{n}x^n + \cdots = \sum_{n=1}^{\infty}\frac{(-1)^{n-1}}{n}x^n \\ \quad (-1 < x \leqq 1) \end{array}\right\} \cdots\cdots\cdots\cdots\cdots \text{(II-12)}$$

問 II-3-1（II-12）を用いて以下の級数の値を求めなさい．

（1）$\sum_{n=1}^{\infty}\frac{(-1)^{n-1}}{n}$　（2）$\sum_{n=1}^{\infty}\frac{(-1)^{n-1}}{n\cdot 2^n}$　（3）$\sum_{n=1}^{\infty}\frac{1}{n\cdot 2^n}$

4 オイラーの公式

複素数 $z=x+\sqrt{-1}y$ に対して，(II-9) を参考にして

$$e^z=\sum_{n=0}^{\infty}\frac{1}{n!}z^n \quad \cdots\cdots\cdots\cdots\cdots \text{(II-13)}$$

により指数関数の複素数版を定義できる．指数法則 $e^z=e^x\cdot e^{\sqrt{-1}y}$ が成り立つ．

$\left(\sqrt{-1}\right)^{2m}=\left(\left(\sqrt{-1}\right)^2\right)^m=(-1)^m$，$\left(\sqrt{-1}\right)^{2m+1}=\sqrt{-1}\left(\sqrt{-1}\right)^{2m}=\sqrt{-1}(-1)^m$ に注意して，(II-10) と (II-11) より

$$e^{\sqrt{-1}x}=\sum_{n=0}^{\infty}\frac{1}{n!}\left(\sqrt{-1}x\right)^n=\sum_{m=0}^{\infty}\frac{1}{(2m)!}\left(\sqrt{-1}x\right)^{2m}+\sum_{m=0}^{\infty}\frac{1}{(2m+1)!}\left(\sqrt{-1}x\right)^{2m+1}$$

$$=\sum_{m=0}^{\infty}\frac{(-1)^m}{(2m)!}x^{2m}+\sqrt{-1}\sum_{m=0}^{\infty}\frac{(-1)^m}{(2m+1)!}x^{2m+1}=\cos x+\sqrt{-1}\sin x$$

を得る．したがって，

$$e^{\sqrt{-1}x}=\cos x+\sqrt{-1}\sin x \quad \cdots\cdots\cdots\cdots\cdots \text{(II-14)}$$ **オイラーの公式**

> (II-14)
> **オイラーの公式**
> この式には，指数，対数の底である e，虚数単位の i，三角関数という（一見すると関係のない）ものがピッタリと結びついている．数学のなかでいちばん美しい公式，といわれている．

を得る．よって，$e^z=e^x\left(\cos y+\sqrt{-1}\sin y\right)$ である．

問 II-4-1 (1) $\left(e^{\sqrt{-1}x}\right)^{\alpha}=e^{\sqrt{-1}\alpha x}$ を用いて $\left(\cos x+\sqrt{-1}\sin x\right)^{\alpha}=\cos\alpha x+\sqrt{-1}\sin\alpha x$ を示しなさい．

(2) (II-14) と $e^{2n\pi\sqrt{-1}}=1$（n は 0 以上の整数）を用いて 1 の 12 乗根をすべて求めなさい．

III 偏微分法

1 2変数関数

xy 平面上のある領域 D をとり，D の各点 $(x,\ y)$ に対して実数 z を対応させることを考える．これを

$$z=f(x,y),\ (x,y)\in D \quad \cdots\cdots\cdots\cdots\cdots \text{(III-1)}$$

と書いて，**2 変数関数**という．2 変数関数は一般に空間内の曲面を表す．

例 III-1-1 $z=x^2+y^2$．このグラフはお椀のような形になる（図 6-4）．極座標 $x=r\cos\theta$，$y=r\sin\theta$，$(r>0,\ 0\leqq\theta\leqq 2\pi)$ を導入すると，$z=r^2$ と書けるので，このグラフは z 軸に関して回転対称である．xz 平面上の放物線 $z=x^2$ を z 軸のまわりに 1 回転させてできる曲面（**回転面**という）の方程式が $z=x^2+y^2$ である．

例 III-1-2 $z=x^2-y^2$．このグラフは馬の鞍のような形になる（図 6-5）．

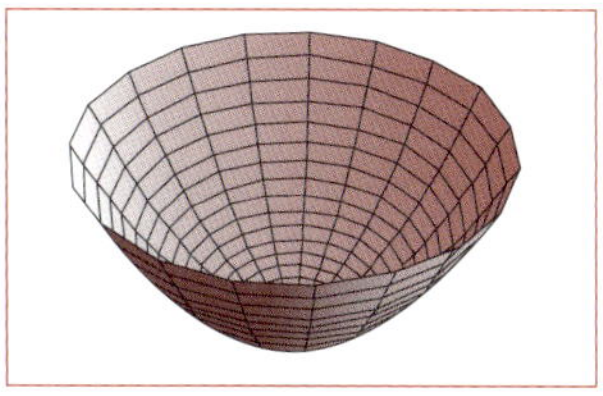

図 6-4　$z = x^2 + y^2$ のグラフ

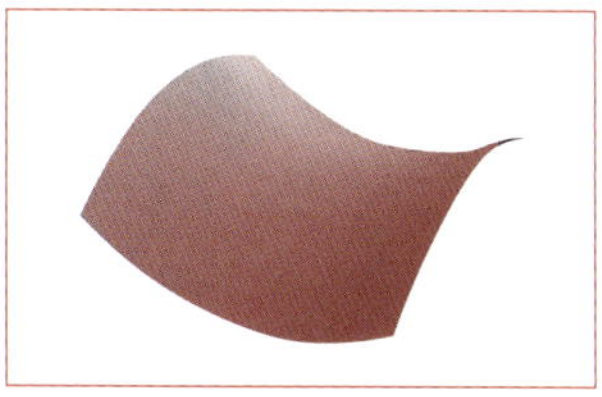

図 6-5　$z = x^2 - y^2$ のグラフ

2　偏導関数

前項であげた曲面などの形状を詳しく調べるには，微分する必要がある．そこで，2 変数関数 $z = f(x,y)$，$(x,y) \in D$ を微分することを考える．

定義　$f(x,y)$ の **x による偏導関数** $\dfrac{\partial f}{\partial x}(x,y)$ あるいは **y による偏導関数** $\dfrac{\partial f}{\partial y}(x,y)$ とは

$$\left.\begin{aligned} \frac{\partial f}{\partial x}(x,y) &= \lim_{h \to 0} \frac{f(x+h,y) - f(x,y)}{h}, \\ \frac{\partial f}{\partial y}(x,y) &= \lim_{k \to 0} \frac{f(x,y+k) - f(x,y)}{k} \end{aligned}\right\} \cdots\cdots\cdots\cdots\cdots \text{(III-2)}$$

のことをいう．これらも極限が存在すれば 2 変数関数になる．また，各点 $(a,b) \in D$ におけるこれらの値 $\dfrac{\partial f}{\partial x}(a,b)$，$\dfrac{\partial f}{\partial y}(a,b)$ を**偏微分係数**という．たとえば，$z = f(x,b)$ とすると，これは曲面 $z = f(x,y)$ を平面 $y = b$ で切った切り口としてできる xz 平面上の曲線を表すが，この曲線の点 $x = a$ における微分係数が $\dfrac{\partial f}{\partial x}(a,b)$ である．同様に，$z = f(a,y)$ とすると，これは曲面 $z = f(x,y)$ を平面 $x = a$ で切った切り口としてできる yz 平面上の曲線を表すが，この曲線の点 $y = b$ における微分係数が $\dfrac{\partial f}{\partial y}(a,b)$ である．したがって，x による偏微分係数や偏導関数を求めるときには，y を定数とみなして x で微分すればよい．一方，y による偏微分係数や偏導関数を求めるときには，x を定数とみなして y で微分すればよい．

例題 III-2-1　次の 2 変数関数の偏導関数を求めなさい．

（1）$f(x,y) = 2x^2 - 3y^2$　（2）$f(x,y) = x^2 + 2y^2 - 3xy + 4x - 5y + 1$

解　(1)　$\dfrac{\partial f}{\partial x}(x,y) = 4x$，$\dfrac{\partial f}{\partial y}(x,y) = -6y$ となる．

(2)　$\dfrac{\partial f}{\partial x}(x,y) = 2x - 3y + 4$，$\dfrac{\partial f}{\partial y}(x,y) = 4y - 3x - 5$ となる．

問 III-2-1　次の 2 変数関数の偏導関数を求めなさい．

（1）$f(x,y) = x^2 - xy - y^2 + 1$

（2）$f(x,y) = 2x^2 - 3xy - 4y^2 - 2x + 3y + 1$

3　合成関数の偏導関数

たとえば，$z=(2x+3y+1)^2$ などは，2 変数関数 $w=f(x,y)=2x+3y+1$ と $z=w^2$ との合成関数であり，合成した関数も 2 変数関数である．このようにして得られる 2 変数関数を微分する方法がある．

$z=w^2$ の場合

この場合は，

$$\begin{cases}\dfrac{\partial z}{\partial x}=2w\cdot\dfrac{\partial w}{\partial x},\\ \dfrac{\partial z}{\partial y}=2w\cdot\dfrac{\partial w}{\partial y}\end{cases}$$

が成り立つ．

●定理Ⅳ-3-1　1 変数関数 $z=g(w)$ と 2 変数関数 $w=f(x,y)$ との合成関数 $z=g(f(x,y))$ について次が成り立つ．

$$\left.\begin{array}{l}\dfrac{\partial z}{\partial x}=\dfrac{dg}{dw}\cdot\dfrac{\partial f}{\partial x},\quad \dfrac{\partial z}{\partial y}=\dfrac{dg}{dw}\cdot\dfrac{\partial f}{\partial y}\\ \left(\text{または}\ \dfrac{\partial z}{\partial x}=\dfrac{dz}{dw}\cdot\dfrac{\partial w}{\partial x},\quad \dfrac{\partial z}{\partial y}=\dfrac{dz}{dw}\cdot\dfrac{\partial w}{\partial y}\right)\end{array}\right\}\cdots\cdots\cdots\cdots\cdots\ (\text{Ⅲ-3})$$

証明は省略する．また，2 つの 2 変数関数 f，g について，次も成り立つことに注意しよう．

$$\left.\begin{array}{l}\dfrac{\partial(f+g)}{\partial x}(x,y)=\dfrac{\partial f}{\partial x}(x,y)+\dfrac{\partial g}{\partial x}(x,y),\\ \dfrac{\partial(f+g)}{\partial y}(x,y)=\dfrac{\partial f}{\partial y}(x,y)+\dfrac{\partial g}{\partial y}(x,y)\end{array}\right\}\cdots\cdots\cdots\cdots\cdots\ (\text{Ⅲ-4})$$

例題Ⅲ-3-1　次の 2 変数関数の偏導関数を求めなさい．

$z=(2x+3y+1)^2+(3x+4y+5)^2$

解　$v=2x+3y+1$，$w=3x+4y+5$ とおけば，$z=v^2+w^2$ であるが，(Ⅲ-4) を用いて項別に合成関数の微分公式 (Ⅲ-3) を適用する．

$$\frac{\partial(v^2)}{\partial x}=2v\times\frac{\partial v}{\partial x}=2v\times2=4(2x+3y+1),\quad \frac{\partial(w^2)}{\partial x}=2w\times\frac{\partial w}{\partial x}=2w\times3=6(3x+4y+5)$$

より

$$\frac{\partial z}{\partial x}=\frac{\partial(v^2)}{\partial x}+\frac{\partial(w^2)}{\partial x}=4(2x+3y+1)+6(3x+4y+5)=26x+36y+34$$

を得る．また，

$$\frac{\partial(v^2)}{\partial y}=2v\times\frac{\partial v}{\partial y}=2v\times3=6(2x+3y+1),\quad \frac{\partial(w^2)}{\partial y}=2w\times\frac{\partial w}{\partial y}=2w\times4=8(3x+4y+5)$$

より

$$\frac{\partial z}{\partial y}=\frac{\partial(v^2)}{\partial y}+\frac{\partial(w^2)}{\partial y}=6(2x+3y+1)+8(3x+4y+5)=36x+50y+46$$

を得る．

問Ⅲ-3-1　次の 2 変数関数の偏導関数を求めなさい．

$z=(3x-2y+1)^2+(-4x+5y+2)^2$

4　2変数関数の停留点とその求め方

2変数関数の最大値や最小値を求めたい場合に，それらの値を直接探すのはそう容易ではない．1変数の場合は，まず微分係数が0になる点を探し，その後，第2次導関数を計算して最大値または最小値かどうかを判定する．2変数関数の場合も同様な方法を考えてみよう．

1）停留点

領域 D で定義された2変数関数 $z=f(x,y)$ の点 $(x_0,y_0)\in D$ が**停留点**であるとは，次の連立方程式の解となる場合をいう．

$$\frac{\partial f}{\partial x}(x_0,y_0)=0,\quad \frac{\partial f}{\partial y}(x_0,y_0)=0 \quad \cdots\cdots\cdots\cdots\cdots \quad (\text{III-5})$$

あとで示すが，$z=f(x,y)$ が点 $(x_0,y_0)\in D$ で最大値または最小値をとるならば，まず停留点でなければならないことがわかる．これも1変数関数の場合と同様の状況である．そこで，まず停留点を探す問題を考えることにする．

例題Ⅲ-4-1　次の2変数関数の停留点を求めなさい．

（1）$z=f(x,y)=x^2+2y^2-3xy+4x-5y+1$

（2）$z=f(x,y)=(2x+3y+1)^2+(3x+4y+5)^2$

解（1）例題Ⅲ-2-1 の（2）の関数と同じものである．偏導関数は

$$\frac{\partial f}{\partial x}(x,y)=2x-3y+4,\quad \frac{\partial f}{\partial y}(x,y)=4y-3x-5$$

であったから，(x_0,y_0) を停留点とすれば

$$\begin{cases}\dfrac{\partial f}{\partial x}(x_0,y_0)=2x_0-3y_0+4=0,\\ \dfrac{\partial f}{\partial y}(x_0,y_0)=-3x_0+4y_0-5=0\end{cases} \Leftrightarrow \begin{cases}8x_0-12y_0+16=0,\\ -9x_0+12y_0-15=0\end{cases} \Leftrightarrow \begin{cases}x_0=1,\\ y_0=2\end{cases}$$

である．したがって，停留点は (1, 2) である．

（2）例題Ⅲ-3-1 の関数と同じである．偏導関数は

$$\frac{\partial z}{\partial x}=26x+36y+34,\quad \frac{\partial z}{\partial y}=36x+50y+46$$

である．(x_0,y_0) を停留点とすれば

$$\begin{cases}\dfrac{\partial z}{\partial x}(x_0,y_0)=26x_0+36y_0+34=0,\\ \dfrac{\partial z}{\partial y}(x_0,y_0)=36x_0+50y_0+46=0\end{cases} \Leftrightarrow \begin{cases}65x_0+90y_0+85=0,\\ \dfrac{324}{5}x_0+90y_0+\dfrac{414}{5}=0\end{cases} \Leftrightarrow \begin{cases}x_0=-11,\\ y_0=7\end{cases}$$

である．したがって，停留点は（−11, 7）である．

> **例題Ⅲ-4-1（2）**
> 最初の ⇔ では
> 第1式 $\times\dfrac{5}{2}$
> 第2式 $\times\dfrac{9}{5}$
> を行った．

注意　グラフ上の点は $(x_0,y_0,f(x_0,y_0))$ であるが，この点と領域上の点 $(x_0,y_0)\in D$ は1対1に対応するので，領域上の点を停留点とよんでいる．

問III-4-1 次の2変数関数の停留点を求めなさい.

(1) $z = f(x, y) = x^2 + 3xy - \frac{1}{2}y^2 - 5x + 9y$

(2) $z = f(x, y) = (3x - 2y + 1)^2 + (-4x + 5y + 2)^2$

5　2変数関数の極値とその求め方

定義 領域Dで定義された2変数関数 $z = f(x, y)$ が点 $P_0 = (x_0, y_0) \in D$ で**極小**（あるいは**極大**）であるとは，点P_0を含む十分小さい部分領域Sを選んで点P_0と異なるすべての点 $P = (x, y) \in S$ に対して $f(x, y) > f(x_0, y_0)$（あるいは $f(x, y) < f(x_0, y_0)$）が成り立つようにできるときをいう．このとき，$f(x_0, y_0)$ を**極小値**（あるいは**極大値**）という．極小値と極大値を総称して**極値**という．

1）極値と停留点の関係

2変数関数 $z = f(x, y)$ は領域Dで微分可能と仮定する．

> **●極値の点は停留点**
> 2変数関数 $z = f(x, y)$ が点 $P_0 = (x_0, y_0) \in D$ で極値をとれば $P_0 = (x_0, y_0)$は停留点である．

> **極値の点は停留点**
> $f(x_0, y_0)$ が極小値ならば，$h>0$ または $h<0$ のいずれの場合も
> $$f(x_0 + h, y_0) > f(x_0, y_0)$$
> であるが，これを用いると
> $$h > 0 \Rightarrow \frac{\partial f}{\partial x}(x_0, y_0) \geqq 0$$
> $$h < 0 \Rightarrow \frac{\partial f}{\partial x}(x_0, y_0) \leqq 0$$
> となるため，
> $$\frac{\partial f}{\partial x}(x_0, y_0) = 0$$
> を得る．同様の理由で，
> $$\frac{\partial f}{\partial y}(x_0, y_0) = 0$$
> も成り立つ．極大値の場合も同様である．

停留点を探す方法はすでに分かっているので，問題として“停留点はいつ極値を与える点になるか”の答えを知りたい．それには，まず，与えられた2変数関数 $z = f(x, y)$ をもう1度微分する必要がある．2変数の場合，第2次偏導関数というものを考えるが，それは全部で4種類ある．

定義 第1次偏導関数をそれぞれxまたはyでもう1度偏微分してできる2変数関数を**第2次偏導関数**といい，以下のように表す．

$$\left.\begin{array}{ll} \dfrac{\partial^2 f}{\partial x^2}(x, y) = \dfrac{\partial}{\partial x}\left(\dfrac{\partial f}{\partial x}(x, y)\right), & \dfrac{\partial^2 f}{\partial y \partial x}(x, y) = \dfrac{\partial}{\partial y}\left(\dfrac{\partial f}{\partial x}(x, y)\right), \\ \dfrac{\partial^2 f}{\partial x \partial y}(x, y) = \dfrac{\partial}{\partial x}\left(\dfrac{\partial f}{\partial y}(x, y)\right), & \dfrac{\partial^2 f}{\partial y^2}(x, y) = \dfrac{\partial}{\partial y}\left(\dfrac{\partial f}{\partial y}(x, y)\right) \end{array}\right\} \cdots \text{(III–6)}$$

> **●偏微分の順序交換**
> 第2次偏導関数が存在して連続になっていれば
> $\dfrac{\partial^2 f}{\partial y \partial x}(x, y) = \dfrac{\partial^2 f}{\partial x \partial y}(x, y)$ が成り立つ．

さて，上記の問題に対する1つの答えは次のとおりである．

●**定理Ⅲ-5-1**　点 $P_0=(x_0,y_0)\in D$ は 2 変数関数 $z=f(x,y)$ の孤立した停留点とする．

$$\Delta=\det\begin{pmatrix}\dfrac{\partial^2 f}{\partial x^2}(x_0,y_0) & \dfrac{\partial^2 f}{\partial x\partial y}(x_0,y_0)\\ \dfrac{\partial^2 f}{\partial y\partial x}(x_0,y_0) & \dfrac{\partial^2 f}{\partial y^2}(x_0,y_0)\end{pmatrix}\quad\cdots\cdots\cdots\cdots\cdots\ (\text{Ⅲ}-7)$$

とおく．このとき，以下のことが成り立つ．

① $\dfrac{\partial^2 f}{\partial x^2}(x_0,y_0)>0$ かつ $\Delta>0$ ならば，$f(x_0,y_0)$ は極小値である．

② $\dfrac{\partial^2 f}{\partial x^2}(x_0,y_0)<0$ かつ $\Delta>0$ ならば，$f(x_0,y_0)$ は極大値である．

③ $\Delta<0$ ならば，$f(x_0,y_0)$ は極値ではない．

孤立した停留点

連立方程式（Ⅲ-5）の解が有限個のときをいう．例題Ⅲ-4-1 のように，（Ⅲ-5）の解は通常有限個であるが，（Ⅲ-5）が不定方程式となって，停留点が連続して存在する場合もあり，その場合は定理Ⅲ-5-1 を利用できない．

Δ

Δは「デルタ」と読む．δ の大文字．

例題Ⅲ-5-1　例題Ⅲ-4-1 の（1），（2）における各停留点は極値を与えるか判定しなさい．

解（1）$\dfrac{\partial^2 f}{\partial x^2}=2,\ \dfrac{\partial^2 f}{\partial x\partial y}=-3,\ \dfrac{\partial^2 f}{\partial y^2}=4,\ \Delta=\det\begin{pmatrix}2&-3\\-3&4\end{pmatrix}=8-(-3)^2=-1.$

よって，点（1,2）は極値を与えない．

（2）$\dfrac{\partial^2 f}{\partial x^2}=26,\ \dfrac{\partial^2 f}{\partial x\partial y}=36,\ \dfrac{\partial^2 f}{\partial y^2}=50$ より $\Delta=\det\begin{pmatrix}26&36\\36&50\end{pmatrix}=26\times 50-36^2=4.$

よって，$\dfrac{\partial^2 f}{\partial x^2}(-11,7)=26>0$ かつ $\Delta=4>0$ であるから，点（−11, 7）は極小値を与える点である．

問Ⅲ-5-1　問Ⅲ-4-1 の（1），（2）で求めた停留点は極値を与えるか判定しなさい．

6　最小 2 乗法と回帰直線

例Ⅲ-6-1　ある製品の正確な重量を知りたいとする．そのために，製品を n 個無作為に取り出し重量を調べたところ，x_1，x_2，…，x_n(g) となった．正確な重量を x(g) として，x を推定してみよう．取り出した製品 n 個の重量のそれぞれの誤差の 2 乗の総和を考えると

$$f(x)=(x-x_1)^2+(x-x_2)^2+\cdots+(x-x_n)^2$$

である．これを最小にする x を探してみよう．微分すると

$$f'(x)=2(x-x_1)+2(x-x_2)+\cdots+2(x-x_n)$$
$$=2nx-2(x_1+x_2+\cdots+x_n)=0$$

より，

$$x=\frac{1}{n}(x_1+x_2+\cdots+x_n)$$

が得られる．推定値は取り出した製品重量の算術平均値である．この推定方法を**最小 2 乗法**という．

例III-6-2 足の大きさ x(cm) と身長 y(cm) をペアにして n 人のデータを集めた．

$$(x,y)=(x_1,y_1),(x_2,y_2),\cdots,(x_n,y_n)$$

これをもとに，y を x の値から推定する方法を考える．最も簡単な関係式として 1 次式 $y=ax+b$ を仮定しよう．

観測した x の値	x_1	x_2	…………	x_n
観測した y の値	y_1	y_2	…………	y_n
y の推定値	ax_1+b	ax_2+b	…………	ax_n+b
誤差の 2 乗	$(ax_1+b-y_1)^2$	$(ax_2+b-y_2)^2$	…………	$(ax_n+b-y_n)^2$

この表より，誤差の 2 乗の総和を $f(a,b)$ とすると

$$f(a,b)=(ax_1+b-y_1)^2+(ax_2+b-y_2)^2+\cdots+(ax_n+b-y_n)^2$$

である．この $f(a,b)$ を最小にする a，b を求めるとき，求められた直線 $y=ax+b$ のことを**回帰直線**という．この方法も**最小 2 乗法**という．実際に求めるには第 1 次偏導関数を求めて停留点を探す．この方法の場合，停留点は孤立していれば 1 点しかなく，さらにその停留点が最小値を与える点であることがわかる．

例題III-6-1 **3 個のデータ（1，3），（2，5），（5，12）について，最小 2 乗法を適用して回帰直線を求めなさい．**

解 求める回帰直線を $y=ax+b$ とする．表を作成すると，

観測した x の値	1	2	5
観測した y の値	3	5	12
y の推定値	$a+b$	$2a+b$	$5a+b$
誤差の 2 乗	$(a+b-3)^2$	$(2a+b-5)^2$	$(5a+b-12)^2$

誤差の 2 乗の総和を $f(a,b)$ とすると

$f(a,b)=(a+b-3)^2+(2a+b-5)^2+(5a+b-12)^2$ であるから，

$f(x,y)=(x+y-3)^2+(2x+y-5)^2+(5x+y-12)^2$ として停留点を求めよう．

第 1 次偏導関数は

$$\begin{aligned}\frac{\partial f}{\partial x}(x,y)&=2\times1\times(x+y-3)+2\times2\times(2x+y-5)+2\times5\times(5x+y-12)\\&=60x+16y-146,\end{aligned}$$

$$\begin{aligned}\frac{\partial f}{\partial y}(x,y)&=2\times1\times(x+y-3)+2\times1\times(2x+y-5)+2\times1\times(5x+y-12)\\&=16x+6y-40\end{aligned}$$

よって，停留点を (a,b) とすると

$$\begin{cases}60a+16b-146=0\\16a+6b-40=0\end{cases}\Leftrightarrow\begin{cases}90a+24b-219=0\\64a+24b-160=0\end{cases}\Leftrightarrow\begin{cases}a=\dfrac{59}{26}\\[2ex] b=\dfrac{8}{13}\end{cases}$$

より，求める回帰直線は $y=\dfrac{59}{26}x+\dfrac{8}{13}$ である.

問Ⅲ-6-1 3個のデータ（2, 3），（5, 8），（7, 12）について，最小2乗法を適用して回帰直線を求めなさい.

例題Ⅲ-6-1（第1次偏導関数）
最初の ⇔ では
第1式 $\times\dfrac{3}{2}$
第2式 ×4
を行った.

$f(a,b)$ は最小値

$\Delta=\det\begin{pmatrix}60 & 16\\16 & 6\end{pmatrix}$
$=60\times6-16\times16$
$=360-256$
$=104>0$ かつ
$\dfrac{\partial^2 f}{\partial x^2}(a,b)=60>0$ より，
停留点（a, b）は極小値を与える点である．他に停留点が存在しないので，最小値を与える点でもあることがわかる．第11章で学ぶが，x のデータの分散が0であると停留点が孤立していないので回帰直線は求められない．x のデータの分散が0であるというのは $x_1=x_2=\cdots=x_n$ の場合である.

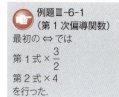

第7章　積分法

I 不定積分と定積分

1　基本公式

1変数関数 $y=f(x)$ は区間 $[t_0,\ t]$（ただし $t>t_0$）において0以上の値をとるものとする．x 軸，直線 $x=t_0$，$x=t$ および $y=f(x)$ で囲まれる図形の面積を $S(t)$ で表す．このとき

$$S(t)=\int_{t_0}^{t} f(x)\,dx \quad \cdots\cdots\cdots\cdots\cdots \text{(I-1)}$$

と書いて**定積分**という．$h>0$ として，区間 $[t,\ t+h]$ における図形の面積を考えると，$S(t+h)-S(t)$ と書けることがわかる（**図7-1**）．

なぜ積分法が必要か

臨床データを統計解析するときに必要となるのが確率分布（あるいは標本分布）である．特に，連続データに利用される確率分布は積分を用いて定義される（第10章Iの4を参照）．有名な標本分布（χ^2 分布，t 分布，F 分布など）の定義には，ガンマ関数（本章IIの1を参照）が必須である．ガンマ関数は無限区間の積分で定義される．

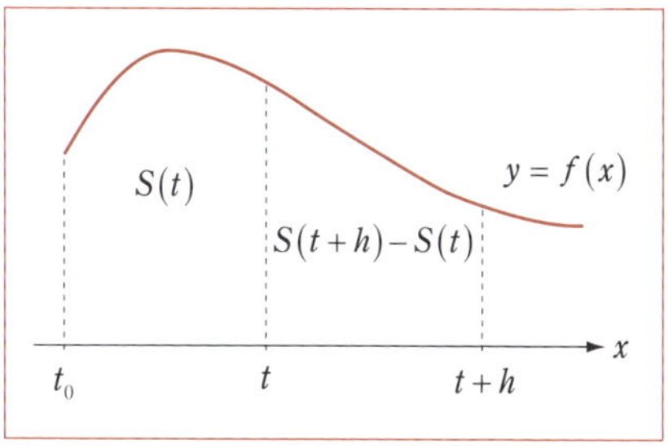

図7-1　定積分（面積）

一方，区間 $[t,\ t+h]$ における関数 $y=f(x)$ の最小値と最大値をそれぞれ，$m(h)$，$M(h)$ とすれば，長方形の面積と比較して

$$m(h)\times h \leqq S(t+h)-S(t) \leqq M(h)\times h$$

$$\Leftrightarrow m(h)\leqq \frac{S(t+h)-S(t)}{h} \leqq M(h) \quad \cdots\cdots\cdots\cdots\cdots \text{(I-2)}$$

を得る．関数 $y=f(x)$ が連続であれば

$$\lim_{h\to 0} m(h)=f(t),\ \lim_{h\to 0} M(h)=f(t)$$

でなければならないので，（I-2）と挟みうちの原理より

$$\lim_{h\to 0}\frac{S(t+h)-S(t)}{h}=f(t)\Leftrightarrow S'(t)=f(t) \quad \cdots\cdots\cdots\cdots\cdots \text{(I-3)}$$

を得る．以上より次が得られる．

挟みうちの原理

すべての自然数 n について，$a_n \leqq b_n \leqq c_n$ を満たす数列 $\{a_n\}$，$\{b_n\}$，$\{c_n\}$ があるとき，

$\lim_{n\to\infty} a_n = \lim_{n\to\infty} c_n = \alpha$

ならば，$\lim_{n\to\infty} b_n = \alpha$ が成り立つ．これを挟みうちの原理とよぶ．関数の極限についても同様の性質が成り立つ．

●定理 I-1-1　（微分積分学の基本定理）

関数 $f(x)$ が連続であれば $S(t)=\int_{t_0}^{t} f(x)dx$ は微分可能であり

$S'(t)=f(t)$ が成り立つ．また，

$$\int_a^b f(x)dx = S(b)-S(a) \quad \cdots\cdots\cdots\cdots\cdots \text{(I-4)}$$

が成り立つ．

1）不定積分

定理 I-1-1 により，面積を計算するには $S'(x)=f(x)$ となる $S(x)$ を求める必要がある．この $S(x)$ のことを関数 $f(x)$ の**不定積分**という．不定積分は定数を加えても $S'(x)=f(x)$ を満たすので 1 つではない．そこで，通常，

$$S(x)+C=\int f(x)dx$$

という形で定数 C を加えて書く．しかし，面積を求める際には，この定数 C は影響しないため，混乱のおそれがないかぎり省略することにする．定理 I-1-1 より，不定積分を求めるには微分の逆演算を行えばよいので，第 6 章の（I-6）より次の不定積分の公式を得る．

定積分，不定積分

定積分は面積の計算である．不定積分は微分の逆である．この 2 つの概念が定理 I-1-1 で結びついている．

●不定積分の公式

$$\int x^n dx = \frac{1}{n+1}x^{n+1}, \quad \int e^x dx = e^x,$$
$$\int \sin x\, dx = -\cos x, \quad \int \cos x\, dx = \sin x \quad \cdots\cdots\cdots\cdots\cdots \text{(I-5)}$$

不定積分を求めて面積を計算する場合，$\left[S(x)\right]_a^b = S(b)-S(a)$ という記号を用いると便利である．

例題 I-1-1　次の図形の面積を求めなさい．

（1）x 軸，直線 $x=1$，$x=3$ および $y=x^3$ で囲まれる図形の面積 S

（2）x 軸，直線 $x=0$，$x=\pi$ および $y=\sin x$ で囲まれる図形の面積 S

解（1）x^3 の不定積分は $\frac{1}{4}x^4$ であるから

$$S=\int_1^3 x^3 dx = \left[\frac{1}{4}x^4\right]_1^3 = \frac{1}{4}(81-1)=20$$

（2）$\sin x$ の不定積分は $-\cos x$ であるから

$$S=\int_0^{\pi} \sin x\, dx = [-\cos x]_0^{\pi} = -\cos\pi-(-\cos 0)=1+1=2$$

また，$y=3x^3+x^2-2x+1$ などのグラフの面積を求めようとする場合には，

以下の公式を利用して求める．c を定数として，

●不定積分の基本法則

$$\int (f(x)+g(x))dx = \int f(x)dx + \int g(x)dx,$$
$$\int cf(x)dx = c\times\int f(x)dx$$
……………（I–6）

例題 I-1-2 次の定積分を計算しなさい．

（1）$\int_1^3 (3x^3-2x)dx$　　（2）$\int_0^{\frac{\pi}{2}} (3\sin x-\cos x)dx$

解（I–6）より項別に積分すればよいが，積分記号をいちいち書くのは煩雑なので，項別に不定積分を求めてから，まとめて（I–4）を用いるとよい．

（1）$\int_1^3 (3x^3-2x)dx = \left[\frac{3}{4}x^4-\frac{2}{2}x^2\right]_1^3 = \frac{3}{4}\times(81-1)-1\times(9-1)=60-8=52.$

（2）$\int_0^{\frac{\pi}{2}} (3\sin x-\cos x)dx = [-3\cos x-\sin x]_0^{\frac{\pi}{2}}$
$$=-3\times\left(\cos\frac{\pi}{2}-\cos 0\right)-\left(\sin\frac{\pi}{2}-\sin 0\right)=2.$$

問 I-1-1 次の図形の面積を求めなさい．

（1）$y=-x^3+x$（$0\leqq x\leqq 1$）と x 軸で囲まれる図形

（2）$y=\cos x$（$0\leqq x\leqq \frac{\pi}{2}$）と x 軸および y 軸で囲まれる図形

2　部分積分法と置換積分法

1）部分積分法

前項で不定積分は微分の逆演算であることがわかったので，微分の公式を利用して積分の公式を得ることができる．

関数の積の微分公式 $(f(x)g(x))' = f'(x)g(x)+f(x)g'(x)$ において

$f(x)g(x)=\int (f(x)g(x))'dx$ であるから，辺々積分して移項すると次が得られる．

$$\int f'(x)g(x)dx = f(x)g(x)-\int f(x)g'(x)dx$$
…（I–7）（**部分積分法**）

定積分の場合は

$$\left.\begin{aligned}&\int_a^b f'(x)g(x)dx\\&=\left[f(x)g(x)\right]_a^b-\int_a^b f(x)g'(x)dx\\&=f(b)g(b)-f(a)g(a)-\int_a^b f(x)g'(x)dx\end{aligned}\right\}$$
…（I–8）（**部分積分法**）

となる．これを用いると，$y=\log x$ のグラフが定める図形の面積を求めることができる．

例題 I-2-1 x 軸，直線 $x=1$，$x=e$ および $y=\log x$ で囲まれる図形の面積 S を求めなさい．

解 まず，(I-7) を用いて $\log x$ の不定積分を求める．$f'(x)=1$，$g(x)=\log x$ とすれば $f(x)=x$，$g'(x)=\dfrac{1}{x}$ であるから

$$\int \log x\,dx=\int (x)'\log x\,dx=x\log x-\int x(\log x)'\,dx=x\log x-\int x\times\frac{1}{x}dx$$
$$=x\log x-\int 1\,dx=x\log x-x$$

が得られる．これより，

$$S=\int_1^e \log x\,dx=\left[x\log x-x\right]_1^e=e\log e-1\times\log 1-(e-1)=e-0-e+1=1$$ を得る．

2) 置換積分法

合成関数の微分公式 $\left(g\left(f(x)\right)\right)'=g'\left(f(x)\right)f'(x)$ の逆演算として次の公式が得られる．

$$\int g'\left(f(x)\right)f'(x)\,dx=\int \left(g\left(f(x)\right)\right)'dx=g\left(f(x)\right) \quad \cdots\cdots\cdots\cdots\cdots \text{(I-9)}$$

例 I-2-1 (I-9) より $\displaystyle\int e^{x^2}x\,dx=\int e^{x^2}\left(\frac{1}{2}x^2\right)'dx=\int\left(\frac{1}{2}e^{x^2}\right)'dx=\frac{1}{2}e^{x^2}$ である．

少し応用範囲を広げるために，関数 $f(x)$ ($a\leqq x\leqq b$) があり，微分可能な関数で $x=g(t)$ ($\alpha\leqq t\leqq\beta$) と書ける場合を考えよう．ただし，$g(\alpha)=a$，$g(\beta)=b$ とする．

$S'(x)=f(x)$ であるとき

$$\int_a^b f(x)\,dx=S(b)-S(a)=S\left(g(\beta)\right)-S\left(g(\alpha)\right)=\int_\alpha^\beta \left(S\left(g(t)\right)\right)'dt$$
$$=\int_\alpha^\beta S'\left(g(t)\right)g'(t)\,dt$$

となる．最後の式において $S'(x)=f(x)$ を代入すれば，次の公式を得る．

$$\int_a^b f(x)\,dx=\int_\alpha^\beta f\left(g(t)\right)g'(t)\,dt \quad \cdots\cdots\cdots\cdots\cdots \text{(I-10)}$$ **(置換積分法)**

例題 I-2-2 次の定積分を置換積分法で求めなさい．

(1) $\displaystyle\int_0^1 \frac{1}{1+x^2}dx$　(2) $\displaystyle\int_0^1 \sqrt{1-x^2}\,dx$　(3) $\displaystyle\int_0^1 \frac{x^3}{\sqrt{1+x^2}}dx$

> **例題 I-2-2**
> 積分の範囲が $0\leqq x\leqq 1$ であることに注意する．

解 (1) $x=\tan t$ とおくと $(\tan t)'=\dfrac{1}{\cos^2 t}$ であり，$x=0\Leftrightarrow t=0$，$x=1\Leftrightarrow t=\dfrac{\pi}{4}$

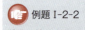

としてよいから

$$\int_0^1 \frac{1}{1+x^2}dx = \int_0^{\frac{\pi}{4}} \frac{1}{1+\tan^2 t}(\tan t)'\,dt = \int_0^{\frac{\pi}{4}} \cos^2 t \cdot \frac{1}{\cos^2 t}dt = \int_0^{\frac{\pi}{4}} 1\,dt = [t]_0^{\frac{\pi}{4}} = \frac{\pi}{4}$$

である.

(2) $x=\sin t$ とおくと, $(\sin t)'=\cos t$ であり, $x=0 \Leftrightarrow t=0$, $x=1 \Leftrightarrow t=\frac{\pi}{2}$ としてよく, また, この範囲で $\sqrt{1-\sin^2 t}=\sqrt{\cos^2 t}=\cos t$ であることに注意して

$$\int_0^1 \sqrt{1-x^2}\,dx = \int_0^{\frac{\pi}{2}} \sqrt{1-\sin^2 t}(\sin t)'\,dt = \int_0^{\frac{\pi}{2}} \cos t \cdot \cos t\,dt = \int_0^{\frac{\pi}{2}} \cos^2 t\,dt$$

$$= \int_0^{\frac{\pi}{2}} \frac{1}{2}(1+\cos 2t)dt = \left[\frac{1}{2}\left(t+\frac{1}{2}\sin 2t\right)\right]_0^{\frac{\pi}{2}}$$

$$= \frac{1}{2}\left(\frac{\pi}{2}+\frac{1}{2}(\sin\pi - \sin 0)\right) = \frac{\pi}{4}$$

を得る.

(3) $\sqrt{1+x^2}=t$ とおくと, $x^2=t^2-1$ であり, 微分して, $x\,dx=t\,dt$ である. $x=0 \Leftrightarrow t=1$, $x=1 \Leftrightarrow t=\sqrt{2}$ としてよいから,

$$\int_0^1 \frac{x^3}{\sqrt{1+x^2}}dx = \int_1^{\sqrt{2}} \frac{t^2-1}{t}\cdot t\,dt = \int_1^{\sqrt{2}} (t^2-1)dt = \left[\frac{1}{3}t^3 - t\right]_1^{\sqrt{2}}$$

$$= \frac{1}{3}(2\sqrt{2}-1)-(\sqrt{2}-1) = \frac{2-\sqrt{2}}{3}$$

を得る.

問 I-2-1 次の定積分を求めなさい.

(1) $\int_0^1 \frac{x}{\sqrt{1+x^2}}dx$ (2) $t=x+\sqrt{1+x^2}$ により置換積分して $\int_0^1 \frac{1}{\sqrt{1+x^2}}dx$

II 無限区間の積分

1 ガンマ関数

関数 $y=e^{-x}$, 直線 $x=0$, $x=N$ および x 軸とで囲まれた図形の面積を $S(N)$ で表すと

$$S(N)=\int_0^N e^{-x}\,dx = \left[-e^{-x}\right]_0^N = -e^{-N}+1 = 1-e^{-N}$$

である. このとき, N をどんどん∞に近づけていくと, 面積 $S(N)$ は

$$\lim_{N\to\infty} S(N) = \lim_{N\to\infty}\left(1-e^{-N}\right) = 1 \quad \cdots\cdots\cdots\cdots\cdots \text{(II-1)}$$

となる. このようなとき, これを関数 $y=e^{-x}$ の $[0, \infty]$ における**広義積分**とよび,

$$\int_0^\infty e^{-x}\,dx = \lim_{N\to\infty}\int_0^N e^{-x}\,dx \quad \cdots\cdots\cdots\cdots\cdots \text{(II-2)}$$

という記号で表す. (II-1) より

面積 $S(N)$

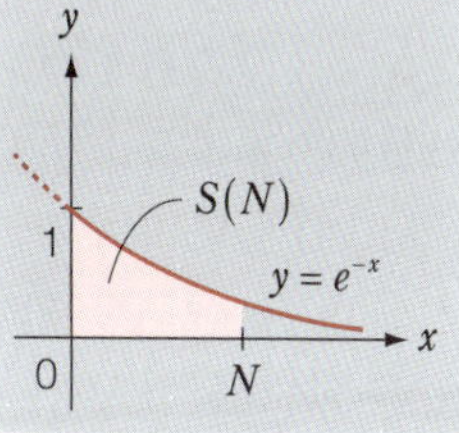

$$\int_0^{\infty} e^{-x}\,dx = 1 \quad \cdots\cdots\cdots\cdots\cdots \text{(II-3)}$$

である．

一般に，関数 $y = f(x)$ の無限積分が有限な値に収束していれば，すなわち，$\left|\int_0^{\infty} f(x)\,dx\right| < \infty$ を満たしていれば，$f(x)$ は**広義積分可能**であるという．ここで，

$\int_0^{\infty} f(x)\,dx = \lim_{N\to\infty}\int_0^{N} f(x)\,dx$ である．また，

$$\int_{-\infty}^{0} f(x)\,dx = \lim_{N\to\infty}\int_{-N}^{0} f(x)\,dx,$$

$$\int_{-\infty}^{\infty} f(x)\,dx = \int_{-\infty}^{0} f(x)\,dx + \int_0^{\infty} f(x)\,dx$$

と定める．積分区間の分割は $x = 0$ にとったが，他の値でもよい．

例題 II-1-1　次の広義積分を求めなさい．

(1) $\int_0^{\infty} xe^{-x^2}\,dx$　　(2) $\int_0^{\infty} x^r e^{-x^{r+1}}\,dx$ $(r \geqq 0)$

解 (1) $\int_0^{N} xe^{-x^2}\,dx = \left[-\frac{1}{2}e^{-x^2}\right]_0^N = -\frac{1}{2}e^{-N^2} + \frac{1}{2}$ より

$$\int_0^{\infty} xe^{-x^2}\,dx = \lim_{N\to\infty}\int_0^{N} xe^{-x^2}\,dx = \lim_{N\to\infty}\left(-\frac{1}{2}e^{-N^2} + \frac{1}{2}\right) = \frac{1}{2}$$ が得られる．

(2) $\int_0^{\infty} x^r e^{-x^{r+1}}\,dx = \left[-\frac{1}{r+1}e^{-x^{r+1}}\right]_0^N = -\frac{1}{r+1}e^{-N^{r+1}} + \frac{1}{r+1}$ より

$$\int_0^{\infty} x^r e^{-x^{r+1}}\,dx = \lim_{N\to\infty}\int_0^{N} x^r e^{-x^{r+1}}\,dx = \lim_{N\to\infty}\left(-\frac{1}{r+1}e^{-N^{r+1}} + \frac{1}{r+1}\right) = \frac{1}{r+1}$$ が得られる．

1）ガンマ関数

正の実数 $p > 0$ に対して

$$\Gamma(p) = \int_0^{\infty} x^{p-1} e^{-x}\,dx \quad \cdots\cdots\cdots\cdots\cdots \text{(II-4)}$$

とおいて，これを**ガンマ関数**という．これは，自然数 n の階乗 $n!$ を一般化する目的でオイラーが導入したとされる．

> **Γ**
> Γ は「ガンマ」と読む．
> γ の大文字．

(II-4) が収束する理由を考えよう．$f(x) = x^{p+1}e^{-x}$ を考えれば $f'(x) = (p+1)x^p e^{-x} - x^{p+1}e^{-x} = x^p e^{-x}(p+1-x)$ であるから，$x = p+1$ で極大値かつ最大値をとる．その最大値を M とすれば

$f(x) = x^{p+1}e^{-x} \leqq M \Leftrightarrow x^{p-1}e^{-x} \leqq \frac{M}{x^2}$ であるから，積分を $x = 1$ で分けて

$$\Gamma(p) = \int_0^{1} x^{p-1}e^{-x}\,dx + \int_1^{\infty} x^{p-1}e^{-x}\,dx \leqq \int_0^{1} x^{p-1}e^{-x}\,dx + \int_1^{\infty}\frac{M}{x^2}\,dx \quad \cdots \text{(II-5)}$$

となり，(II-5) の最後の式の第 2 項は広義積分であるが，

$$\int_1^{\infty}\frac{M}{x^2}dx=\lim_{N\to\infty}\int_1^N\frac{M}{x^2}dx=\lim_{N\to\infty}\left[-\frac{M}{x}\right]_1^N=\lim_{N\to\infty}\left(-\frac{M}{N}+M\right)=M$$

より有限である．$p\geqq 1$ ならば (II-5) の最後の式の第 1 項も有限な値であるが，$0<p<1$ の場合は，$x=0$ で積分が存在するか自明ではない．$0\leqq x\leqq 1$ の範囲では，$x^{p-1}e^{-x}\leqq x^{p-1}$ より，

$$\int_0^1 x^{p-1}e^{-x}\,dx\leqq\int_0^1 x^{p-1}\,dx=\left[\frac{1}{p}x^p\right]_0^1=\frac{1}{p}$$

であるから，結局，いずれの場合も有限値になる．

例題 II-1-2 次が成り立つことを示しなさい．

(1) $\Gamma(p+1)=p\times\Gamma(p)$，($p>0$)

(2) $\Gamma(n)=(n-1)!$，(n は自然数)

> **例題 II-1-2**
> $p>0$ のとき
> $\lim_{x\to 0}x^p=0$ に注意．

解 (1) $\Gamma(p+1)=\lim_{N\to\infty}\int_0^N x^pe^{-x}\,dx$ であるが，ここで部分積分法を用いれば

$$\int_0^N x^pe^{-x}\,dx=\left[-e^{-x}x^p\right]_0^N-\int_0^N\left(-e^{-x}\right)\left(x^p\right)'\,dx$$
$$=-e^{-N}N^p+p\int_0^N x^{p-1}e^{-x}dx \quad\cdots\cdots\cdots\cdots\cdots\cdots\ \text{(II-6)}$$

である．一方

$$\lim_{N\to\infty}e^{-N}N^p=\lim_{N\to\infty}\frac{N^p}{e^N}=\lim_{N\to\infty}\frac{N^p}{\sum_{n=0}^{\infty}\frac{1}{n!}N^n}=\lim_{N\to\infty}\frac{1}{\sum_{n=0}^{\infty}\frac{1}{n!}N^{n-p}}=0$$ であるから，

(II-6) の辺々極限をとれば $\Gamma(p+1)=p\times\Gamma(p)$ を得る．

(2) (1) で p を自然数 n にとれば $\Gamma(n+1)=n\times\Gamma(n)$ を得るが，これは数列の漸化式になっているので

$$\Gamma(n+1)=n\times\Gamma(n)=n\times(n-1)\times\Gamma(n-1)=\cdots$$
$$=n\times(n-1)\times\cdots\times 2\times 1\times\Gamma(1)=n!\times\Gamma(1)$$ を得る．

さらに，(II-4)，(II-3) より $\Gamma(1)=\int_0^{\infty}e^{-x}\,dx=1$ であるから，$\Gamma(n+1)=n!$ を得るが，$0!=1$ であるから $\Gamma(n)=(n-1)!$，(n は自然数) と書ける．

> **辺々極限をとる**
> 辺ごとに極限をとることを意味する．

例題 II-1-2 の (2) より，ガンマ関数が自然数の階乗の一般化であることがわかった．次に，統計学への応用として重要になるのは，p が $\frac{1}{2}$，$\frac{3}{2}$ などの半整数の場合である．しかし，これら半整数の場合のガンマ関数の値を求めることはそう容易ではない．ここでは次式を述べておくにとどめる．

$$\Gamma\left(\frac{1}{2}\right)=2\int_0^{\infty}e^{-x^2}\,dx \quad\cdots\cdots\cdots\cdots\cdots\ \text{(II-7)}$$

> **$\Gamma\left(\frac{n}{2}\right)$**
> $\Gamma\left(\frac{n}{2}\right)$ の値は，χ^2 分布，t 分布，F 分布の定義式に必要である（第 11 章の III を参照）．

これは，(II-4) より $\Gamma\left(\frac{1}{2}\right)=\int_0^{\infty}x^{-\frac{1}{2}}e^{-x}dx$ であるから，$x=t^2$ とおいて置換積

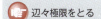

分することにより得られる．もちろん，有限区間で置換積分をしてから極限をとる．(II-7) の右辺の値は，後述「3　ガウス積分」で求める．

2　ベータ関数

定義　$p>0$，$q>0$ のとき

$$B(p,q)=\int_0^1 x^{p-1}(1-x)^{q-1}\,dx \quad \cdots\cdots\cdots\cdots\cdots \text{(II-8)}$$

を**ベータ関数**という．$0\leqq x\leqq 1$ なので，$x=\sin^2 t$ とおいて置換積分してみよう．

$(\sin^2 t)'=2\sin t(\sin t)'=2\sin t\cos t$　であるから，$0\leqq t\leqq \dfrac{\pi}{2}$ に注意して

$$\left.\begin{aligned}B(p,q)&=\int_0^{\frac{\pi}{2}}(\sin^2 t)^{p-1}(1-\sin^2 t)^{q-1}(\sin^2 t)'\,dt\\&=\int_0^{\frac{\pi}{2}}\sin^{2p-2}t\cdot\cos^{2q-2}t\cdot 2\sin t\cos t\,dt\\&=2\int_0^{\frac{\pi}{2}}\sin^{2p-1}t\cdot\cos^{2q-1}t\,dt\end{aligned}\right\}\quad \cdots\cdots\cdots\cdots\cdots \text{(II-9)}$$

を得る．$x=\cos^2 t$ とおいて置換積分すると p と q が入れ替わったものができるので，

$$B(p,q)=B(q,p) \quad \cdots\cdots\cdots\cdots\cdots \text{(II-10)}$$

が成り立つことがわかる．2 重積分を用いることにより，ガンマ関数とベータ関数との間には次のような関係式が成り立つことが知られている．

$$B(p,q)=\frac{\Gamma(p)\Gamma(q)}{\Gamma(p+q)} \quad \cdots\cdots\cdots\cdots\cdots \text{(II-11)}$$

> **B**
> B は「ベータ」と読む．β の大文字．

例題 II-2-1　(II-11) を用いて次を示しなさい．

$$B\left(\frac{1}{2},\frac{3}{2}\right)=\frac{1}{2}\left(\Gamma\left(\frac{1}{2}\right)\right)^2 \quad \cdots\cdots\cdots\cdots\cdots \text{(II-12)}$$

解　例題 II-1-2 の (1)，(2) をそれぞれ，$p=\dfrac{1}{2}$，$n=2$ として適用すると

$$B\left(\frac{1}{2},\frac{3}{2}\right)=\frac{\Gamma\left(\frac{1}{2}\right)\Gamma\left(\frac{3}{2}\right)}{\Gamma\left(\frac{1}{2}+\frac{3}{2}\right)}=\frac{\Gamma\left(\frac{1}{2}\right)\times\frac{1}{2}\times\Gamma\left(\frac{1}{2}\right)}{\Gamma(2)}=\frac{1}{2}\times\frac{\left(\Gamma\left(\frac{1}{2}\right)\right)^2}{(2-1)!}=\frac{1}{2}\times\left(\Gamma\left(\frac{1}{2}\right)\right)^2$$

となる．

3　ガウス積分

1）回転体の体積の求め方

座標空間で，xz 平面上の曲線 $z=f(x)$，$(a\leqq x\leqq b)$ を考える．簡単のため，グラフは z 軸と交わらないものとする．直線 $z=f(a)$，$z=f(b)$，曲線 $z=f(x)$，$(a\leqq x\leqq b)$ および z 軸とで囲まれる図形を，z 軸を回転軸として 1 回転させたときにできる立体の体積を考える．この立体を z 軸に垂直な平面，

> **簡単のため**
> 状況や解説を簡単にする目的がある場合，数学では単に“簡単のため”という言い方をすることが多い．

たとえば$z=t$で切ると，切り口に現れる図形は $t=f(s)$ となるsを半径とする円である．その面積はπs^2であるから，立体の体積はこれを $f(a)\leqq t\leqq f(b)$ $\left(f(b)<f(a)\right.$ のときは $\left.f(b)\leqq t\leqq f(a)\right)$ の範囲で積分すれば得られる．

●回転体の体積の公式　上記の回転体の体積をVとするとき，次が成り立つ．

$V=\int_{f(a)}^{f(b)}\pi s^2\,dt$．ただし，$t=f(s)$，$f(a)<f(b)$ とする．

例題 II-3-1　関数 $z=e^{-x^2}$ のグラフ，直線 $x=0$，$x=a$ および x 軸で囲まれた図形を z 軸のまわりに1回転させてできる立体の体積を $R(a)$ で表す．$R(a)$ を求めなさい．

解　$R(a)=\pi a^2\times e^{-a^2}+\pi\int_{e^{-a^2}}^{1}s^2\,dt$ であるが，$t=e^{-s^2}$ の両辺の自然対数をとれば

$\log t=\log e^{-s^2}=-s^2$．よって $s^2=-\log t$ であるから $(t\log t-t)'=\log t+t\times\frac{1}{t}-1=\log t$

より

$$\begin{aligned}R(a)&=\pi a^2e^{-a^2}-\pi\int_{e^{-a^2}}^{1}\log t\,dt=\pi a^2e^{-a^2}-\pi\left[t\log t-t\right]_{e^{-a^2}}^{1}\\&=\pi a^2e^{-a^2}-\pi\left(-1-\left(e^{-a^2}\log e^{-a^2}-e^{-a^2}\right)\right)\\&=\pi\left(a^2e^{-a^2}+e^{-a^2}\left(-a^2\right)-e^{-a^2}+1\right)=\pi\left(1-e^{-a^2}\right)\end{aligned}$$

を得る．すなわち

$$R(a)=\pi\left(1-e^{-a^2}\right)\quad\cdots\cdots\cdots\cdots\cdots\ (\text{II-13})$$

を得る．

> **体積 $R(a)$**
>
> 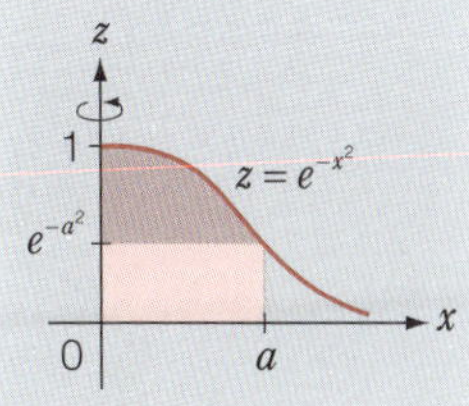
>

例題 II-3-2

(1) 例題 II-3-1 の立体から xy 平面内の領域 $\{(x,y)\,|\,0\leqq x\leqq t,\ 0\leqq y\leqq t\}$ の範囲だけ切り取った部分の体積を $V(t)$ とすると，$V(t)=\left(\int_0^t e^{-x^2}\,dx\right)^2$ となることを示しなさい．

(2) $\frac{1}{4}R(t)<V(t)<\frac{1}{4}R(2t)$ が成り立つことを示しなさい．

(3) $\int_0^\infty e^{-x^2}\,dx=\frac{\sqrt{\pi}}{2}$，$\int_{-\infty}^{\infty}e^{-x^2}\,dx=\sqrt{\pi}$ であることを示しなさい．

> **例題 II-3-2 (3)**
>
> 最後の無限積分をガウス積分という．

解　(1) 第6章の2変数関数のところで説明したように，例題 II-3-1 の立体の表面を表す曲面の方程式は $z=e^{-x^2-y^2}$ で与えられる．なぜなら，極座標 $x=r\cos\theta$，$y=r\sin\theta$ を導入すると $z=e^{-r^2}$ となり，θ に無関係なのでこれは回転対称な曲面である．さらに，$\theta=0$ で考えれば $x=r$ となるので，xz 平面では $z=e^{-x^2}$ に一致する．立体の該当部分を平面 $y=s$ で切った切り口の面積を $S(s)$ とするとき，

$$S(s)=\int_0^t e^{-x^2-s^2}\,dx=e^{-s^2}\times\int_0^t e^{-x^2}\,dx$$

である．したがって，求める体積 $V(t)$ は

$$V(t)=\int_0^t S(s)\,ds=\int_0^t\left(e^{-s^2}\times\int_0^t e^{-x^2}\,dx\right)ds=\int_0^t e^{-s^2}\,ds\times\int_0^t e^{-x^2}\,dx=\left(\int_0^t e^{-x^2}\,dx\right)^2$$

である.

(2) 平面上の図形の大小関係より明らかである（**下の図**を参照）.

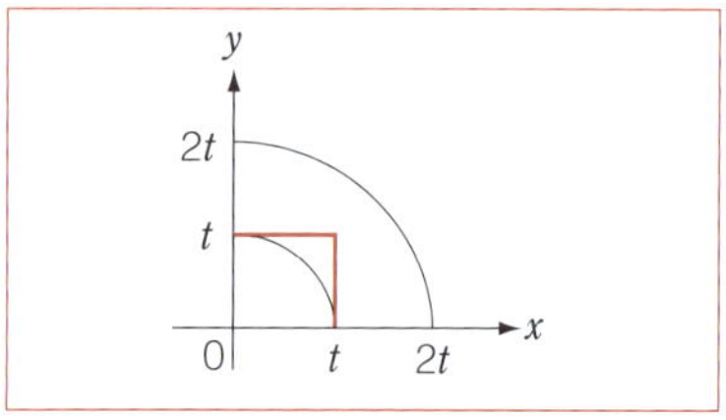

(3) まず,

$$\lim_{t\to\infty}V(t)=\lim_{t\to\infty}\left(\int_0^t e^{-x^2}\,dx\right)^2=\left(\lim_{t\to\infty}\int_0^t e^{-x^2}\,dx\right)^2=\left(\int_0^\infty e^{-x^2}\,dx\right)^2 \quad\cdots\cdots\cdots\cdots \text{(II-14)}$$

である．一方,（II-13）より

$$\lim_{t\to\infty}\frac{1}{4}R(t)=\lim_{t\to\infty}\frac{1}{4}\pi\left(1-e^{-t^2}\right)=\frac{1}{4}\pi\,,\quad \lim_{t\to\infty}\frac{1}{4}R(2t)=\lim_{t\to\infty}\frac{1}{4}\pi\left(1-e^{-4t^2}\right)=\frac{1}{4}\pi$$

であるから,（2）の不等式と挟みうちの原理より $\lim_{t\to\infty}V(t)=\left(\int_0^\infty e^{-x^2}\,dx\right)^2=\frac{1}{4}\pi$ である.

これより，正の平方根をとれば $\int_0^\infty e^{-x^2}\,dx=\sqrt{\frac{1}{4}\pi}=\frac{\sqrt{\pi}}{2}$ である.

最後に，$\int_{-\infty}^0 e^{-x^2}\,dx=\int_\infty^0 e^{-y^2}(-dy)=\int_0^\infty e^{-y^2}\,dy=\int_0^\infty e^{-x^2}\,dx$ であることに注意すれば

$$\int_{-\infty}^\infty e^{-x^2}\,dx=\int_0^\infty e^{-x^2}\,dx+\int_{-\infty}^0 e^{-x^2}\,dx=2\times\int_0^\infty e^{-x^2}\,dx=2\times\frac{\sqrt{\pi}}{2}=\sqrt{\pi}$$ を得る.

問 II-3-1 ガウス積分の値を用いて次の値を求めなさい.

(1) $\Gamma\left(\frac{1}{2}\right)$　(2) $B\left(\frac{1}{2},\frac{3}{2}\right)$　(3) $\int_0^\infty \frac{1}{\left(1+x^2\right)^n}\,dx$

第8章 微分方程式

たとえば，$y=e^x$ ならば $\dfrac{dy}{dx}=e^x=y$ であるから，$\dfrac{dy}{dx}=y$ を満たす．逆に，$\dfrac{dy}{dx}=y$ を満たす x の関数 y を決定せよ，という問題を考えることができる．実は，C を定数とするとき，$y=Ce^x$ とすると，これも $\dfrac{dy}{dx}=y$ を満たすことがわかる．また，$y=\log x$ ならば $\dfrac{dy}{dx}=\dfrac{1}{x}=e^{\log\frac{1}{x}}=e^{-y}$ であるから，$\dfrac{dy}{dx}=e^{-y}$ を満たす．このように，y の微分を含む方程式のことを**微分方程式**といい，y を x の関数として具体的に表すことを**微分方程式を解く**という．

I 1階の微分方程式

$\dfrac{dy}{dx}$ を x や y の関数として表した方程式を **1 階の微分方程式**という．

1 変数分離形

x だけの関数 $g(x)$ と y だけの関数 $h(y)$ により

$$\frac{dy}{dx}=g(x)h(y) \quad \cdots\cdots\cdots\cdots\cdots \quad (\text{I-1})$$

という形に表せる 1 階の微分方程式を**変数分離形**という．これは，

$$\int\frac{1}{h(y)}dy=\int g(x)dx \quad \cdots\cdots\cdots\cdots\cdots \quad (\text{I-2})$$

と積分して解くことができる．ただし，$y=f(x)$ と表せるとは限らない．

例題 I-1-1 次の 1 階の微分方程式を解きなさい．

$$\frac{dy}{dx}=(x+1)y$$

解 (I-2) より $\int\frac{1}{y}dy=\int(x+1)dx$ と変形できるから，辺々不定積分すると

$$\log y=\frac{1}{2}x^2+x+C$$ （C は積分定数）を得る．

これを $y=f(x)$ という形に書くには，両辺の指数関数を考えればよい．

$y=e^{\log y}=e^{\frac{1}{2}x^2+x+C}=e^C\times e^{\frac{1}{2}x^2+x}$ であるが，ここで e^C を改めて C と書けば

$y=Ce^{\frac{1}{2}x^2+x}$ を得る．

問 I-1-1 次の変数分離形の微分方程式を解きなさい．

(1) $\dfrac{dy}{dx}=-y$　(2) $\dfrac{dy}{dx}=x(y+1)$　(3) $\dfrac{dy}{dx}=x(1+y^2)$

2　1 階線形微分方程式の解法

$$\frac{dy}{dx}+p(x)y=q(x)\ \ (p(x),\ q(x)\ \text{は既知の関数})\ \cdots\cdots\cdots\cdots\cdots\ \text{(I-3)}$$

という形で表せる 1 階の微分方程式を **1 階線形微分方程式**という．これは

$z=e^{\int p(x)dx}y$ とおくと

$$\frac{dz}{dx}=p(x)e^{\int p(x)dx}y+e^{\int p(x)dx}\frac{dy}{dx}=e^{\int p(x)dx}\left(p(x)y+\frac{dy}{dx}\right)=e^{\int p(x)dx}q(x)$$

となるので，両辺を x で不定積分すれば $z=\int e^{\int p(x)dx}q(x)dx+C$ である．ただし，C は積分定数である．したがって，次を得る．

$$y=e^{-\int p(x)dx}\left(\int e^{\int p(x)dx}q(x)dx+C\right)\ \cdots\cdots\cdots\cdots\cdots\ \text{(I-4)}$$

注意 (I-4) には不定積分がいくつか含まれるが，積分定数は (I-4) 中に現れる C だけを考えればよい．

例題 I-2-1 次の 1 階の微分方程式を解きなさい．

$$\frac{dy}{dx}+\frac{1}{x}y=x$$

解 $p(x)=\dfrac{1}{x}$，$q(x)=x$ の場合の 1 階線形微分方程式である．$\int\dfrac{1}{x}dx=\log x$ より

$e^{\int\frac{1}{x}dx}=e^{\log x}=x$ であるから，(I-4) より

$y=x^{-1}\left(\int xx\,dx+C\right)=\dfrac{1}{x}\left(\dfrac{1}{3}x^3+C\right)=\dfrac{1}{3}x^2+\dfrac{C}{x}$ を得る．

別解 (I-4) の導き方より，$z=xy$ とおけば

$$\frac{dz}{dx}=y+x\frac{dy}{dx}=x\left(\frac{dy}{dx}+\frac{1}{x}y\right)=xx=x^2$$

と変形できるので，1 回積分して $z=\dfrac{1}{3}x^3+C$ である．したがって，

$y=\dfrac{1}{x}z=\dfrac{1}{3}x^2+\dfrac{C}{x}$ と求められる．

問 I-2-1 次の 1 階線形微分方程式を解きなさい．

(1) $\dfrac{dy}{dx}+y=x$　　(2) $\dfrac{dy}{dx}+y=\sin x$

3 いろいろな微分方程式

線形ではない微分方程式は非線形微分方程式といわれ，一般に解を具体的に求めるのは難しい．しかし，いくつかの特殊な場合は解法が知られている．1 つだけ例をあげておこう．

$$\frac{dy}{dx}+p(x)y=q(x)y^n \quad (n\neq 0,\ 1)$$

という形で表せる 1 階の微分方程式を**ベルヌーイの微分方程式**という．$n=0$，1 の場合は 1 階線形微分方程式になるので除外してある．$n=1$ の場合は変数分離形でもある．これは次の方法で解ける．

$z=y^{1-n}$ と変換すれば $\dfrac{dz}{dx}+(1-n)p(x)z=(1-n)q(x)$ という 1 階線形微分方程式になるので，(I-4) を用いて解いて $y=z^{\frac{1}{1-n}}$ と表せばよい．

> ベルヌーイ
> (1654-1705)
> スイスの数学者．微分積分の分野で多くの業績をあげた．なお確率論も研究し，ベルヌーイ分布を発見した．

例 I-3-1 $\dfrac{dy}{dx}-\dfrac{1}{x}y=-xy^2$ を解いてみよう．$z=y^{-1}$ とおけば

$$\frac{dz}{dx}=-\frac{1}{y^2}\frac{dy}{dx}=-\frac{1}{y^2}\left(\frac{1}{x}y-xy^2\right)=-\frac{1}{x}y^{-1}+x=-\frac{1}{x}z+x \Leftrightarrow \frac{dz}{dx}+\frac{1}{x}z=x$$

である．これは例題 I-2-1 で $y\to z$ と読み換えればよいから $z=\dfrac{1}{3}x^2+\dfrac{C}{x}$ であり，

したがって，

$$y=z^{-1}=\left(\frac{1}{3}x^2+\frac{C}{x}\right)^{-1}$$ が求める解である．

II 高階の定数係数線形微分方程式の解法

1 特性方程式を利用して解ける場合

$y=\sin x$ を微分すると $\dfrac{dy}{dx}=\cos x$，$\dfrac{d^2y}{dx^2}=-\sin x=-y$ であるから $\dfrac{d^2y}{dx^2}=-y$ を満たす．これを **2 階の微分方程式**という．これの解は $y=\sin x$ だけでなく，$y=\cos x$ も解であるが，実は $y=C_1\sin x+C_2\cos x$ がすべての解である．

指数関数の場合は，$y=e^{-x}$ は $\dfrac{dy}{dx}=-y$ の解，$y=e^{2x}$ は $\dfrac{dy}{dx}=2y$ の解であるが，両者を加えた関数 $y=e^{-x}+e^{2x}$ はどのような微分方程式を満たしているであろうか．

$\dfrac{dy}{dx}=-e^{-x}+2e^{2x}$，$\dfrac{d^2y}{dx^2}=e^{-x}+4e^{2x}$ であるから，これら 2 つの式から指数関

数を消去して

$\dfrac{d^2y}{dx^2}-\dfrac{dy}{dx}=2e^{-x}+2e^{2x}=2y$ より $\dfrac{d^2y}{dx^2}-\dfrac{dy}{dx}-2y=0$ を得る．

実は，この微分方程式の解は $y=C_1e^{-x}+C_2e^{2x}$ である．

逆に，2 階の微分方程式 $\dfrac{d^2y}{dx^2}-\dfrac{dy}{dx}-2y=0$ をどうやって解けば解が得られるか考えてみよう．指数関数 $y=Ce^{\rho x}$（ρ は定数）とおいて微分方程式に代入すると $(\rho^2-\rho-2)Ce^{\rho x}=0$ となるので，解になるためには $\rho^2-\rho-2=0$ を満たさなければならない．この 2 次方程式の解は $\rho^2-\rho-2=(\rho-2)(\rho+1)=0$ より $\rho=-1$，2 であるが，これは 2 つの解 e^{-x}，e^{2x} があることを示している．

> **ρ**
> ρ は，「ロー」と読む．

さらに，上記の 2 階の微分方程式は 2 つの解を定数倍して加えたものも解であることがわかる．このような場合，微分方程式は**線形**であるといわれる．

線形であることに加えて，y，$\dfrac{dy}{dx}$，$\dfrac{d^2y}{dx^2}$ の項の各係数がすべて定数になっている場合の微分方程式を**2 階定数係数線形微分方程式**という．

上の微分方程式に対応して考えた代数方程式 $\rho^2-\rho-2=0$ などのことを，定数係数線形微分方程式の**特性方程式**という．特に，y，$\dfrac{dy}{dx}$，$\dfrac{d^2y}{dx^2}$ 以外の項が 0 になっている微分方程式を**斉次（せいじ）微分方程式**という．

以下に，2 階の斉次微分方程式の解法をまとめておく．

●定理 II-1-1 （2 階の斉次微分方程式）

$$\frac{d^2y}{dx^2}+a\frac{dy}{dx}+by=0 \quad (a,\ b \text{ は定数}) \cdots\cdots\cdots\cdots\cdots \text{(II-1)}$$

の特性方程式を $\rho^2+a\rho+b=0$ とし，これの解を $\rho=\rho_1$，ρ_2 とする．

① $\rho=\rho_1$，ρ_2 が異なる実数解ならば，$y=C_1e^{\rho_1x}+C_2e^{\rho_2x}$ が（II-1）の解である．

② $\rho=\rho_1$ が 2 重解ならば $y=(C_1+C_2x)e^{\rho_1x}$ が（II-1）の解である．

③ $\rho=\rho_1$，ρ_2 が複素数解で $\rho_1=\lambda+\sqrt{-1}\mu$ とするとき，
$y=e^{\lambda x}(C_1\sin\mu x+C_2\cos\mu x)$ が（II-1）の解である．

例題 II-1-1 次の微分方程式を解きなさい．

(1) $\dfrac{d^2y}{dx^2}+5\dfrac{dy}{dx}+6y=0$　(2) $\dfrac{d^2y}{dx^2}-6\dfrac{dy}{dx}+9y=0$　(3) $\dfrac{d^2y}{dx^2}-4\dfrac{dy}{dx}+13y=0$

解 (1) 特性方程式 $\rho^2+5\rho+6=(\rho+2)(\rho+3)=0$ の解は $\rho=-2$，-3 であるから，
$y=C_1e^{-2x}+C_2e^{-3x}$ が与式の解である．C_1，C_2 は任意定数である．

(2) 特性方程式 $\rho^2-6\rho+9=(\rho-3)^2=0$ の解は 2 重解 $\rho=3$ であるから，
$y=(C_1+C_2x)e^{3x}$ が与式の解である．C_1，C_2 は任意定数である．

(3) 特性方程式 $\rho^2-4\rho+13=0$ の解は $\rho=2\pm3\sqrt{-1}$ であるから，

$y=e^{2x}\left(C_1\sin3x+C_2\cos3x\right)$ が与式の解である．C_1，C_2 は任意定数である．

問 II-1-1 次の微分方程式を解きなさい．

(1) $\dfrac{d^2y}{dx^2}-\dfrac{dy}{dx}-6y=0$　(2) $\dfrac{d^2y}{dx^2}-4\dfrac{dy}{dx}+4y=0$　(3) $\dfrac{d^2y}{dx^2}+2\dfrac{dy}{dx}+4y=0$

ハイレベル

一般に，3 階以上の微分の項 $\dfrac{d^ny}{dx^n}$ $(n\geqq3)$ を含む微分方程式についても，定数係数線形微分方程式ならば，定理 II-1-1 の①～③を組み合わせて解くことができる．

特性方程式に重解がある場合を，定理 II-1-1 に付け加えておこう．特性方程式は ρ の n 次方程式とする．

●定理 II-1-1（追加）（3 階以上の斉次微分方程式で特性方程式の重解がある場合）

④ $\rho=\rho_1$ が実数の r 重解である場合，

$$y=\left(C_0+C_1x+C_2x^2+\cdots+C_{r-1}x^{r-1}\right)e^{\rho_1x}$$

は解に含まれる．C_0，C_1，$\cdots$，C_{r-1} は任意定数である．

⑤ $\rho=\lambda\pm\sqrt{-1}\mu$ が複素数の r 重解である場合，

$$y=\left(C_0+C_1x+\cdots+C_{r-1}x^{r-1}\right)e^{\lambda x}\sin\mu x+\left(D_0+D_1x+\cdots+D_{r-1}x^{r-1}\right)e^{\lambda x}\cos\mu x$$

は解に含まれる．C_0，C_1，$\cdots$，C_{r-1}，D_0，D_1，$\cdots$，D_{r-1} は任意定数である．

例 II-1-1 (1) $\dfrac{d^3y}{dx^3}-6\dfrac{d^2y}{dx^2}+12\dfrac{dy}{dx}-8y=0$ について，特性方程式は

$$\rho^3-6\rho^2+12\rho-8=\left(\rho-2\right)^3=0$$

であるから，$\rho=2$ が 3 重解である．定理 II-1-1 の④より

$$y=\left(C_0+C_1x+C_2x^2\right)e^{2x}$$

がすべての解である．C_0，C_1，C_2 は任意定数である．

(2) $\dfrac{d^4y}{dx^4}+8\dfrac{d^2y}{dx^2}+16y=0$ について，特性方程式は

$$\rho^4+8\rho^2+16=\left(\rho^2+4\right)^2=\left(\left(\rho-2\sqrt{-1}\right)\left(\rho+2\sqrt{-1}\right)\right)^2=0$$

であるから，$\rho=\pm2\sqrt{-1}$ が 2 重解である．定理 II-1-1 の⑤より

$$y=\left(C_0+C_1x\right)\sin2x+\left(D_0+D_1x\right)\cos2x$$

がすべての解である．C_0，C_1，D_0，D_1 は任意定数である．

2 非斉次微分方程式の解法

非斉次微分方程式とは，たとえば $\dfrac{d^2y}{dx^2}+5\dfrac{dy}{dx}+6y=x+1$ のように y，$\dfrac{dy}{dx}$，$\dfrac{d^2y}{dx^2}$ の項以外が 0 になっていない場合をいう．これを解くには，1 つの解（**特殊解**という）をみつけて，それに斉次微分方程式 $\dfrac{d^2y}{dx^2}+5\dfrac{dy}{dx}+6y=0$ の解を加えることによりすべての解が得られる．

特殊解をみつけるには，右辺が x の多項式の場合は x の多項式の解がある．この例では，$y=ax+b$ とおいて与式に代入すると $0+5a+6(ax+b)=x+1$ を得るので，係数を比較して $6a=1$，$5a+6b=1$．これを解けば $a=\dfrac{1}{6}$，$b=\dfrac{1}{36}$ を得る．よって特殊解は

$y=\dfrac{1}{6}x+\dfrac{1}{36}$ である．

したがって，例題 II-1-1 の (1) の解を加えて，$y=\dfrac{1}{6}x+\dfrac{1}{36}+C_1e^{-2x}+C_2e^{-3x}$ がすべての

解になる．一般に特殊解は求めるのが難しいが，右辺が指数関数の場合は公式がある．

右辺を0とおいた n 階の斉次微分方程式の特性方程式を $P(\rho)=0$ とする．微分方程式を $P(D)y=Ae^{\alpha x}$ と表す．とくに，$P(\rho)$ を**特性多項式**という．

$P(\alpha)\neq 0$ ならば（すなわち，α が特性方程式の解でないならば），特殊解は
$$y=\frac{1}{P(\alpha)}Ae^{\alpha x}$$ で与えられる． ……（II-2）

$P(\alpha)=0$ ならば（すなわち，α が特性方程式の解ならば），
$P(\rho)=(\rho-\alpha)^r Q(\rho)$ と因数分解できる．
ここで，$Q(\alpha)\neq 0$，$r=1,\ 2,\ \cdots,\ n$ である．この場合の特殊解は
$$y=\frac{x^r}{Q(\alpha)r!}Ae^{\alpha x}$$ で与えられる． ……………（II-3）

例題 II-2-1 次の非斉次定数係数線形微分方程式を解きなさい．

(1) $\dfrac{d^2y}{dx^2}+5\dfrac{dy}{dx}+6y=e^{3x}$　(2) $\dfrac{d^2y}{dx^2}+5\dfrac{dy}{dx}+6y=5e^{-2x}$

(3) $\dfrac{d^2y}{dx^2}-6\dfrac{dy}{dx}+9y=e^{3x}$

解 (1) 特性多項式は $P(\rho)=\rho^2+5\rho+6=(\rho+2)(\rho+3)$ であり，$\alpha=3$ で $P(3)\neq 0$ である．したがって，(II-2) より特殊解は
$$y=\frac{1}{P(3)}e^{3x}=\frac{1}{(3+2)(3+3)}e^{3x}=\frac{1}{30}e^{3x}$$ である．

これに例題 II-1-1 の (1) の解を加えて，
$$y=\frac{1}{30}e^{3x}+C_1e^{-2x}+C_2e^{-3x}$$ がすべての解である．

(2) 特性多項式は $P(\rho)=\rho^2+5\rho+6=(\rho+2)(\rho+3)$ であり，$\alpha=-2$ で $P(-2)=0$，$r=1$，$Q(\rho)=\rho+3$ である．したがって，(II-3) より特殊解は
$$y=\frac{x}{Q(-2)1!}5e^{-2x}=\frac{x}{(3-2)}5e^{-2x}=5xe^{-2x}$$ である．

これに例題 II-1-1 の (1) の解を加えて，
$$y=5xe^{-2x}+C_1e^{-2x}+C_2e^{-3x}=(5x+C_1)e^{-2x}+C_2e^{-3x}$$ がすべての解である．

(3) 特性多項式は $P(\rho)=\rho^2-6\rho+9=(\rho-3)^2$ であり，$\alpha=3$ で $P(3)=0$，$r=2$，$Q(\rho)=1$ である．したがって，(II-3) より特殊解は
$$y=\frac{x^2}{Q(3)2!}e^{3x}=\frac{x^2}{1\times2\times1}e^{3x}=\frac{1}{2}x^2e^{3x}$$ である．

これに例題 II-1-1 の (2) の解を加えて，
$$y=\frac{1}{2}x^2e^{3x}+(C_1+C_2x)e^{3x}=\left(C_1+C_2x+\frac{1}{2}x^2\right)e^{3x}$$ がすべての解である．

問 II-2-1 次の微分方程式を解きなさい．

(1) $\dfrac{d^2y}{dx^2}-\dfrac{dy}{dx}-6y=e^x$　(2) $\dfrac{d^2y}{dx^2}-\dfrac{dy}{dx}-6y=3e^{3x}$　(3) $\dfrac{d^2y}{dx^2}-4\dfrac{dy}{dx}+4y=e^{2x}$

(4) $\dfrac{d^2y}{dx^2}+2\dfrac{dy}{dx}+4y=3e^{-x}$

第9章 順列・組み合わせと確率

I 順列と組み合わせ

> **この章の目的**
> 臨床データの解析でもよく用いられる2×2表の独立性の検定（第13章のⅦ）では，本章で学ぶ"独立な事象と確率"の理解が必要となる．

1 順列

集合とは，一定の条件を満足するものの集まりで，対象としているものがその集まりに属するか属さないかがはっきりしているものをいう．集合を構成しているものを要素または元という（第4章を参照）．ある集合からいくつかの要素を取り出して順に1列に並べたものを**順列**という．

> **P**
> Pという記号は「置換」を表す英語のPermutationから来ている．

異なるn個のものからr個選んで1列に並べる順列の数を${}_n\mathrm{P}_r$という記号で表し，

$$ {}_n\mathrm{P}_r = n(n-1)\cdots\cdots(n-r+1) = \frac{n!}{(n-r)!} \quad \cdots\cdots\cdots\cdots\cdots \quad (\mathrm{I}\text{-}1) $$

と計算する．

例 I-1-1 6人いる中から3人を選んで順に1列に並べる方法は，全部で${}_6\mathrm{P}_3 = 6\times5\times4 = 120$通りある．

2 重複順列

n種類のものから重複を許してr個並べる並べ方を重複順列といい，${}_n\Pi_r$という記号で表す．これは

$$ {}_n\Pi_r = n^r \quad \cdots\cdots\cdots\cdots\cdots \quad (\mathrm{I}\text{-}2) $$

により求められる．

> **Π**
> Πは「パイ」（πの大文字）と読む．Pのギリシャ文字．

例題 I-2-1 5種類の数字1，2，3，4，5から重複を許して3個選び3桁の数字を作るとき，できる3桁の数字の個数を求めなさい．

解 ${}_5\Pi_3 = 5^3 = 125$個できる．

注意 5個の数字が0，1，2，3，4の場合は，$4\times5\times5 = 100$個になる．

3 組み合わせ

異なるn個のものからr個選ぶが，並べ方は問わず選び方だけを問題にする場合，これをn個からr個選ぶ組み合わせといい，${}_n\mathrm{C}_r$という記号で表す．これは

> **C**
> Cという記号は「組み合わせ」を表す英語のCombinationから来ている．

$$ {}_nC_r = \frac{{}_nP_r}{r!} = \frac{n!}{r!(n-r)!} \quad \cdots\cdots\cdots\cdots\cdots \text{(I-3)} $$

により求められる．${}_nC_r = {}_nC_{n-r}$ が成り立つ．

例 I -3-1 ${}_{10}C_8$ を求めたい場合は，${}_{10}C_8 = {}_{10}C_2 = \dfrac{10\times9}{2\times1} = 45$ と計算したほうが早い．

例題 I -3-1 ある大学受験で理科の選択科目において，物理，化学，生物，地学の4科目から2科目を選択する場合，選び方は何通りあるか求めなさい．

解 ${}_4C_2 = \dfrac{4\times3}{2\times1} = 6$ より，6通りある．

1）二項定理

$$ (x+y)^n = x^n + {}_nC_1 x^{n-1} y + {}_nC_2 x^{n-2} y^2 + \cdots + {}_nC_r x^{n-r} y^r + \cdots + y^n \quad \cdots\cdots \text{(I-4)} $$

が成り立つ．これを**二項定理**といい，（I-4）の右辺を**二項展開**という．

$0! = 1$ と定める．そうすると ${}_nC_0 = {}_nC_n = 1$ であるから，（I-4）は

$$ (x+y)^n = \sum_{r=0}^{n} {}_nC_r x^{n-r} y^r \quad \cdots\cdots\cdots\cdots\cdots \text{(I-5)} $$

と書ける．

例題 I -3-1 $(2x-3y)^8$ を展開したとき，x^5y^3 の係数を求めなさい．

解 $(2x-3y)^8 = \sum_{r=0}^{8} {}_8C_r (2x)^{8-r}(-3y)^r$ であるから，x^5y^3 の項は $r=3$ の場合である．

その係数は ${}_8C_3(2)^5(-3)^3 = \dfrac{8\times7\times6}{3\times2\times1}\times32\times(-27) = 56\times32\times(-27) = -48384$ である．

（I-5）において，特に $x=y=1$ を代入すれば

$$ 2^n = \sum_{r=0}^{n} {}_nC_r \quad \cdots\cdots\cdots\cdots\cdots \text{(I-6)} $$

を得る．

問 I -3-1 $(3x-2y)^{10}$ を展開したとき，x^4y^6 の係数を求めなさい．

> **Σ記号**
> r の関数 $f(r)$ について
> $f(0)+f(1)+\cdots+f(n)$
> を $\sum_{r=0}^{n} f(r)$ という記号で表す．Σは「シグマ」と読む．たとえば，
> ①$n=5$，$f(r)=r^2$ のとき
> $1+2^2+3^2+4^2+5^2=\sum_{r=0}^{5} r^2$
> と表せる．
> ②$n=4$，$f(r)=2^r$ のとき，
> $1+2^1+2^2+2^3+2^4=\sum_{r=0}^{4} 2^r$
> と表せる．

4 重複組み合わせ

n 種類あるものから重複を許して r 個選ぶ選び方を**重複組み合わせ**といい，${}_nH_r$ という記号で表す．これは

$$ {}_nH_r = {}_{n+r-1}C_r \quad \cdots\cdots\cdots\cdots\cdots \text{(I-7)} $$

により求められる．

> **${}_nH_r$**
> 同次（Homogeneous）方程式の解の個数を数えるときに使う（問 I-4-1 を参照）ことが多いので，頭文字 "H" を使っている．外国では使われていないので英語読みはない．

例題 I -4-1 5枚の学園祭の入場券を3人に配る方法を考える．入場券に区別はなく，まったく配布されない人がいてもよいことにすると，配る方法は何通りあるか求めなさい．

解 入場券を5枚並べて仕切り線を2本入れることを考える．0枚のところがあってもよいので，仕切り線は隣り合わせになってもよいし，両端にあってもよい．仕切り線で分けられた3つの領域にある入場券を，それぞれ，3人に分け与える．

これは3種類（3人）の領域に配る入場券を重複を許して5個選ぶ重複組み合わせである．したがって，仕切り線もあわせて7個から5個選ぶ組み合わせを計算すればよい．よって

$$ {}_3H_5 = {}_{3+5-1}C_5 = {}_7C_5 = {}_7C_2 = \frac{7\times6}{2\times1} = 21 \text{ 通りある．} $$

問 I-4-1 x_1，x_2，x_3 を0以上の整数とし，$x_1+x_2+x_3=10$ の解が何通りあるか求めなさい．

II 確率の概念

1 標本空間と事象

一定の条件のもとで何回も繰り返すことのできる実験や観察を**試行**という．試行を行った結果として起きる現象を**事象**という．ある試行において，もうこれ以上分けることができない事象を**根元事象**という．また，根元事象をすべて集めたものを試行の**標本空間**または**全事象**といいUで表す．また，起こりえない事象を**空事象**（くうじしょう）といい∅で表す．

事象
集合と同じこと．集合のなかで，とくに確率で使うものを事象とよんでいる．

定義 2つの事象A，Bがあるとき，少なくともAとBのどちらかが起きる事象をAとBの**和事象**といい，$A\cup B$という記号で表す．また，事象AとBのどちらも起きるという事象をAとBの**積事象**といい，$A\cap B$という記号で表す．また，

事象Aが起きない事象をAの**余事象**といい，$\overline{A}$という記号で表す．

……………… (II-1)

$A\cap B=\emptyset$のとき，AとBは互いに**排反事象**であるという．

……………… (II-2)

例 II-1-1 さいころを1回投げる事象において，出た目がrのとき集合の形で$\{r\}$と表すことにしよう．そうすると，根元事象は$\{1\}$，$\{2\}$，$\{3\}$，$\{4\}$，$\{5\}$，$\{6\}$であり，標本空間は$U=\{1,2,3,4,5,6\}$である．偶数の目が出る事象は$A=\{2,4,6\}$である．これは根元事象ではない．素数の目が出る事象は$B=\{2,3,5\}$である．AとBの和事象は$A\cup B=\{2,3,4,5,6\}$である．また，AとBの積事象は$A\cap B=\{2\}$である．また，7以上の目が出る事象は空事象である．また，$\overline{A}=\{1,3,5\}$，$\overline{B}=\{1,4,6\}$である．よって，$\overline{A}\cup\overline{B}=\{1,3,4,5,6\}$，$\overline{A}\cap\overline{B}=\{1\}$であり，$\overline{A}\cup\overline{B}=\overline{A\cap B}$，$\overline{A}\cap\overline{B}=\overline{A\cup B}$が成り立っていることに注意しておこう．

1）ド・モルガンの法則

一般に，標本空間の任意の事象AとBについて，次が成り立つ．

$$ \overline{A}\cup\overline{B}=\overline{A\cap B},\quad \overline{A}\cap\overline{B}=\overline{A\cup B} \quad \cdots\cdots \text{(II-3)} $$ **ド・モルガンの法則**

ド・モルガン（1806-1871）
イギリスの数学者．数学と論理学の橋渡しをした．数学的帰納法の概念を発明した．

2 確率の定義

1）数学的確率

標本空間Uの根元事象がすべて同様に確からしく起きるとする．事象Aの要素の個数を$n(\mathrm{A})$という記号で表す．このとき，事象Aの**数学的確率**$P(\mathrm{A})$とは

$$P(\mathrm{A})=\frac{n(\mathrm{A})}{n(\mathrm{U})} \cdots\cdots\cdots\cdots\cdots \text{(II-4)}$$

をいう．

例 II-2-1 さいころを1回投げる試行において，1の目が出る事象をA，偶数の目が出る事象をBとする．$n(\mathrm{U})=6$，$n(\mathrm{A})=1$，$n(\mathrm{B})=3$ であるから

$$P(\mathrm{A})=\frac{n(\mathrm{A})}{n(\mathrm{U})}=\frac{1}{6},\quad P(\mathrm{B})=\frac{n(\mathrm{B})}{n(\mathrm{U})}=\frac{3}{6}=\frac{1}{2}$$ である．

2）確率の公理

標本空間が有限集合である場合は（II-4）で確率が定義できるが，無限集合の場合は（II-4）では確率を定義できない．そこで，無限集合の場合も含めて確率を公理的に定義する．

3）定義（確率の公理）

標本空間Uの事象Aに対して実数$P(\mathrm{A})$が対応し，以下の3つの条件を満たすとき，$P(\mathrm{A})$を事象Aの確率という．

（条件1）$0 \leqq P(\mathrm{A}) \leqq 1$

（条件2）$P(\mathrm{U})=1$，$P(\varnothing)=0$

（条件3）2つの任意の事象AとBについて，$\mathrm{A}\cap\mathrm{B}=\varnothing$ ならば $P(\mathrm{A}\cup\mathrm{B})=P(\mathrm{A})+P(\mathrm{B})$ が成り立つ

●定理 II-2-1 標本空間Uが無限集合の場合も含めて，Uの任意の事象AとBについて，次が成り立つ．

① $P(\mathrm{A}\cup\mathrm{B})=P(\mathrm{A})+P(\mathrm{B})-P(\mathrm{A}\cap\mathrm{B})$

② $P(\mathrm{A})+P(\overline{\mathrm{A}})=1$

証明 ①は，$\mathrm{C}=\mathrm{A}\cap\overline{\mathrm{B}}$，$\mathrm{D}=\mathrm{A}\cap\mathrm{B}$，$\mathrm{E}=\overline{\mathrm{A}}\cap\mathrm{B}$ とおけば

$$\mathrm{A}\cup\mathrm{B}=\mathrm{C}\cup\mathrm{D}\cup\mathrm{E},\quad \mathrm{C}\cap\mathrm{D}=\varnothing,$$
$$\mathrm{D}\cap\mathrm{E}=\varnothing,\quad \mathrm{E}\cap\mathrm{C}=\varnothing$$

であるから（右の**ベン図**を参照），確率の公理の（条件3）を繰り返し用いれば

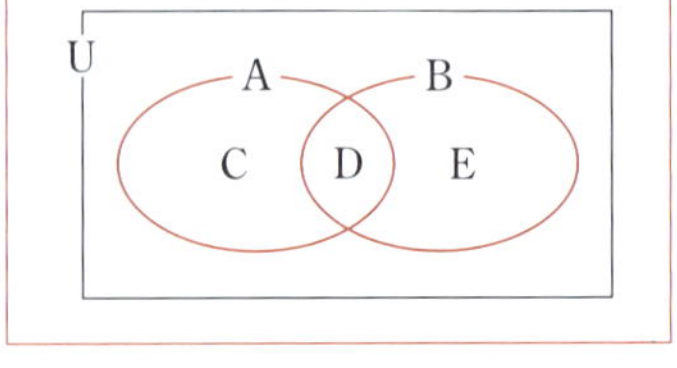

図 9-1 ベン図

$$P(\mathrm{A}\cup\mathrm{B})=P(\mathrm{C}\cup\mathrm{D}\cup\mathrm{E})=P(\mathrm{C})+P(\mathrm{D}\cup\mathrm{E})=P(\mathrm{C})+P(\mathrm{D})+P(\mathrm{E})$$
$$=\left(P(\mathrm{C})+P(\mathrm{D})\right)+\left(P(\mathrm{D})+P(\mathrm{E})\right)-P(\mathrm{D})$$

同様に確からしい

確率を論じるときに重要なのは，同様に確からしい，ということである．たとえば，さいころをふるときには，1の目が出ること，2の目が出ること，3の目が……，は同様に確からしいと仮定している．1の目が出やすい（インチキな）さいころを使うのは禁止，ということなのである．

確率のはじまり

フランスの数学者のパスカル（1623-1662）が，知人の賭博師からさいころの目の出方を聞かれたことが確率論のはじまりとされている．その後，さまざまな紆余曲折の結果，確率の公理として整備された．

公理・定義・定理のちがい

「**公理**」とは，証明することは不可能であるが，当然成り立つような事実に対して使う用語である．たとえば「平面上の異なる2つの平行線は交わらない」というのは，平面幾何の公理の一つである．

「**定義**」とは，数学においては，関数の式や概念および記号を定める場合に用いる用語である．

「**定理**」とは，公理や定義をもとに，それらからはすぐには判明しない（自明でない）数学的事実や性質を指す用語である．定理は，必ず証明されるものでなくてはならない．

$$= P(C \cup D) + P(D \cup E) - P(D) = P(A) + P(B) - P(A \cap B)$$

である．最後の等式では，$(A \cap \overline{B}) \cup (A \cap B) = A$，$(A \cap B) \cup (\overline{A} \cap B) = B$であることを用いた．

②は①の式において$B = \overline{A}$ととれば，$A \cup B = A \cup \overline{A} = U$，$A \cap B = A \cap \overline{A} = \varnothing$であるから，確率の公理の（条件 2）を代入すれば得られる．

Ⅲ 条件つき確率

2つの事象AとBについて，$P(A) \neq 0$のとき，事象Aが起きたという条件のもとで事象Bが起きる確率を$P(B|A)$という記号で表し，

$$P(B|A) = \frac{P(A \cap B)}{P(A)} \quad \cdots\cdots\cdots\cdots\cdots \quad (\text{Ⅲ-1})$$

で定義する．**標本空間が有限集合の場合には，**

$$P(A) = \frac{n(A)}{n(U)}, \quad P(A \cap B) = \frac{n(A \cap B)}{n(U)} \quad \text{であるから}$$

$$P(B|A) = \frac{P(A \cap B)}{P(A)} = \frac{n(A \cap B)}{n(A)} \quad \cdots\cdots\cdots\cdots\cdots \quad (\text{Ⅲ-2})$$

と計算できる．

例題Ⅲ-1 ある野球チームの試合において，A投手が先発する確率は20%，A投手が先発したときにチームが勝つ確率は70%であるという．また，A投手以外の投手が先発したときにチームが勝つ確率は45%であるという．以下の問いに答えなさい．

（1）A投手が先発してチームが勝つ確率を求めなさい．

（2）チームが勝つ確率を求めなさい．

（3）チームが勝ったことがわかったとき，先発がA投手である確率を求めなさい．

解 事象A：A投手が先発するという事象，事象B：チームが勝つという事象，とする．

題意より，$P(A) = \frac{20}{100} = \frac{1}{5}$，$P(B|A) = \frac{70}{100} = \frac{7}{10}$，$P(B|\overline{A}) = \frac{45}{100} = \frac{9}{20}$である．

(1) 求める確率は$P(A \cap B)$であるが，（Ⅲ-1）より

$$P(A \cap B) = P(A) \times P(B|A) = \frac{1}{5} \times \frac{7}{10} = \frac{7}{50}$$

である．すなわち14%である．

(2) 求める確率は$P(B)$であるが，$B = (A \cap B) \cup (\overline{A} \cap B)$かつ$(A \cap B) \cap (\overline{A} \cap B) = \varnothing$であるから

$$P(B) = P(A \cap B) + P(\overline{A} \cap B) = P(A) \times P(B|A) + P(\overline{A}) \times P(B|\overline{A})$$

$$= \frac{7}{50} + \left(1 - \frac{1}{5}\right) \times \frac{9}{20} = \frac{7}{50} + \frac{9}{25} = \frac{7 + 18}{50} = \frac{25}{50} = \frac{1}{2}$$

より，チームが勝つ確率は50%である．

(3) 求める確率は $P(\mathrm{A}|\mathrm{B})=\dfrac{P(\mathrm{A}\cap\mathrm{B})}{P(\mathrm{B})}$ であるから，(1)，(2) の結果より

$$P(\mathrm{A}|\mathrm{B})=\frac{P(\mathrm{A}\cap\mathrm{B})}{P(\mathrm{B})}=\frac{\frac{7}{50}}{\frac{1}{2}}=\frac{7}{25}$$ である．すなわち 28%である．

別解 全部で 100 試合行ったとすると，内訳は右の図のようになる．これは

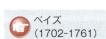

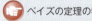

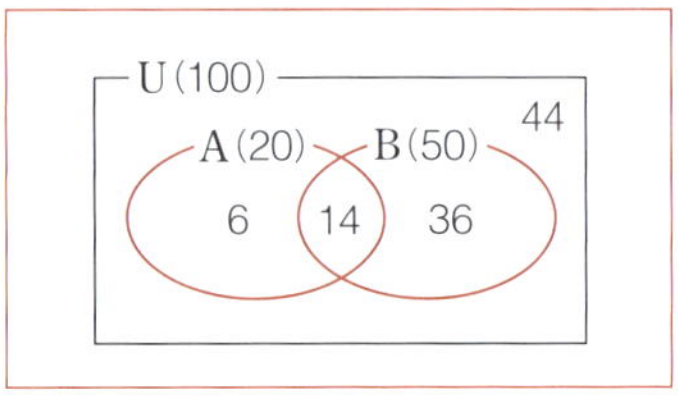

$$n(\mathrm{A})=100\times\frac{20}{100}=20,$$

$$n(\overline{\mathrm{A}}\cap\mathrm{B})=100\times\frac{80}{100}\times\frac{45}{100}=36,$$

$$n(\mathrm{A}\cap\mathrm{B})=100\times\frac{20}{100}\times\frac{70}{100}=14$$ よりわかる．したがって，

$$P(\mathrm{A}\cap\mathrm{B})=\frac{14}{100}=14\%,\quad P(\mathrm{B})=\frac{50}{100}=50\%,$$

$$P(\mathrm{A}|\mathrm{B})=\frac{n(\mathrm{A}\cap\mathrm{B})}{n(\mathrm{B})}=\frac{14}{50}=\frac{28}{100}=28\%$$ である．

問III-1 白 7 個と赤 3 個の大玉が合計 10 個あり，さらに，白 6 個と赤 2 個の小玉が合計 8 個ある．両者を混ぜて合計 18 個の玉を袋の中にしまう．袋の中から 1 個の玉を取り出すとき，以下の問いに答えなさい．

(1) 取り出した玉が赤の大玉である確率を求めなさい．

(2) 大小どちらかの赤玉を取り出す確率を求めなさい．

(3) 取り出した玉が赤玉であることが先に分かったとき，それが大玉である確率を求めなさい．

IV ベイズの定理

例題III-1 の (3) の最後の式と (1)，(2) の式よりつぎがわかる．

$$P(\mathrm{A}|\mathrm{B})=\frac{P(\mathrm{A}\cap\mathrm{B})}{P(\mathrm{B})}=\frac{P(\mathrm{A})P(\mathrm{B}|\mathrm{A})}{P(\mathrm{A}\cap\mathrm{B})+P(\overline{\mathrm{A}}\cap\mathrm{B})}$$

$$=\frac{P(\mathrm{A})P(\mathrm{B}|\mathrm{A})}{P(\mathrm{A})P(\mathrm{B}|\mathrm{A})+P(\overline{\mathrm{A}})P(\mathrm{B}|\overline{\mathrm{A}})}\quad\cdots\cdots\cdots\cdots\cdots\ (\mathrm{IV}\text{-}1)$$

これは，事象が 2 つの場合の**ベイズの定理**という．

より一般に，r 個の事象 $\mathrm{A}_1, \mathrm{A}_2, \cdots, \mathrm{A}_r$ があり①$\mathrm{U}=\bigcup_{i=1}^{r}\mathrm{A}_i=\mathrm{A}_1\cup\mathrm{A}_2\cup\cdots\cup\mathrm{A}_r$，②各 A_1，A_2，…，A_r は互いに排反，という条件をともに満たすならば

$$P(\mathrm{A}_k|\mathrm{B})=\frac{P(\mathrm{A}_k)P(\mathrm{B}|\mathrm{A}_k)}{\sum_{i=1}^{r}P(\mathrm{A}_i)P(\mathrm{B}|\mathrm{A}_i)}\quad\cdots\cdots\cdots\cdots\cdots\ (\mathrm{IV}\text{-}2)$$

ベイズ (1702-1761)
イギリスの牧師．趣味で数学を研究し，ベイズの定理として知られることになる定理を作った．ちなみに，遺伝の法則を発見したメンデルも牧師であり，趣味で生物学を研究した．

ベイズの定理の特徴
ベイズの定理は，正規分布などの分布を仮定しないで議論する，というところに特徴がある．また，結果から原因の確率を計算できる，という点も重要である．

が任意の $k=1, 2, \cdots, r$ について成り立つ．これも**ベイズの定理**という．

V 独立な事象と確率

定義　2つの事象AとBが**互いに独立**であるとは，

$$P(A \cap B) = P(A)P(B) \quad \cdots\cdots\cdots\cdots\cdots \quad (\text{V-1})$$

が成り立つときをいう．

注意　AとBが互いに排反事象ならば $P(A \cap B) = P(\varnothing) = 0$ であるが，一般に，$P(A) \neq 0$，$P(B) \neq 0$ であるから，「排反」と「独立」は別の概念である．

例題V-1　ある大学病院で，100人に対してインフルエンザの予防接種についてアンケートを行った．アンケートは全員回答しており，予防接種を受けた人は80人で受けなかった人は20人であった．100人のうち，インフルエンザに罹った人は15人いた．予防接種を受ける・受けないという事象とインフルエンザに罹る・罹らないという事象が独立であるとするとき，予防接種を受けてもインフルエンザに罹る確率を求めなさい．

解　事象A：予防接種を受ける事象，事象B：インフルエンザに罹る事象，とする．

題意より $P(A) = \dfrac{80}{100} = \dfrac{4}{5}$，$P(B) = \dfrac{15}{100} = \dfrac{3}{20}$ であるが，事象Aと事象Bは独立であるから

$$P(A \cap B) = P(A)P(B) = \frac{4}{5} \times \frac{3}{20} = \frac{12}{100}$$

である．求める確率は12%である．

例題V-1の結果をもとに表を作成すると，以下のとおりである．

	B	$\overline{B}$	計
A	12	68	80
$\overline{A}$	3	17	20
計	15	85	100

合計も含めて縦の比率はどの列も4：1：5であり，横の比率はどの行も3：17：20になっている．これが独立性の特徴である．

問V-1　例題V-1において，アンケート対象者数が200名で，予防接種を受けた人は150人で受けなかった人は50人であったとする．200人のうち，インフルエンザに罹った人は28人いた．予防接種を受ける・受けないという事象とインフルエンザに罹る・罹らないという事象が独立であるとするとき，予防接種を受けてもインフルエンザに罹る確率を求めなさい．また，上記の表と同じものを作成しなさい．

第10章 確率変数と確率分布

I 確率変数と確率分布の定義

1 確率分布

定義 標本空間のすべての根元事象にそれぞれある実数を対応させるとき，この対応を**確率変数**という．

例 I-1-1 さいころを1回投げる試行において，出る目の数xに対して実数xを対応させる対応をX：xの目→xとする．この対応Xは確率変数である．Xのとりうる値は，1，2，3，4，5，6である．偶数の目が出るという事象をA，5以上の目が出るという事象をBとするとき，$P(\mathrm{A})=P(\mathrm{X}=2, 4, 6)$，$P(\mathrm{B})=P(\mathrm{X}\geqq 5)$というように表せるため，事象の記号をいちいち定義しなくてもよくなる．

1）離散型確率分布

確率変数Xが有限個の値をとるか，または，可算無限個の値をとる場合に，**離散型確率変数**という．離散型確率変数Xがn個の値x_1，x_2，…，x_nをとり，それぞれ確率が$P(\mathrm{X}=x_i)=p_i$，（$i=1, 2, \cdots, n$）と与えられているとする．このとき，この対応を**離散型確率分布**という．

可算無限個
可算無限個とは，自然数の集合と1対1に対応がついているものをいう．言い換えると，値の1つ1つに自然数の番号を付けることができる場合をいう．

例 I-1-2 例 I-1-1の確率変数Xは離散型確率変数であり，$P(\mathrm{X}=i)=\frac{1}{6}$，（$i=1, 2, 3, 4, 5, 6$）であり，この対応は離散型確率分布である．このことを次のように表にする．

X	1	2	3	4	5	6	計
$P(\mathrm{X})$	$\frac{1}{6}$	$\frac{1}{6}$	$\frac{1}{6}$	$\frac{1}{6}$	$\frac{1}{6}$	$\frac{1}{6}$	1

例題 I-1-1 次は，40人に対して行ったある5点満点の小テストの結果である．これをもとに確率分布を求めなさい．ただし，各点数x（$x=0, 1, 2, 3, 4, 5$）に対して実数xを対応させる確率変数をXとし，各確率は人数の割合で決まるものとする．

点数	0	1	2	3	4	5	計
人数	2	6	8	14	8	2	40

解 求める確率分布は以下のようになる.

X	0	1	2	3	4	5	計
$P(\mathrm{X})$	$\frac{2}{40}$	$\frac{6}{40}$	$\frac{8}{40}$	$\frac{14}{40}$	$\frac{8}{40}$	$\frac{2}{40}$	1

2 期待値と分散

定義 離散型確率分布について，確率変数 X が n 個の値 x_1，x_2，…，x_n をとり，それぞれ確率が $P(\mathrm{X}=x_i)=p_i$，$(i=1,\ 2,\ \cdots,\ n)$ と与えられているとする．このとき

$$E(\mathrm{X})=x_1p_1+x_2p_2+\cdots+x_np_n=\sum_{r=1}^{n}x_rp_r \quad \cdots\cdots\cdots\cdots\cdots \ (\text{I-1})$$

$$V(\mathrm{X})=\sum_{r=1}^{n}\left(x_r-E(\mathrm{X})\right)^2p_r \quad \cdots\cdots\cdots\cdots\cdots \ (\text{I-2})$$

とおいて，$E(\mathrm{X})$ を**期待値**，$V(\mathrm{X})$ を**分散**という．

分散を求めるにはこのままでは計算が大変であるので，次の公式を利用するとよい．

●定理 I-2-1 X^2 の期待値を $E\left(\mathrm{X}^2\right)=\sum_{r=1}^{n}x_r^2p_r$ により定めるとき，分散について次が成り立つ．

$$V(\mathrm{X})=E\left(\mathrm{X}^2\right)-\left(E(\mathrm{X})\right)^2 \quad \cdots\cdots\cdots\cdots\cdots \ (\text{I-3})$$

証明 (I-2) を平方展開するが，その際，$\sum_{r=1}^{n}p_r=1$ と (I-1) を用いる．

$$\begin{aligned}V(\mathrm{X})&=\sum_{r=1}^{n}\left(x_r-E(\mathrm{X})\right)^2p_r=\sum_{r=1}^{n}\left(x_r^2-2E(\mathrm{X})x_r+\left(E(\mathrm{X})\right)^2\right)p_r\\&=\sum_{r=1}^{n}x_r^2p_r-2E(\mathrm{X})\sum_{r=1}^{n}x_rp_r+\left(E(\mathrm{X})\right)^2\sum_{r=1}^{n}p_r\\&=E\left(\mathrm{X}^2\right)-2E(\mathrm{X})\times E(\mathrm{X})+\left(E(\mathrm{X})\right)^2\times1=E\left(\mathrm{X}^2\right)-\left(E(\mathrm{X})\right)^2\end{aligned}$$

例題 I-2-1 (1) 例 I-1-2 の確率分布の $E(\mathrm{X})$ と $V(\mathrm{X})$ を求めなさい．

(2) 例題 I-1-1 の確率分布の $E(\mathrm{X})$ と $V(\mathrm{X})$ を求めなさい．

解 (1) $n=6$，$p_r=\frac{1}{6}$ $(r=1,2,3,4,5,6)$ であるから，(I-1) および (I-3) より

$$E(\mathrm{X})=\sum_{r=1}^{6}r\times\frac{1}{6}=\frac{1}{6}\times\sum_{r=1}^{6}r=\frac{21}{6}=\frac{7}{2},$$

$$E\left(\mathrm{X}^2\right)=\sum_{r=1}^{6}r^2\times\frac{1}{6}=\frac{1}{6}\times\sum_{r=1}^{6}r^2=\frac{1}{6}\times91=\frac{91}{6},$$

$$V(\mathrm{X})=E\left(\mathrm{X}^2\right)-\left(E(\mathrm{X})\right)^2=\frac{91}{6}-\left(\frac{7}{2}\right)^2=\frac{91}{6}-\frac{49}{4}=\frac{182-147}{12}=\frac{35}{12}$$

となる．

したがって，$E(\mathrm{X})=\dfrac{7}{2}$，$V(\mathrm{X})=\dfrac{35}{12}$ である．

(2) 例題 I-1-1 の解答から確率分布がわかるので，それを利用して以下のように計算する．

X	0	1	2	3	4	5	計
$P(\mathbf{X})$	$\frac{2}{40}$	$\frac{6}{40}$	$\frac{8}{40}$	$\frac{14}{40}$	$\frac{8}{40}$	$\frac{2}{40}$	1
$\mathbf{X}\times P(\mathbf{X})$	0	$\frac{6}{40}$	$\frac{16}{40}$	$\frac{42}{40}$	$\frac{32}{40}$	$\frac{10}{40}$	$\frac{106}{40}=\frac{53}{20}$
$\mathbf{X}^2\times P(\mathbf{X})$	0	$\frac{6}{40}$	$\frac{32}{40}$	$\frac{126}{40}$	$\frac{128}{40}$	$\frac{50}{40}$	$\frac{342}{40}=\frac{171}{20}$

この表より，$E(\mathrm{X})=\dfrac{53}{20}$，$E(\mathrm{X}^2)=\dfrac{171}{20}$ であるから，(I-3) より

$$V(\mathrm{X})=\frac{171}{20}-\left(\frac{53}{20}\right)^2=\frac{3420-2809}{400}=\frac{611}{400}$$

したがって $E(\mathrm{X})=\dfrac{53}{20}$，$V(\mathrm{X})=\dfrac{611}{400}$ である．

問 I-2-1 例題 I-1-1 において，結果が以下の表のようであった場合に，期待値と分散を求めなさい．

X	0	1	2	3	4	5	計
$P(\mathbf{X})$	$\frac{3}{40}$	$\frac{5}{40}$	$\frac{8}{40}$	$\frac{16}{40}$	$\frac{6}{40}$	$\frac{2}{40}$	1

確率変数 X に対して，別の確率変数 $a\mathrm{X}+b$ を考える場合がある．例題 I-1-1 でいうと，たとえば，点数を 10 倍して定数 30 点を加えるという操作を行うとすると $10\mathrm{X}+30$ を考えることになる．この場合，期待値（平均値）や分散がどのように変化するかを調べておくと便利である．

$$E(a\mathrm{X}+b)=aE(\mathrm{X})+b,\quad V(a\mathrm{X}+b)=a^2V(\mathrm{X}) \quad \cdots\cdots\cdots\cdots\cdots \text{(I-4)}$$

となる．これは定義から容易に得られる．とくに，(I-4) において $a=0$ とすれば次が得られる．

$$E(b)=b,\quad V(b)=0 \quad \cdots\cdots\cdots\cdots\cdots \text{(I-5)}$$

データとしては，すべて同じ値 b のデータであり，平均も b，ちらばりは 0 であることから，分散が 0 になることは容易にわかるであろう．

例 I-2-1 さいころを 1 回振り，出た目の 10 倍に 3 を加えた枚数の 1 万円札をボーナスにもらえるとする．さいころの目の期待値が

$$E(\mathrm{X})=\frac{1+2+3+4+5+6}{6}=3.5$$

であるから，求める期待値は $E(10\mathrm{X}+3)=10\times3.5+3=38$ で，期待値は 38 万円である．

例題 I-2-1 (2)
例題 I-2-1 の期待値は実際の平均値に等しい．よって，例題 I-1-1 のテストの平均点は $\frac{53}{20}=2.65$ 点である．

平均値と期待値
平均値と期待値は同じものである．期待値とは，確率分布を利用して平均値を効率よく求める方法といえる．

問 I-2-2 1から10までの自然数がそれぞれ1つずつ書かれた10枚のカードがあり，それを1枚引いて出た数字の10倍に3を加えた枚数の1万円札をボーナスにもらえる場合の期待値を求めなさい．

3 離散型確率分布の有名な例

前項において離散型確率分布の例をあげたが，有名な例を3つほど取りあげる．期待値や分散を簡単に計算する公式が存在する．

1）二項分布

ある試行において特定の事象が起きる確率をpとし，その試行をn回繰り返すとき，同じ事象が起きた回数を確率変数Xとする確率分布を**二項分布**といい，$\mathrm{Bin}(n;p)$という記号で表す．Xのとりうる値は0からnまでの整数であり，$\mathrm{X}=r$となる確率は**反復試行における確率**といい，次で求められる．

$$P(\mathrm{X}=r)={}_n\mathrm{C}_r\,p^r(1-p)^{n-r} \quad \cdots\cdots\cdots\cdots\cdots \quad (\text{I-6})$$

●定理 I-3-1 Xが$\mathrm{Bin}(n;p)$に従うとき，次が成り立つ．

(1) $\displaystyle\sum_{r=0}^{n}P(\mathrm{X}=r)=1$ (2) $E(\mathrm{X})=np$ (3) $V(\mathrm{X})=np(1-p)$

例題 I-3-1 1個のさいころを10回投げるとき，1の目が出る回数を確率変数Xとする．このとき，Xの期待値と分散を求めなさい．また，5回投げるとき1の目が2回以上出る確率を求めなさい．

解 $n=10$，$p=\dfrac{1}{6}$の場合の二項分布であるから，定理 I-3-1を利用して求める．

$$E(\mathrm{X})=10\times\frac{1}{6}=\frac{5}{3},\quad V(\mathrm{X})=10\times\frac{1}{6}\times\left(1-\frac{1}{6}\right)=\frac{10\times5}{6\times6}=\frac{25}{18}\ \text{である．}$$

また，5回投げるときの確率分布は（I-6）で$n=5$，$p=\dfrac{1}{6}$の場合であるから，

$$P(\mathrm{X}\geqq2)=1-P(\mathrm{X}=0)-P(\mathrm{X}=1)=1-\left(\frac{5}{6}\right)^5-5\times\frac{1}{6}\times\left(\frac{5}{6}\right)^4=1-\frac{2\times3125}{7776}$$

$$=\frac{1526}{7776}=\frac{763}{3888}$$

である．

問 I-3-1 A投手は投球がストレートになる確率は40%であるという．A投手が125球投げたとき，ストレートは何球あったと推測されるか．また，5球投げるうちストレートが2球以上ある確率を求めなさい．

2）ポアソン（Poisson）分布

$np=\lambda$(=一定）を保ちながら，$n\to\infty\Leftrightarrow p\to0$とした場合を考えよう．

二項分布の確率（I-6）において$r=k$と書き直して

$$P(X=k)={}_nC_k p^k(1-p)^{n-k}=\frac{n(n-1)\cdots(n-k+1)}{k!}\left(\frac{\lambda}{n}\right)^k\left(1-\frac{\lambda}{n}\right)^{n-k}$$
$$=\frac{\lambda^k}{k!}\times 1\times\left(1-\frac{1}{n}\right)\times\left(1-\frac{2}{n}\right)\times\cdots\times\left(1-\frac{k-1}{n}\right)\times\left(1-\frac{\lambda}{n}\right)^n\times\left(1-\frac{\lambda}{n}\right)^{-k}$$

であるが，ここで $\lim_{n\to\infty}\left(1-\frac{\lambda}{n}\right)^n=\lim_{n\to\infty}\left(\left(1+\frac{1}{-\frac{n}{\lambda}}\right)^{-\frac{n}{\lambda}}\right)^{-\lambda}=e^{-\lambda}$ に注意すれば

$\lim_{n\to\infty}P(X=k)=e^{-\lambda}\frac{\lambda^k}{k!}$ が得られる．よって，上記の条件のもとで二項分布の極限として以下の確率分布が得られる．これを**ポアソン分布**といい，$\mathrm{Po}(\lambda)$ で表す．

$$P(X=k)=e^{-\lambda}\frac{\lambda^k}{k!}\ \ (k=1,\ 2,\ 3,\ \cdots\cdots\to\infty)\ \cdots\cdots\cdots\cdots\cdots\ (\text{I–7})$$

> **●定理 I-3-2** ポアソン分布 $\mathrm{Po}(\lambda)$ の期待値 $E(X)$ と分散 $V(X)$ は以下で与えられる．
>
> $E(X)=\lambda,\ V(X)=\lambda$ ⋯⋯⋯⋯⋯ (I–8)

証明 $np=\lambda$（＝一定）に注意して，定理 I-3-1 の $E(X)$ と $V(X)$ の極限値を求めればよい．

$E(X)=np=\lambda\overset{n\to\infty}{\to}\lambda,\ V(X)=np(1-p)=\lambda(1-p)\overset{p\to 0}{\to}\lambda$ より従う．

注意 (I–7) の確率の合計値が1であることは，指数関数のマクローリン展開を用いて

$$\sum_{k=0}^{\infty}P(X=k)=\sum_{k=0}^{\infty}e^{-\lambda}\frac{\lambda^k}{k!}=e^{-\lambda}\left(\sum_{k=0}^{\infty}\frac{\lambda^k}{k!}\right)=e^{-\lambda}e^{\lambda}=e^{-\lambda+\lambda}=1$$ よりわかる．

> **指数関数のマクローリン展開**
> 第6章Ⅱの3，(Ⅱ-9) 式より $e^x=\sum_{n=0}^{\infty}\frac{1}{n!}x^n$.
> ここで，$n\to k$，$x\to\lambda$ とおけば $e^{\lambda}=\sum_{k=0}^{\infty}\frac{\lambda^k}{k!}$ を得る．

例題 I-3-2 日本人の血液型についてRh陰性の人の割合は0.5%であるといわれている．日本人を無作為に100人選んだとき，Rh陰性が1人以上含まれる確率を求めなさい．

解 Rh 陰性と Rh 陽性で分けると二項分布であるが，確率が小さいのでポアソン分布に従っているとみなして計算する．$\lambda=100\times 0.005=0.5$ であるから，

$$P(X\geqq 1)=1-P(X=0)=1-e^{-0.5}\frac{0.5^0}{0!}=1-e^{-0.5}=1-0.60653=0.39347$$

より，約 39 % である．

> **例題 I-3-2**
> 二項分布において，P が非常に小さい場合には，計算が大変であるため，ポアソン分布で近似値を求めることが多い．

3）多項分布

二項分布をさらに拡張したものである．たとえば，さいころを1回振る試行において，出る目は6種類あるので6項分布である．1の目とその他の目に分類し

た場合は二項分布になる．以下に，二項分布ではない多項分布の例をあげよう．

例題 I-3-3 ある大学の入学試験において，理科の選択科目（理科目）は生物，化学，物理の 3 科目から 1 科目選択することになっている．この大学では過去の実績から理科目の選択率は，生物，化学，物理，それぞれ，30%，50%，20%であるという．

受験生を無作為に 10 人選んだときに，選択した理科目が生物，化学，物理である人数を，それぞれ，X_1，X_2，X_3 とし，これを確率変数と考える．このとき，生物選択者が 2 人，化学選択者が 5 人，物理選択者が 3 人になる確率を求めなさい．また，これの確率分布を求めなさい．ただし，10 人の科目選択は互いに独立であるとする．

解 それぞれの理科目を選ぶ事象は互いに排反であるから，

$$\begin{aligned}P(X_1=2,X_2=5,X_3=3)&={}_{10}C_2\left(\frac{30}{100}\right)^2\times{}_8C_5\left(\frac{50}{100}\right)^5\times{}_3C_3\left(\frac{20}{100}\right)^3\\&=\frac{10!}{2!8!}\times\frac{8!}{5!3!}\times\frac{3!}{3!0!}\times\left(\frac{3}{10}\right)^2\times\left(\frac{1}{2}\right)^5\times\left(\frac{1}{5}\right)^3\\&=\frac{10!}{2!5!3!}\times\frac{9\times1\times1}{100\times32\times125}=\frac{567}{10000}=0.0567\end{aligned}$$

より，5.67％になる．確率分布は，受験生を無作為に n 人選ぶとき，

$X_1=k_1$，$X_2=k_2$，$X_3=k_3$ となる（ただし，$k_1+k_2+k_3=n$）確率を求めると

$$\begin{aligned}&P(X_1=k_1,X_2=k_2,X_3=k_3)\\&={}_nC_{k_1}\left(\frac{30}{100}\right)^{k_1}\times{}_{n-k_1}C_{k_2}\left(\frac{50}{100}\right)^{k_2}\times{}_{n-k_1-k_2}C_{k_3}\left(\frac{20}{100}\right)^{k_3}\\&=\frac{n!}{k_1!(n-k_1)!}\times\frac{(n-k_1)!}{k_2!(n-k_1-k_2)!}\times\frac{(n-k_1-k_2)!}{k_3!0!}\times\left(\frac{3}{10}\right)^{k_1}\times\left(\frac{1}{2}\right)^{k_2}\times\left(\frac{1}{5}\right)^{k_3}\\&=\frac{n!}{k_1!\,k_2!\,k_3!}\left(\frac{3}{10}\right)^{k_1}\left(\frac{1}{2}\right)^{k_2}\left(\frac{1}{5}\right)^{k_3}\end{aligned}$$

となる．

問 I-3-2 例題 I-3-3 において生物，化学，物理の選択率が 35%，40%，25% であるとき，受験生を無作為に 9 人選んだとき生物，化学，物理の選択者がそれぞれ 3 人ずつになる確率を求めなさい．

一般に，ある試行の結果が互いに排反な事象 A_1，A_2，…，A_r のどれか 1 つが必ず起こるとし，それぞれの事象の起こる確率を p_1，p_2，…，p_r（$p_1+p_2+\cdots+p_r=1$）とする．この試行を n 回行うとき，事象 A_i が起きる回数を X_i（$i=1$，2，…，r）とすれば

$$\begin{cases}P(X_1=k_1,X_2=k_2,\cdots,X_r=k_r)=\dfrac{n!}{k_1!k_2!\cdots k_r!}p_1^{k_1}p_2^{k_2}\cdots p_r^{k_r}\\(k_1+k_2+\cdots+k_r=n,\ k_i\geqq0)\end{cases}\quad\cdots\cdots\ (\text{I-9})$$

により確率が与えられるものを**多項分布**という．

4　連続型確率分布

連続型確率分布とは，確率が積分可能な関数の積分値によって与えられるようなものをいう．確率変数は実数全体を動く場合を考えるので，無限区間の積分が必要になる．

定義　確率変数Xについて，任意の実数 a，b（$a<b$）に対して $a<\mathrm{X}\leqq b$ となる確率が

$$P(a<\mathrm{X}\leqq b)=\int_a^b f(x)dx \quad \cdots\cdots\cdots\cdots\cdots \text{(I-10)}$$

で与えられるとき，$f(x)$ をXの**確率密度関数**といい，**X は連続型確率分布 $f(x)$ に従う**という．

> ●**定理 I-4-1**　次が成り立つ．
>
> ①　$P(-\infty<\mathrm{X}<\infty)=\int_{-\infty}^{\infty} f(x)dx=1$　（確率の合計は1）
>
> ②　任意の a について $P(\mathrm{X}=a)=0$　（1点における確率は0）
>
> ③　任意の a，b（$a<b$）に対して
>
> $$P(a\leqq\mathrm{X}<b)=P(a\leqq\mathrm{X}\leqq b)=P(a<\mathrm{X}\leqq b)=P(a<\mathrm{X}<b)$$

定理 I-4-1
1点における確率密度は $f(a)$ で一般に0ではないが，確率は面積で考えるので0ということである．

定義　連続型確率分布については，期待値 $E(\mathrm{X})$ と分散 $V(\mathrm{X})$ を次で定める．

$$E(\mathrm{X})=\int_{-\infty}^{\infty} xf(x)dx \quad \cdots\cdots\cdots\cdots\cdots \text{(I-11)}$$

$$V(\mathrm{X})=\int_{-\infty}^{\infty} (x-E(\mathrm{X}))^2 f(x)dx \quad \cdots\cdots\cdots\cdots\cdots \text{(I-12)}$$

ここで，$E(\mathrm{X}^2)=\int_{-\infty}^{\infty} x^2 f(x)dx$ とおけば離散型確率分布の場合と同様に次が成り立つ．

$$V(\mathrm{X})=E(\mathrm{X}^2)-(E(\mathrm{X}))^2 \quad \cdots\cdots\cdots\cdots\cdots \text{(I-13)}$$

正規分布
正規分布の概念自体はド・モアブルによって考えられた．その後，ガウスが誤差理論を研究するのに使い，そのためもありガウス分布とよばれるようになった．なお，分布の形からベル型分布とよばれることもある．

5　正規分布と標準正規分布

μ，σ，($\sigma>0$) を定数とするとき，確率変数Xが従う確率密度関数 $f(x)$ が

$$f(x)=\frac{1}{\sqrt{2\pi}\sigma}e^{-\frac{(x-\mu)^2}{2\sigma^2}} \quad \cdots\cdots\cdots\cdots\cdots \text{(I-14)}$$

で与えられるものを**正規分布**といい，$N(\mu,\sigma^2)$ という記号で表す．正規分布は**ガウス分布**ともいわれる（側注参照）．

μ
μ は「ミュー」と読む．

σ
σ は「シグマ」と読む．

ガウス（1777-1855）
ドイツの数学者．数学のほとんどすべての分野において業績を残している史上最大の数学者である．本書に関係したことでいえば，正規分布，誤差について研究している．

例 I-5-1　1から12までの目がある正十二面体のさいころを考えよう．これを960人に与えて1回振ってもらい分布を調べると，1から12までのどの目も出る数学的確率は同じであるから，度数分布（第11章のIを参照）はどの目も理論的回数は80回になる．一方で，このさいころを1人5回振ってもらい出た目の平均値を計算してもらうとする．その度数分布を調べると，期待値6.5のまわりにデータは集まっていることがわかる．適当に階級を分けて度数分布表を作りグラフ化

すると，期待値のところで極大値をとる山状の曲線ができる．さいころを振る回数を5回からさらに増やしていくと，さらに曲線はどんどん正規分布曲線に近づくことが知られている．

> 例 I-5-1
> この性質は，「中心極限定理」（第11章Ⅱの2を参照）というもので説明できる．

●定理 I-5-1　確率密度関数が（I-14）で与えられる正規分布の期待値 $E(\mathrm{X})$ と分散 $V(\mathrm{X})$ は，$E(\mathrm{X})=\mu$，$V(\mathrm{X})=\sigma^2$ で与えられる．

1）標準正規分布

正規分布は応用上重要であるが，それを用いて確率の計算をしようとすると（I-14）には2つのパラメータ μ，σ があるため，μ と σ のどちらかの値が未知の場合に確率を計算することができなくなってしまう．そこで，ある意味で標準的な場合の確率を計算しておくと便利である．標準的な場合として $\mu=0$，$\sigma=1$ の場合を考えて，この場合を**標準正規分布**といい，$N(0,1^2)$ という記号で表す．確率密度関数は

$$f(x)=\frac{1}{\sqrt{2\pi}}e^{-\frac{x^2}{2}} \quad \cdots\cdots\cdots\cdots\cdots \text{(I-15)}$$

となる．

例 I-5-2　第7章Ⅱの「3 ガウス積分」の値より $\int_{-\infty}^{\infty}e^{-x^2}dx=\sqrt{\pi}$ である．

$y=\sqrt{2}x$ とおいて置換積分すれば $\int_{-\infty}^{\infty}e^{-\frac{y^2}{2}}\frac{dy}{\sqrt{2}}=\sqrt{\pi} \Leftrightarrow \int_{-\infty}^{\infty}\frac{1}{\sqrt{2\pi}}e^{-\frac{y^2}{2}}dy=1$ を確かめることができる．期待値は被積分関数が奇関数なので0になる．

$E(\mathrm{X})=\int_{-\infty}^{\infty}x\times\frac{1}{\sqrt{2\pi}}e^{-\frac{x^2}{2}}dx=0$．分散は部分積分法を適用して

$$V(\mathrm{X})=\int_{-\infty}^{\infty}x^2\times\frac{1}{\sqrt{2\pi}}e^{-\frac{x^2}{2}}dx=\int_{-\infty}^{\infty}x\times\frac{x}{\sqrt{2\pi}}e^{-\frac{x^2}{2}}dx$$

$$=\left[-x\frac{1}{\sqrt{2\pi}}e^{-\frac{x^2}{2}}\right]_{-\infty}^{\infty}+\int_{-\infty}^{\infty}\frac{1}{\sqrt{2\pi}}e^{-\frac{x^2}{2}}dx=\int_{-\infty}^{\infty}\frac{1}{\sqrt{2\pi}}e^{-\frac{x^2}{2}}dx=1$$

となる．

> **標準正規分布の期待値は0**
> 奇関数とは，すべての x について $f(-x)=-f(x)$ が成り立つ関数 $f(x)$ のことで，グラフが原点に関して点対称になっているので，x 軸に沿って積分すると，$x<0$ の部分と $x>0$ の部分とでプラス・マイナスが打ち消し合って0になる．
> 例 I-5-2 の場合，
> $$f(x)=x\times\frac{1}{\sqrt{2\pi}}e^{-\frac{x^2}{2}}$$
> という関数（確率変数Xと標準正規分布の確率密度関数との積）なので，奇関数になる．（標準正規分布の確率密度関数自体は偶関数だが，期待値を求めるために x をかけるので奇関数になる．）

> 例 I-5-2
> $\lim_{x\to\pm\infty}x\cdot e^{-\frac{x^2}{2}}=0$ に注意．
> $V(\mathrm{X})=E(\mathrm{X}^2)-(E(\mathrm{X}))^2$ を用いている．

2）標準正規分布の確率の求め方

標準正規分布のグラフは $x=0$ を軸として線対称であるから，

$\int_{-\infty}^{0}\frac{1}{\sqrt{2\pi}}e^{-\frac{x^2}{2}}dx=\int_{0}^{\infty}\frac{1}{\sqrt{2\pi}}e^{-\frac{x^2}{2}}dx=0.5$ となっている．したがって，

$$P(-\infty<\mathrm{X}\leqq 0)=P(0\leqq \mathrm{X}<\infty)=0.5 \quad \cdots\cdots\cdots\cdots\cdots \text{(I-16)}$$

である．よって，正の数 a に対して $P(0\leqq \mathrm{X}\leqq a)$ の値を求めることが本質的である．この値は**標準正規分布表**という名前で表になっている（巻末の**付表1**を参照）．

例題 I-5-1 次の確率を，標準正規分布表（巻末の付表 1）を用いて求めなさい．

（1）$P(X \leqq 2)$　（2）$P(X \leqq -0.5)$　（3）$P(-1.96 \leqq X \leqq 1.96)$

（4）$P(-1 \leqq X \leqq 2)$

解（1）$P(X \leqq 2) = P(-\infty \leqq X \leqq 0) + P(0 \leqq X \leqq 2) = 0.5 + 0.47725 = 0.97725.$

（2）$P(X \leqq -0.5) = P(-\infty < X \leqq 0) - P(-0.5 \leqq X \leqq 0) = 0.5 - P(0 \leqq X \leqq 0.5)$
$= 0.5 - 0.19146 = 0.30854.$

（3）$P(-1.96 \leqq X \leqq 1.96) = 2 \times P(0 \leqq X \leqq 1.96) = 2 \times 0.4750 = 0.9500.$

（4）$P(-1 \leqq X \leqq 2) = P(0 \leqq X \leqq 1) + P(0 \leqq X \leqq 2) = 0.34134 + 0.47725 = 0.81859.$

問 I-5-1 標準正規分布表（巻末の付表 1）を用いて次の確率を求めなさい．

（1）$P(X \leqq 1)$（2）$P(X \leqq -1.6)$（3）$P(-2.58 \leqq X \leqq 2.58)$（4）$P(-0.5 \leqq X \leqq 1.6)$

例題 I-5-1
巻末の付表 1 より，
$P(0 \leqq X \leqq 2) = 0.47725$
$P(0 \leqq X \leqq 0.5) = 0.19146$
$P(0 \leqq X \leqq 1.96) = 0.4750$
$P(0 \leqq X \leqq 1) = 0.34134$
を用いた．

6 正規分布の確率の求め方

一般の正規分布 $N(\mu, \sigma^2)$ の確率を求めるには次の定理を用いると便利である．

●**定理 I-6-1（標準化）** X が $N(\mu, \sigma^2)$ に従う確率変数であることと $Z_0 = \dfrac{X-\mu}{\sigma}$ が標準正規分布 $N(0, 1^2)$ に従う確率変数であることは同値である．任意の実数 a，b（$a < b$）について

$$P(a \leqq X \leqq b) = P\left(\frac{a-\mu}{\sigma} \leqq Z_0 \leqq \frac{b-\mu}{\sigma}\right) \cdots\cdots\cdots\cdots\cdots \text{(I-17)}$$

が成り立つ．

同値
2 つの命題 A と B が同値であるとは，A と B が互いに必要十分条件であるときをいう．

この定理は置換積分を用いて示される．

例題 I-6-1 正規分布 $N(50, 10^2)$ に従う確率変数を X とするとき，次の確率を求めなさい．

（1）$P(X \leqq 70)$　（2）$P(40 \leqq X \leqq 70)$　（3）$P(X \geqq 80)$

解 標準化 $Z_0 = \dfrac{X-50}{10}$ を行う．対応表を作ると以下のとおりである．

X	40	70	80
Z_0	−1	2	3

（1）$P(X \leqq 70) = P(Z_0 \leqq 2) = 0.97725$（例題 I-5-1 の（1）より）．

（2）$P(40 \leqq X \leqq 70) = P(-1 \leqq Z_0 \leqq 2) = 0.81859$（例題 I-5-1 の（4）より）．

（3）$P(X \geqq 80) = P(Z_0 \geqq 3) = 0.5 - P(0 \leqq Z_0 \leqq 3) = 0.5 - 0.49865 = 0.00135$（付表 1 より）．

問 I-6-1 正規分布 $N(60, 15^2)$ に従う確率変数を X とするとき，次のものを求めなさい．

（1）$P(X \geqq 90)$　（2）3000 人受けた試験の成績が平均点 60 点，標準偏差 15 点であった場合，90 点以上とった人は約何人いるか推定しなさい．

例題 I-6-1
たとえば，3000 人が受けた試験の成績が平均点 50 点，分散 100 の場合，80 点以上とった人は
$3000 \times P(X \geqq 80)$
$= 3000 \times 0.00135$
$= 4.05$
より約 4 人しかいないということが推定される．分散の正の平方根を**標準偏差**という．この例題では標準偏差の値は 10 である．なぜ平方根をとるかというと，たとえば，体重などのデータの場合，平均値の単位は kg であるが，分散の単位は kg^2 になっている．よって，単位が違うので，平均からの散らばりの範囲を示そうと思っても，足したり引いたりすることができない．平方根をとると単位が kg に戻るので，平均値に足したり引いたりすることができるようになり，平均からの散らばりの範囲を示すことができる．

Ⅱ 2変量の確率分布

1　同時確率分布（離散型の場合）

定義 2つの確率変数XとYがあり，それぞれ，$X = x_1, x_2, \cdots, x_n$；$Y = y_1, y_2, \cdots, y_m$ という値をとるとする．$X = x_i$ かつ $Y = y_j$ となる確率（**同時確率**）が

$$\left.\begin{array}{l} P\left(X = x_i,\ Y = y_j\right) = p_{ij} \\ (i = 1,\ 2,\ \cdots,\ n\ ;\ j = 1,\ 2,\ \cdots,\ m) \end{array}\right\} \cdots\cdots\cdots\cdots\cdots \text{(II-1)}$$

で与えられるとき，これをXとYの**同時確率分布**という．

1）期待値

期待値は $E(X)$，$E(Y)$，$E(XY)$ の3種類ある．

$$E(X) = \sum_{i=1}^{n} x_i P\left(X = x_i\right) = \sum_{i=1}^{n}\sum_{j=1}^{m} x_i p_{ij} \cdots\cdots\cdots\cdots\cdots \text{(II-2)}$$

$$E(Y) = \sum_{j=1}^{m} y_j P\left(Y = y_j\right) = \sum_{j=1}^{m}\sum_{i=1}^{n} y_j p_{ij} \cdots\cdots\cdots\cdots\cdots \text{(II-3)}$$

$$E(XY) = \sum_{i=1}^{n}\sum_{j=1}^{m} x_i y_j p_{ij} \cdots\cdots\cdots\cdots\cdots \text{(II-4)}$$

最初の2式では，$P\left(X = x_i\right) = \sum_{j=1}^{m} p_{ij}$，$P\left(Y = y_j\right) = \sum_{i=1}^{n} p_{ij}$ を用いた．

例題Ⅱ-1-1 以下の表は同時確率分布である．これについて $E(X)$，$E(Y)$，$E(XY)$ を求めなさい．

Y＼X	1	2	4	計
2	$\frac{3}{12}$	$\frac{1}{4}$	$\frac{1}{6}$	$\frac{8}{12}$
4	$\frac{1}{12}$	$\frac{1}{6}$	$\frac{1}{12}$	$\frac{4}{12}$
計	$\frac{4}{12}$	$\frac{5}{12}$	$\frac{3}{12}$	1

解 Xの確率分布は

X	1	2	4	計
計	$\frac{4}{12}$	$\frac{5}{12}$	$\frac{3}{12}$	1

これより，$E(X) = 1 \times \frac{4}{12} + 2 \times \frac{5}{12} + 4 \times \frac{3}{12} = \frac{26}{12} = \frac{13}{6}$ である．

次に，Yの確率分布は

Y	2	4	計
計	$\frac{8}{12}$	$\frac{4}{12}$	1

これより $E(\mathrm{Y})=2\times\frac{8}{12}+4\times\frac{4}{12}=\frac{32}{12}=\frac{8}{3}$ である．

最後に，$E(\mathrm{XY})$ を求めるには $x_i y_j p_{ij}$ 値表を作成する．

Y＼X	1	2	4	計
2	$2\times\frac{3}{12}$	$4\times\frac{1}{4}$	$8\times\frac{1}{6}$	$\frac{34}{12}$
4	$4\times\frac{1}{12}$	$8\times\frac{1}{6}$	$16\times\frac{1}{12}$	$\frac{36}{12}$
計	$\frac{10}{12}$	$\frac{28}{12}$	$\frac{32}{12}$	$\frac{70}{12}$

これより $E(\mathrm{XY})=\frac{70}{12}=\frac{35}{6}$ である．

問 II-1-1 X＝2，4；Y＝1，3 であり，同時確率は

$$P(\mathrm{X}=2,\ \mathrm{Y}=1)=\frac{1}{6},\quad P(\mathrm{X}=2,\ \mathrm{Y}=3)=\frac{1}{12},$$

$$P(\mathrm{X}=4,\ \mathrm{Y}=1)=\frac{5}{12},\quad P(\mathrm{X}=4,\ \mathrm{Y}=3)=\frac{1}{3}$$

で与えられるとき，$E(\mathrm{X})$，$E(\mathrm{Y})$，$E(\mathrm{XY})$ を求めなさい．

2　共分散とその求め方

定義 前項の同時確率を考える．X と Y の**共分散** $COV(\mathrm{X},\mathrm{Y})$ とは

$$\left.\begin{aligned} COV(\mathrm{X},\mathrm{Y}) &= \sum_{i=1}^{n}\sum_{j=1}^{m}\left(x_i - E(\mathrm{X})\right)\left(y_j - E(\mathrm{Y})\right)p_{ij} \\ &= E\left(\left(\mathrm{X}-E(\mathrm{X})\right)\left(\mathrm{Y}-E(\mathrm{Y})\right)\right)\end{aligned}\right\} \quad \cdots\cdots\cdots\cdots\cdots \text{(II–5)}$$

により定義されるものである．次の性質が成り立つ．

●定理 II-2-1

① $COV(\mathrm{X},\mathrm{Y})=COV(\mathrm{Y},\mathrm{X})$　② $COV(\mathrm{X},\mathrm{X})=V(\mathrm{X})$

③ $COV(\mathrm{X},\mathrm{Y})=E(\mathrm{XY})-E(\mathrm{X})E(\mathrm{Y})$

注意 定数 c に対しては $E(c)=c$ である．また，$E(a\mathrm{X}+b\mathrm{Y})=aE(\mathrm{X})+bE(\mathrm{Y})$ である．

例題 II-2-1 例題 II-1-1 の同時確率分布の共分散を求めなさい.

解 定理 II-2-1 の③を用いて,

$$COV(\mathrm{X},\mathrm{Y}) = E(\mathrm{XY}) - E(\mathrm{X})E(\mathrm{Y})$$
$$= \frac{35}{6} - \frac{13}{6} \times \frac{8}{3} = \frac{35\times3-13\times8}{6\times3} = \frac{1}{18}$$

を得る.

問 II-2-1 問 II-1-1 の同時確率分布の共分散を求めなさい.

> **●定理 II-2-2** a, b を定数とするとき, 次が成り立つ.
> $$V(a\mathrm{X}+b\mathrm{Y}) = a^2V(\mathrm{X}) + 2abCOV(\mathrm{X},\mathrm{Y}) + b^2V(\mathrm{Y}) \quad \cdots\cdots\cdots \text{(II-6)}$$

注意 同時確率分布については, 離散型だけではなく連続型でも定義できる. 同時確率の計算を, 確率密度関数をかけて積分する操作に置き換えればよい. したがって, 前述の定理 II-2-1 および定理 II-2-2 は連続型同時確率分布に対しても成り立つ.

3 確率変数の独立性

定義 確率変数 X と Y の離散型同時確率分布において, 任意の i, j について

$$P(\mathrm{X}=x_i, \mathrm{Y}=y_j) = P(\mathrm{X}=x_i)P(\mathrm{Y}=y_j) \quad \cdots\cdots\cdots\cdots\cdots \text{(II-7)}$$

が成り立つとき, X と Y は**独立である**という. X と Y の連続型同時確率分布においては, X と Y の**同時確率密度関数**を $h(x,y)$ とし, X と Y の確率密度関数を, それぞれ, $f(x)$, $g(y)$ とするとき, すべての x, y について

$$h(x,y) = f(x)g(y) \quad \cdots\cdots\cdots\cdots\cdots \text{(II-8)}$$

が成り立つとき, X と Y は**独立である**という.

> **連続型の定義**
> 連続型の定義は, ある意味で離散型の定義の極限と考えることができる. 確率の極限として確率密度になり, 和の極限として積分になる, という考え方である. よって, 離散型の場合も, 確率を確率密度とよんで定義すると確率密度関数を導入でき, 離散型と連続型を統一的に扱うことができる. ここでは, その方法は採用しない.

> **●定理 II-3-1** 離散型または連続型同時確率分布において, 確率変数 X と Y が独立ならば次の性質が成り立つ.
> ① $E(\mathrm{XY}) = E(\mathrm{X})E(\mathrm{Y})$ ② $COV(\mathrm{X},\mathrm{Y}) = 0$
> ③ $V(a\mathrm{X}+b\mathrm{Y}) = a^2V(\mathrm{X}) + b^2V(\mathrm{Y})$

証明 ①は (II-7) または (II-8) より容易に得られる. ②は①の結果と定理 II-2-1 の③より得られる. ③は②の結果と定理 II-2-2 より得られる.

注意 定理 II-3-1 の①または②が成り立つからといって, X と Y が独立とは限らない. なぜならば, 定理 II-3-1 の①や②はすでに独立性の条件を用いて和をとったり, 積分したりした結果であるからである. ただし, ①または②が成り立っていなければ X と Y は独立ではない, ということは正しい.

> **定理 II-3-1 の独立性**
> 第 4 章 II の「1 逆, 裏, 対偶」を参照のこと.

例 II-3-1 例題 II-1-1 の X と Y は独立ではない.

問 II-3-1 問 II-1-1 の X と Y は独立かどうか判定しなさい.

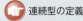

第11章 統計

Ⅰ 統計データの整理

1 度数分布表とグラフ

n 個のデータ値 $x_1, x_2, \cdots, x_n$ を集めたとき，データの状況を調べる方法として平均値や分散を調べるのも1つの方法であるが，グラフ化してみるのがよい場合も多くある．ここではデータをグラフ化する代表的な方法である**度数分布表**の作り方とグラフ化について触れる．まず，例題をやってみよう．

例題Ⅰ-1-1 以下の表は成人男性40人の収縮期血圧のデータ値である．これについて度数分布表を作成し，度数を縦棒グラフ化しなさい．

121	123	124	132	126	133	148	142	118	138
100	157	107	113	129	135	166	133	152	115
125	164	123	138	133	133	141	121	121	104
114	116	116	153	138	126	133	141	115	123

解 以下の情報を調べる．

①データの大きさ，②最大値，③最小値，④範囲（R），⑤階級の数（k），⑥階級の幅（w），⑦始めの値．

データの大きさ	40
最大値	166
最小値	100
範囲（R）	66
階級の数（k）	7
階級の幅（w）	10
始めの値	100

範囲：(最大値)−(最小値)．

階級の数：データ数の正の平方根を繰り上げた整数．

階級の幅：(範囲)÷(階級の数) を繰り上げた整数．

始めの値：最小値または最小値より小さい適当な値．始めの値については，度数分布表を作成するときに最大値が最後の階級に入るように調整する．

例題の度数分布表は次のようになる．

階級			階級値	累積度数	度数	累積相対度数	相対度数
100	～	110	105	3	3	0.075	0.075
110	～	120	115	10	7	0.25	0.175
120	～	130	125	21	11	0.525	0.275
130	～	140	135	31	10	0.775	0.25
140	～	150	145	35	4	0.875	0.1
150	～	160	155	38	3	0.95	0.075
160	～	170	165	40	2	1	0.05
				合計	40	合計	1

階級 100～110 とは，100 以上 110 未満を表す．他も同様．階級値は階級の真ん中の値．累積度数は各階級の度数を該当の階級まですべて加えたもの．相対度数は度数を総数（40）で割った数値．

階級値を横軸，度数を縦軸にとり，縦棒グラフ化すると**図 11-1** のようになる．このグラフは**ヒストグラム**とよばれる．

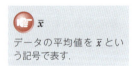

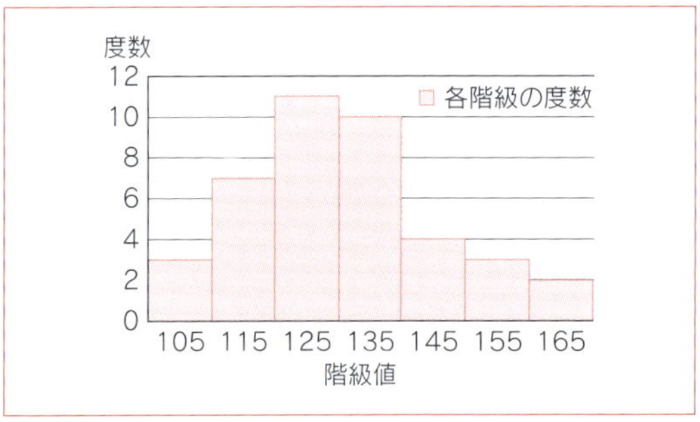

図 11-1　収縮期血圧の度数分布（ヒストグラム）

2　代表値

1）平均値

n 個のデータ値 $x_1, x_2, \cdots, x_n$ に対しては，**平均値**は

$$\bar{x} = \frac{1}{n}\left(x_1 + x_2 + \cdots + x_n\right) \quad \cdots\cdots\cdots\cdots\cdots \quad (\mathrm{I}\text{-}1)$$

で定義される．これは確率分布を $P\left(\mathrm{X} = x_i\right) = \dfrac{1}{n}$，（$i = 1$，2，⋯，$n$）により与えた場合の期待値 $E\left(\mathrm{X}\right)$ に等しい．

$\bar{x}$
データの平均値を $\bar{x}$ という記号で表す．

2）中央値（メディアン）

中央値（メディアン）とは，データ値を小さい順に並べたとき，ちょうど真ん中に位置する値のことである．データ数が $n = 2k+1$ のときは $k+1$ 位の値のこと，データ数が $n = 2k$ のときは k 位と $k+1$ 位のデータの平均値とする．同じ順位がある場合は，同じ値でも仮に順位をつけて計算すればよい．

例 I-2-1 例題 I-1-1 のデータ値を小さい順に並べなおすと

データ値	100	104	～	118	121	121	121	123	～	125	126	126	129	132	～	135	138	138	138	141	141	～	164	166
順位	1	2	～	10	11	11	11	14	～	18	19	19	21	22	～	28	29	29	29	32	32	～	39	40

となる．中央値は 20 位のデータ値と 21 位のデータ値の平均であるが，19 位が 2 つあるので，20 位のデータ値を 126 とし，21 位のデータ値 129 と平均をとると，中央値は 127.5 である．

3）最頻値（モード）

最も度数が多いデータ値のことを**最頻値**という．例題 I-1-1 のようなデータ値はほとんどバラバラであるので，データ値そのものの度数を問題にするよりも，適当に階級に分けて 1 番大きい度数の階級値を最頻値というほうがよい．例題 I-1-1 のデータ値については，もともとの定義からいうと最頻値は 133 になるが，後者の意味では最頻値は 125 ということになる．

4）四分位数

n 個のデータ値を小さい順に並べたとき，$n=2k$ または $n=2k+1$ であるが，小さいほうから k 個のデータを**下位のデータ**，大きい方から k 個のデータを**上位のデータ**ということにする．

第 1 四分位数とは，下位のデータの中央値をいう．

第 2 四分位数とは，n 個のデータの中央値のことをいう．

第 3 四分位数とは，上位のデータの中央値をいう．

正規分布をしないようなデータの集まりにおいては，データの分布状況を調べるのに四分位数は有効である．

例 I-2-2 例題 I-1-1 のデータ値について，第 1 四分位数は 1 位から 20 位までの下位のデータ値の中央値であるから，10 位と 11 位のデータ値の平均値を計算する．$(118+121)\div 2=119.5$ となる．また，第 3 四分位数は 21 位から 40 位までの上位のデータ値の中央値であるから，30 位と 31 位のデータ値の平均値を計算する．ところが，29 位が 3 つあり，本来は 29 位，30 位，31 位となるはずであるから，30 位と 31 位の平均値も 138 となり，第 3 四分位数は 138 である．

注意 EXCEL では，例 I-2-2 でいうと，第 1 四分位数は 10 位の 118 と 11 位の 121 を数直線上で 3：1 に内分する点として定義される．この場合，120.25 になる．第 3 四分位数についても 30 位のデータ値と 31 位のデータ値を数直線上で 1：3 に内分する点として定義される．例 I-2-2 では，この定義でも第 3 四分位数は 138 となる．専門的統計プログラムはたくさんあるが，ふつうの PC の EXCEL でも，かなりの計算はできる．ここでは統計プログラムとして EXCEL をとりあげる．

四分位数
文字どおり，全体を四分割しているわけである．分布の形が不明のときに，全体像を調べるのに，とりあえず四分割してみよう，というニュアンスである．

EXCEL の手法
データが A1：J4 セルの範囲にあるとき，
第 1 四分位数は
=PERCENTILE
（A1：J4，1/4）
第 3 四分位数は
=PERCENTILE
（A1：J4，3/4）
で求められる．

3 散布度

1）分散と標準偏差

分散については，すでに確率分布（第 10 章 I の 1）のところで導入済みであるが，確率の概念が表に出ない**記述統計**では，n 個のデータ値 $x_1, x_2, \cdots, x_n$ の平均値を $\bar{x}$ としたとき，

$$\sigma^2 = \frac{1}{n}\sum_{i=1}^{n}\left(x_i - \bar{x}\right)^2 \quad \cdots\cdots\cdots\cdots\cdots \text{(I-2)}$$

を**分散**という．分散の正の平方根 $\sigma(>0)$ を**標準偏差**という．確率分布のところで定義したものとの関係について述べておく．確率分布を $P\left(\mathrm{X} = x_i\right) = \frac{1}{n}$，$(i=1,\ 2,\ \cdots,\ n)$ により与えたものと考えることができる．そうすると，確率分布のところで示した公式がそのまま成り立つことがわかる．たとえば

$$\sigma^2 = \frac{1}{n}\sum_{i=1}^{n} x_i^2 - \bar{x}^2 \quad \cdots\cdots\cdots\cdots\cdots \text{(I-3)}$$

が成り立つ．これは公式 $V(\mathrm{X}) = E\left(\mathrm{X}^2\right) - \left(E(\mathrm{X})\right)^2$ に対応する．

記述統計と推測統計

集団の特徴を調べることを記述統計という．平均値，中央値などで集団を"記述"するのである．これに対し，不明の集団を"推測"することを推測統計という．

2）その他の散布度

すでに代表値のところで扱ったが，データの第1四分位数を Q_1，第3四分位数を Q_3 で表すとき，$Q = \frac{1}{2}\left(Q_3 - Q_1\right)$ を**四分偏差**といい，$2Q = Q_3 - Q_1$ を**四分位範囲**という．また，例題 I-1-1 で扱ったように，(最大値)−(最小値) を**範囲**という．

4　相関係数

2つの変量 (x, y) に関する n 組のデータ (x_1, y_1)，(x_2, y_2)，$\cdots$，(x_n, y_n) について，**相関係数**なるものを導入しよう．ここで，X と Y の同時確率分布として，以下のものを考える．

$$P\left(\mathrm{X} = x_i, \mathrm{Y} = y_j\right) = \begin{cases} \dfrac{1}{n} & (i = j \text{ のとき}) \\ 0 & (i \neq j \text{ のとき}) \end{cases} \quad \cdots\cdots\cdots\cdots\cdots\cdots\cdots \text{(I-4)}$$

そうすると，X と Y の共分散は次に一致する．

$$COV(\mathrm{X}, \mathrm{Y}) = \frac{1}{n}\sum_{i=1}^{n}\left(x_i - \bar{x}\right)\left(y_i - \bar{y}\right) \quad \cdots\cdots\cdots\cdots\cdots \text{(I-5)}$$

$$\left(E(\mathrm{X}) = \bar{x},\ E(\mathrm{Y}) = \bar{y}\right)$$

このとき，さらに次が成り立つ．

$$\left.\begin{aligned} E(\mathrm{XY}) &= \frac{1}{n}\sum_{i=1}^{n} x_i y_i, \\ COV(\mathrm{X}, \mathrm{Y}) &= E(\mathrm{XY}) - E(\mathrm{X})E(\mathrm{Y}) \end{aligned}\right\} \quad \cdots\cdots\cdots\cdots\cdots \text{(I-6)}$$

$$\left.\begin{aligned} V(\mathrm{X}) &= \frac{1}{n}\sum_{i=1}^{n} x_i^2 - \bar{x}^2, \\ V(\mathrm{Y}) &= \frac{1}{n}\sum_{i=1}^{n} y_i^2 - \bar{y}^2 \end{aligned}\right\} \quad \cdots\cdots\cdots\cdots\cdots \text{(I-7)}$$

相関係数

ここまでは1種類のデータの統計処理について解説した．ここからは2種類のデータについての統計処理である．

1）ピアソン（Pearson）積率相関係数

定義 XとYの**ピアソン積率相関係数**（以下，単に**相関係数**という）ρ_{XY}を次で定義する．

$$\rho_{XY}=\frac{COV(X,\ Y)}{\sqrt{V(X)V(Y)}} \quad \cdots\cdots\cdots\cdots\cdots \quad (\text{I}-8)$$

（ただし，$V(X)>0$，$V(Y)>0$とする）

●定理 I-4-1 相関係数 ρ_{XY} は $-1 \leqq \rho_{XY} \leqq 1$ を満たす．

証明 任意の実数αに対して$V(\alpha X+Y)$を考えると，分散は0以上であるから第10章の（II-6）式において$b=1$とすれば

$0 \leqq V(\alpha X+Y)=\alpha^2 V(X)+2\alpha COV(X,Y)+V(Y)$，これを$\alpha$の2次不等式とみることができるので，任意の実数$\alpha$についてこの不等式が成り立つための必要十分条件より次を得る．

$$\frac{D}{4}=\left(COV(X,Y)\right)^2-V(X)V(Y) \leqq 0$$

$$\Leftrightarrow \rho^2{}_{XY}=\left(\frac{COV(X,Y)}{\sqrt{V(X)V(Y)}}\right)^2 \leqq 1 \Leftrightarrow -1 \leqq \rho_{XY} \leqq 1$$

相関係数はこのように基準化された量であり，1に近いほど**正の相関が強い**，-1に近いほど**負の相関が強い**，0に近いほど**相関が弱い**，という言い方をする．

例題 I-4-1 3組のデータ（2, 5），（5, 6），（8, 16）に対して，XとYの同時確率分布として（I-4）を考える．

（1）$E(X)$，$E(Y)$，$E(X^2)$，$E(Y^2)$，$V(X)$，$V(Y)$ を求めなさい．
（2）$E(XY)$，$COV(X,Y)$ を求めなさい．
（3）相関係数 ρ_{XY} を求めなさい．

解 （1）$E(X)=\dfrac{15}{3}=5$，$E(Y)=\dfrac{27}{3}=9$ である．次に，

$$E(X^2)=\frac{2^2+5^2+8^2}{3}=\frac{93}{3}=31,\ E(Y^2)=\frac{5^2+6^2+16^2}{3}=\frac{317}{3}$$

である．

また，$V(X)=31-5^2=6$，$V(Y)=\dfrac{317}{3}-9^2=\dfrac{74}{3}$ を得る．

（2）$E(XY)=\dfrac{2\times5+5\times6+8\times16}{3}=\dfrac{168}{3}=56$ を得る．さらに，

$$COV(X,Y)=E(XY)-E(X)E(Y)=56-5\times9=11 \text{ を得る．}$$

（3）$\rho_{XY}=\dfrac{11}{\sqrt{6\times\dfrac{74}{3}}}=\dfrac{11}{\sqrt{148}}=\dfrac{11}{74}\sqrt{37}=0.90419\cdots$ を得る．最後は電卓等を用いて計算する．

相関関係
相関関係とは，AとBという2つのものの間に何か関係がある，ということである．これに対し，Aという原因があったからBという結果が起きた，という関係は因果関係とよばれる．

D
Dは2次方程式$ax^2+bx+c=0$の判別式で$D=b^2-4ac$である．

例題 I-4-1 の同時確率分布

Y＼X	2	5	8	計
5	$\frac{1}{3}$	0	0	$\frac{1}{3}$
6	0	$\frac{1}{3}$	0	$\frac{1}{3}$
16	0	0	$\frac{1}{3}$	$\frac{1}{3}$
計	$\frac{1}{3}$	$\frac{1}{3}$	$\frac{1}{3}$	1

例題 I-4-1 は，理解を深めるために少数のデータについて相関係数を計算したが，第 13 章で説明するように，ピアソンの相関係数を求める条件として，データの母集団は正規分布をしている必要がある．正規分布していないか，または，データ数が少なくて正規分布をしているかどうか判定できない場合には，次項で扱うスピアマン順位相関係数を利用する．

問 I-4-1 例題 I-4-1 において，3 組のデータが（2, 3），（5, 8），（7, 12）の場合に，$V(\mathrm{X})$，$V(\mathrm{Y})$，$COV(\mathrm{X,Y})$ および相関係数 ρ_{XY} を求めなさい．

2）スピアマン（Spearman）順位相関係数

データをXとYの各グループ内で順位づけをして，順位データをピアソン積率相関係数の定義式に代入して相関係数を計算したものを**スピアマン順位相関係数**という．順位データという情報から相関係数の計算を簡単にする公式が存在する．

$$\rho_{\mathrm{Sp}} = 1 - \frac{6}{n\left(n^2-1\right)}\sum_{i=1}^{n}(x_i - y_i)^2 \quad \text{……………} \quad (\text{I-9})$$

ただし，$\mathrm{X} = \left\{x_1, x_2, \cdots, x_n\right\}$，$\mathrm{Y} = \left\{y_1, y_2, \cdots, y_n\right\}$ は対応がある順位のデータである．これは

$$E(\mathrm{X}) = E(\mathrm{Y}) = \frac{n+1}{2}, \quad E\left(\mathrm{X}^2\right) = E\left(\mathrm{Y}^2\right) = \frac{(n+1)(2n+1)}{6},$$

$$V(\mathrm{X}) = V(\mathrm{Y}) = \frac{(n+1)(n-1)}{12},$$

$$E(\mathrm{XY}) = \frac{(n+1)(2n+1)}{6} - \frac{1}{2n}\sum_{i=1}^{n}(x_i - y_i)^2$$

から得られる．同順位がある場合は（I-9）を修正しなければならないが，多少複雑なので割愛する．同順位が少なければ，（I-9）で計算してよい．

例題 I-4-2 次の対応のあるデータについて，スピアマン順位相関係数を計算しなさい．

X	34	56	12	78	39	57
Y	12	20	13	18	15	17

解 XとYのそれぞれのグループ内で順位づけを行ったものを作り，各ペアで順位の差の 2 乗を計算すると以下の表のようになる．

X（順位）	2	4	1	6	3	5
Y（順位）	1	6	2	5	3	4
順位の差の 2 乗	1	4	1	1	0	1

順位の差の 2 乗の総和は $1+4+1+1+1=8$ であるから，（I-9）より

$$\rho_{\mathrm{Sp}} = 1 - \frac{6}{6\times(36-1)}\times 8 = \frac{27}{35} = 0.7714\cdots$$ を得る．

ちなみに，ピアソン積率相関係数を計算すると $\rho_{XY} = 0.7803\cdots$ であり，非常に近い値になっている．

5 回帰直線

2つの変量 (x, y) に関する n 組のデータ (x_1, y_1)，(x_2, y_2)，…，(x_n, y_n) を散布図にプロットしたとき，点全体の傾向を表すような直線 $y = ax + b$ をあてはめ，y を x で説明したい．定数 a と b を求めよう．共分散の線形性を用いると

$\varepsilon = \mathrm{Y} - (a\mathrm{X} + b)$ とおいて，

$$\begin{cases} COV(\varepsilon, \mathrm{X}) = 0 \\ E(\varepsilon) = 0 \end{cases}$$

という条件から，a，b を求めることができる．

$$COV(\mathrm{X}, \mathrm{Y}) = COV(\mathrm{X}, a\mathrm{X} + b) = aCOV(\mathrm{X}, \mathrm{X}) + COV(\mathrm{X}, b) = aV(\mathrm{X})$$

より $a = \dfrac{COV(\mathrm{X}, \mathrm{Y})}{V(\mathrm{X})}$ を得る*．また，$\mathrm{Y} = a\mathrm{X} + b + \varepsilon$ の両辺の期待値をとると $E(\mathrm{Y}) = E(a\mathrm{X} + b) = aE(\mathrm{X}) + b$ であるから，$b = E(\mathrm{Y}) - aE(\mathrm{X})$ と求められる．以上より次を得る．

$$a = \frac{COV(\mathrm{X}, \mathrm{Y})}{V(\mathrm{X})}, \quad b = E(\mathrm{Y}) - aE(\mathrm{X}) \quad \cdots\cdots\cdots\cdots\cdots \quad (\mathrm{I}\text{-}10)$$

直接 b を求める方法もあるが（側注参照），通常は a を求めてから $b = E(\mathrm{Y}) - aE(\mathrm{X})$ を用いて，b を求めるほうが簡単である．

以上で求めた a，b に対して，$y = ax + b$ を**回帰直線**という．

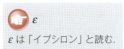

> **ε**
> ε は「イプシロン」と読む．

> **共分散の線形性***
> 第10章の定理Ⅱ-2-1の②より，
> $COV(\mathrm{X}, \mathrm{X}) = V(\mathrm{X})$．
> $E(b) = b$ および第10章の（Ⅱ-5）式より，
> $COV(\mathrm{X}, b) = 0$．

> **b を求める公式**
> $$b = \frac{E(\mathrm{X}^2)E(\mathrm{Y}) - E(\mathrm{XY})E(\mathrm{X})}{V(\mathrm{X})}$$
> と求められる．

例題 I-5-1 例題 I-4-1 のデータについて，回帰直線 $y = ax + b$ を求めなさい．

解 $E(\mathrm{X}) = 5$，$E(\mathrm{Y}) = 9$，$V(\mathrm{X}) = 6$，$COV(\mathrm{X}, \mathrm{Y}) = 11$ であったから，これらを（I-10）に代入すれば

$$a = \frac{COV(\mathrm{X}, \mathrm{Y})}{V(\mathrm{X})} = \frac{11}{6}, \quad b = E(\mathrm{Y}) - aE(\mathrm{X}) = 9 - \frac{11}{6} \times 5 = -\frac{1}{6}$$

となる．よって，求める回帰直線は

$$y = \frac{11}{6}x - \frac{1}{6}$$ である（右の図を参照）．

問 I-5-1 問 I-4-1 のデータについて回帰直線を求めなさい．第6章の問Ⅲ-6-1と比較しなさい．

> **例題 I-5-1 の回帰直線**

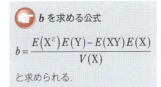

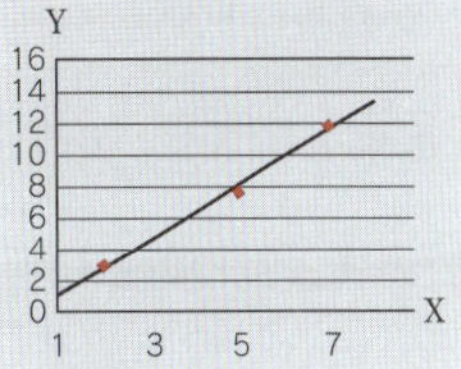

Ⅱ 母集団と標本

1 標本変量

前項では，n 個のデータの集合 $\mathrm{X} = \{x_1, x_2, \cdots, x_n\}$ を，特別な確率分布のもとで確率変数と考えた．ここでは，もっと大きなデータの集合を考えて，その

なかから n 個のデータを無作為に抽出する場合を考える．このもっと大きな集合とは，ある性質に着目して条件を満たすものをすべて集めたもので，**母集団**といわれる．一般的に，母集団から n 個のデータを抽出する方法はたくさんあるので，選ばれた n 個のデータ自体を変数と考える．よって，$(X_1, X_2, \cdots, X_n)$ という記号で表して，**標本変量**という．$(x_1, x_2, \cdots, x_n)$ はある抽出における標本変量の実現値と考える．標本変量は母集団全体を動く変数であるので，母集団が何らかの確率分布に従う場合，母集団の確率変数と考えることができる．n 個の標本変量 $(X_1, X_2, \cdots, X_n)$ の平均として

$$\overline{X} = \frac{1}{n}\left(X_1 + X_2 + \cdots + X_n\right) \quad \cdots\cdots\cdots\cdots\cdots \quad (\text{II-1})$$

という記号を用いる．これも確率変数と考えることができる．

$\overline{x} = \frac{1}{n}\left(x_1 + x_2 + \cdots + x_n\right)$ はある抽出における $\overline{X}$ の実現値である．

実現値
確率変数がとる具体的な値を実現値とよぶ．

いま，母集団の分布は平均値が μ，分散が σ^2 であると仮定しよう．標本変量は母集団の分布に従う確率変数と考えるから

$$E(X_i) = \mu,\quad V(X_i) = \sigma^2,\quad (i = 1,\ 2,\ \cdots,\ n) \quad \cdots\cdots\cdots\cdots\cdots \quad (\text{II-2})$$

が成り立っている．いま，n 個の確率変数 $X_1, X_2, \cdots, X_n$ は互いに独立であると仮定する．このとき，次が成り立つ．

●定理 II-1-1

① $E(\overline{X}) = \mu$　　② $V(\overline{X}) = \dfrac{\sigma^2}{n}$

証明 ①期待値をとる操作が線形であることと（II-2）より明らかである．これは標本変量の独立性は用いていない．

②各標本変量は互いに独立であるから，第 10 章の定理 II-3-1 の③を繰り返し使うと

$$V(\overline{X}) = V\left(\frac{1}{n}(X_1 + X_2 + \cdots + X_n)\right) = \left(\frac{1}{n}\right)^2 V(X_1 + X_2 + \cdots + X_n)$$
$$= \left(\frac{1}{n}\right)^2 \left(V(X_1) + V(X_2) + \cdots + V(X_n)\right) = \frac{n\sigma^2}{n^2} = \frac{\sigma^2}{n}$$

が得られる．

定義 $V(\overline{X})$ の正の平方根 $\dfrac{\sigma}{\sqrt{n}}$ を**標準誤差**（standard error）といい，**SE** で表す．標準誤差は標本平均のバラツキを表す．一方で，母集団の分散の正の平方根 σ は**標準偏差**（standard deviation）といい，**SD** で表す．標準偏差は個々のデータの平均値からのバラツキを表す．

例題 II-1-1 ある工場の製品の重量は平均 60（g），分散 80（g^2）の分布に従うという．この製品を無作為に 4 個取り出すとき，その標本平均の期待値と分散を

求めなさい.

解 定理 II-1-1 より，標本平均の期待値は60，分散は $\frac{80}{4}=20$ となる.

2 中心極限定理

定理 II-1-1 の意味するところは，母集団の分布がどのようであっても，標本の平均をとると平均値は母集団の平均値と同じであるが分散が小さくなるため，全体として平均値のまわりにデータが密集してくることを表している．平均値のところで極大の山ができて，平均値から離れたところではデータは減少していくイメージである．平均をとる際の標本変量の個数を増やしていくと，この現象は顕著になっていき，最終的に正規分布のグラフにいきつく．

●定理 II-2-1（中心極限定理） 母集団の平均値を μ，分散を σ^2 とする．母集団がどのような分布をしていても，n をどんどん大きくしていけば，$\overline{X}$ の標準化 $\dfrac{\overline{X}-\mu}{\sqrt{\dfrac{\sigma^2}{n}}}$ の確率分布は標準正規分布 $N(0,1^2)$ に限りなく近づいていく．

中心極限定理のすごいところは，母集団の分布に制限がないところである．この定理を検証する方法としては，コンピュータによるシミュレーションがある．

例 II-2-1 正十二面体のさいころを 5 個作り，5 個一緒に振って出た目の平均値を計算する，という試行を考える．この試行を 3000 回繰り返し行って，次の**表**のように階級に分けて度数をカウントしてグラフにする．それと一緒に，正規分布の確率を用いて理論値も計算しておき，一緒にグラフにしたものが**図 11-2** である．シミュレーションの結果が理論値にほぼ一致していることがみてとれる．この場合，$n=5$ であるが，試行の回数が 3000 と多いため，よりよい近似曲線が描かれている．

例 II-2-1
この例では，$\overline{X}$ の分布と正規分布 $N\left(\mu, \frac{\sigma^2}{n}\right)$ を比較する．

さいころ 5 個の平均値のデータの階級分け			階級値	累積度数	度数	正規分布による累積度数の理論値	正規分布による度数の理論値
1	～	2	1.5	2	2	5.337095667	5.337095667
2	～	3	2.5	39	37	35.07234546	29.7352498
3	～	4	3.5	167	128	158.0460289	122.9736834
4	～	5	4.5	530	363	496.8503301	338.8043012
5	～	6	5.5	1179	649	1119.046279	622.1959489
6	～	7	6.5	1957	778	1880.953721	761.9074419
7	～	8	7.5	2543	586	2503.14967	622.1959489
8	～	9	8.5	2851	308	2841.953971	338.8043012
9	～	10	9.5	2978	127	2964.927655	122.9736834
10	～	11	10.5	2994	16	2994.662904	29.7352498
11	～	12	11.5	3000	6	3000	5.337095667

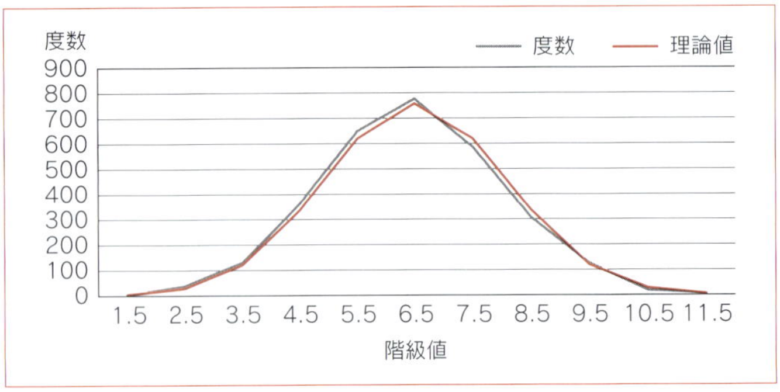

図 11-2　正十二面体のさいころのシミュレーションの度数分布曲線

3　母数の点推定

定義　母集団において平均値や分散などのように母集団の特徴を表す値を**母数**といい，θ で表す．このとき，$E(\mathrm{W})=\theta$ を満たすような統計量 W を母数 θ の**不偏推定量**という．

例 II-3-1　定理 II-1-1 の①より $E(\overline{\mathrm{X}})=\mu$ であるから，$\overline{\mathrm{X}}$ は母平均（母集団の平均値）の不偏推定量である．$E(\mathrm{W})=\sigma^2$ を満たす W は母分散（母集団の分散）の不偏推定量であるが，これを特に**不偏分散推定量**という．不偏分散推定量については，次のようになる．

●定理 II-3-1　定理 II-1-1 の仮定のもとで，

$$\mathrm{S}^2=\frac{1}{n-1}\sum_{i=1}^{n}\left(\mathrm{X}_i-\overline{\mathrm{X}}\right)^2 \quad \cdots\cdots\cdots\cdots\cdots \text{(II-3)}$$

とおくとき，$E\left(\mathrm{S}^2\right)=\sigma^2$ を満たす．すなわち，S^2 は不偏分散推定量である．簡単のため，この S^2 を**標本分散**とよぶことが多い．

証明　$E(\mathrm{X}_i)=\mu$，$V(\mathrm{X}_i)=\sigma^2$，$E(\overline{\mathrm{X}})=\mu$，$V(\overline{\mathrm{X}})=\dfrac{\sigma^2}{n}$ であるから

$$\left.\begin{aligned} &E\left(\mathrm{X}_i^2\right)=V(\mathrm{X}_i)+\left(E(\mathrm{X}_i)\right)^2=\sigma^2+\mu^2,\\ &E\left(\overline{\mathrm{X}}^2\right)=V(\overline{\mathrm{X}})+\left(E(\overline{\mathrm{X}})\right)^2=\frac{\sigma^2}{n}+\mu^2 \end{aligned}\right\} \quad \cdots\cdots\cdots\cdots\cdots \text{(II-4)}$$

が成り立つ．

Step ①：$\mathrm{S}^2=\dfrac{1}{n-1}\left(\displaystyle\sum_{i=1}^{n}\mathrm{X}_i^2-n\overline{\mathrm{X}}^2\right)$ が成り立つ．なぜならば，$\overline{\mathrm{X}}=\dfrac{1}{n}\displaystyle\sum_{i=1}^{n}\mathrm{X}_i$ と書けるので，$\displaystyle\sum_{i=1}^{n}\mathrm{X}_i=n\overline{\mathrm{X}}$ であることに注意すれば

$$\begin{aligned}\sum_{i=1}^{n}\left(\mathrm{X}_i-\overline{\mathrm{X}}\right)^2&=\sum_{i=1}^{n}\left(\mathrm{X}_i^2-2\overline{\mathrm{X}}\mathrm{X}_i+\overline{\mathrm{X}}^2\right)=\sum_{i=1}^{n}\mathrm{X}_i^2-2\overline{\mathrm{X}}\sum_{i=1}^{n}\mathrm{X}_i+\overline{\mathrm{X}}^2\sum_{i=1}^{n}1\\ &=\sum_{i=1}^{n}\mathrm{X}_i^2-2n\overline{\mathrm{X}}^2+n\overline{\mathrm{X}}^2=\sum_{i=1}^{n}\mathrm{X}_i^2-n\overline{\mathrm{X}}^2\end{aligned}$$

を得る．

Step ②：(II-4) と Step ①より

$$E\left(\mathrm{S}^2\right)=\frac{1}{n-1}\left(E\left(\sum_{i=1}^{n}\mathrm{X}_i^2-n\overline{\mathrm{X}}^2\right)\right)=\frac{1}{n-1}\left(\sum_{i=1}^{n}E\left(\mathrm{X}_i^2\right)-nE\left(\overline{\mathrm{X}}^2\right)\right)$$

$$=\frac{1}{n-1}\left(\sum_{i=1}^{n}\left(\sigma^2+\mu^2\right)-n\left(\frac{\sigma^2}{n}+\mu^2\right)\right)=\frac{1}{n-1}\left(n\sigma^2+n\mu^2-\sigma^2-n\mu^2\right)$$

$$=\frac{(n-1)\sigma^2}{n-1}=\sigma^2$$

を得る.

III 標本分布

1 標本平均の分布

母集団が正規分布 $N\left(\mu,\sigma^2\right)$ に従う場合を考えよう．この場合は，n 個の標本変量 $(\mathrm{X}_1, \mathrm{X}_2, \cdots, \mathrm{X}_n)$ の標本平均 $\overline{\mathrm{X}}$ のなす分布は，中心極限定理から容易に想像されるとおり次のようになる．

分布表
巻末に，標本分布で重要なものについて分布表を収載してある．

> **●定理III-1-1** 定理 II-1-1 の仮定のもとで，$\overline{\mathrm{X}}$ は正規分布 $N\left(\mu,\dfrac{\sigma^2}{n}\right)$ に従う確率変数になる．

証明は省略するが，モーメント母関数 $E\left(e^{t\overline{\mathrm{X}}}\right)$ を計算すると，正規分布 $N\left(\mu,\dfrac{\sigma^2}{n}\right)$ のモーメント母関数 $e^{\mu t+\frac{\sigma^2}{2n}t^2}$ に一致することと，モーメント母関数と確率分布が 1 対 1 に対応することから従う．このように，正規分布ではあるが，分散の値に標本の情報である n が含まれているため，このような分布のことを一般的に**標本分布**という．これは標本平均が従う分布である．

モーメント母関数
$E\left(e^{t\overline{\mathrm{X}}}\right)$ を，確率変数 $\overline{\mathrm{X}}$ が従う確率分布のモーメント母関数という．t はパラメータである．

2 その他の重要な標本分布

前項では標本平均が従う分布である標本分布としての正規分布を紹介したが，その他にも標本の統計量を用いて定義される標本分布で重要なものが多くある．そのうちの 3 つを紹介しよう．

1) χ^2 分布

標準正規分布 $N\left(0,1^2\right)$ に従う確率変数で互いに独立なものを n 個 $\mathrm{Z}_1, \mathrm{Z}_2, \cdots, \mathrm{Z}_n$ 選ぶとき，

$$\chi^2=\mathrm{Z}_1^2+\mathrm{Z}_2^2+\cdots+\mathrm{Z}_n^2 \quad \cdots\cdots\cdots\cdots\cdots \quad (\text{III}-1)$$

によって定義される確率変数を考える．これが従う分布のモーメント母関数は $E\left(e^{t\mathrm{Z}_i^2}\right)=(1-2t)^{-\frac{1}{2}}$，$(i=1,\ 2,\ \cdots,\ n)$ であることから $E\left(e^{t\chi^2}\right)=(1-2t)^{-\frac{n}{2}}$

χ^2
χ^2 は「カイ 2 乗」と読む．

であることがわかる．このモーメント母関数をもつ連続型確率分布の確率密度関数は

$$f(x)=\begin{cases}\dfrac{1}{2^{\frac{n}{2}}\Gamma\left(\dfrac{n}{2}\right)}x^{\frac{n}{2}-1}e^{-\frac{x}{2}} & (x>0\text{ のとき})\\ 0 & (x\leqq 0\text{ のとき})\end{cases}\quad\cdots\cdots\cdots\cdots\cdots\ (\text{III}-2)$$

であることが知られている．この分布を**自由度 n の χ^2 分布**という．定義から次のことがわかる．

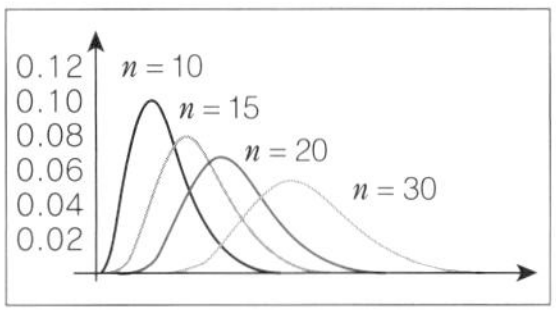

図 11-3　χ^2 分布のグラフ
(n =10，15，20，30)

> **●定理 III-2-1**　χ_1^2 と χ_2^2 をそれぞれ自由度 n_1，n_2 の χ^2 分布で互いに独立であるとする．このとき，$\chi_1^2+\chi_2^2$ は自由度 n_1+n_2 の χ^2 分布になる．

モーメント母関数を微分すると，指数関数のマクローリン展開を利用することにより

$$E(\mathrm{X})=\frac{d}{dt}E\left(e^{t\mathrm{X}}\right)\Big|_{t=0},\quad E\left(\mathrm{X}^2\right)=\frac{d^2}{dt^2}E\left(e^{t\mathrm{X}}\right)\Big|_{t=0}$$

が得られる．これを用いると，

$$E\left(\chi^2\right)=n,\ V\left(\chi^2\right)=2n\quad\cdots\cdots\cdots\cdots\cdots\ (\text{III}-3)$$

が得られる．

2）*t* 分布

Z_0 を標準正規分布 $N\left(0,1^2\right)$ に従う確率変数，Y を Z_0 と独立で自由度 d の χ^2 分布に従う確率変数とするとき，

$$\mathrm{T}=\frac{\mathrm{Z}_0}{\sqrt{\dfrac{\mathrm{Y}}{d}}}\quad\cdots\cdots\cdots\cdots\cdots\ (\text{III}-4)$$

が従う分布を，**自由度 d の student 分布（以下，t 分布）**という．t 分布の確率密度関数は，$d\geqq 1$ のとき次で与えられることが知られている．

$$f(x)=\frac{\Gamma\left(\dfrac{d+1}{2}\right)}{\sqrt{d\pi}\,\Gamma\left(\dfrac{d}{2}\right)}\left(1+\frac{x^2}{d}\right)^{-\frac{d+1}{2}}\ (-\infty<x<\infty)\quad\cdots\cdots\cdots\cdots\cdots\ (\text{III}-5)$$

次の定理が有効に使われる．

> **●定理 III-2-2**　(II-1) の $\overline{\mathrm{X}}$ と (II-3) の S^2 に対して
>
> $$\mathrm{T}=\frac{\overline{\mathrm{X}}-\mu}{\sqrt{\dfrac{\mathrm{S}^2}{n}}}\quad\cdots\cdots\cdots\cdots\cdots\cdots\ (\text{III}-6)$$
>
> は自由度 $(n-1)$ の t 分布に従う確率変数である．

この定理は母集団が正規分布 $N\left(\mu,\sigma^2\right)$ に従っていることを前提としている．このとき，$\overline{\mathrm{X}}$ は標本分布 $N\left(\mu,\dfrac{\sigma^2}{n}\right)$ に従うから（定理Ⅲ–1–1 を参照），標準化した $\mathrm{Z}_0=\dfrac{\overline{\mathrm{X}}-\mu}{\sqrt{\dfrac{\sigma^2}{n}}}$ は標準正規分布 $N\left(0,1^2\right)$ に従う．また，$\mathrm{Y}=\dfrac{(n-1)\mathrm{S}^2}{\sigma^2}$ ととると，これは Z_0 と独立で自由度 $(n-1)$ の χ^2 分布に従う確率変数になることが示される．これらを（Ⅲ–4）に代入すれば（Ⅲ–6）を得る．

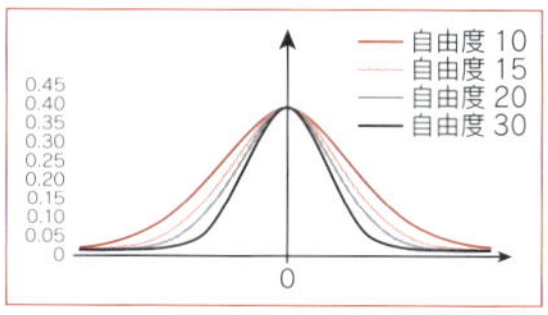

図 11-4　*t* 分布のグラフ

（Ⅲ–6）の期待値と分散は以下のとおりである．

$$\left.\begin{array}{l} E(\mathrm{T})=0,\quad (n\geqq 2),\\ V(\mathrm{T})=\dfrac{n}{n-2},\quad (n\geqq 3)\end{array}\right\}\cdots\cdots\cdots\cdots\cdots\ (\text{Ⅲ–7})$$

t 分布のグラフは標準正規分布のグラフに似ているが，実際，次の事実が成り立つ．

> **●定理Ⅲ-2-3**　（Ⅲ–4）（または（Ⅲ–5））で $d\to\infty$ とすれば標準正規分布に（または標準正規分布の確率密度関数に）収束する．

3）*F* 分布

χ_1^2，χ_2^2 を，それぞれ自由度 d_1，d_2 の χ^2 分布に従う確率変数で互いに独立であるとするとき，

$$\mathrm{F}=\frac{\dfrac{\chi_1^2}{d_1}}{\dfrac{\chi_2^2}{d_2}}\cdots\cdots\cdots\cdots\cdots\ (\text{Ⅲ–8})$$

が従う分布を**自由度（d_1, d_2）の Fisher 分布**（以下，***F* 分布**）という．これの確率密度関数は次で与えられることが知られている．

$$f(x)=\begin{cases}\dfrac{\Gamma\left(\dfrac{d_1+d_2}{2}\right)}{\Gamma\left(\dfrac{d_1}{2}\right)\Gamma\left(\dfrac{d_2}{2}\right)}\left(\dfrac{d_1}{d_2}\right)^{\frac{d_1}{2}}\dfrac{x^{\frac{d_1}{2}-1}}{\left(1+\dfrac{d_1}{d_2}x\right)^{\frac{d_1+d_2}{2}}} & (x>0\ \text{のとき})\\ 0 & (x\leqq 0\ \text{のとき})\end{cases}\cdots(\text{Ⅲ–9})$$

次の定理が有効に使われる．

●定理Ⅲ-2-4　$X_1, X_2, \cdots, X_{n_1}$ を互いに独立ですべて正規分布 $N\left(\mu_1, \sigma_1^2\right)$ に従う確率変数，$Y_1, Y_2, \cdots, Y_{n_2}$ を互いに独立ですべて正規分布 $N\left(\mu_2, \sigma_2^2\right)$ に従う確率変数とする．

$$\begin{cases} \overline{X} = \dfrac{1}{n_1}\left(X_1 + X_2 + \cdots + X_{n_1}\right),\ \overline{Y} = \dfrac{1}{n_2}\left(Y_1 + Y_2 + \cdots + Y_{n_2}\right), \\ S_1^2 = \dfrac{1}{n_1 - 1}\displaystyle\sum_{i=1}^{n_1}(X_i - \overline{X})^2,\ S_2^2 = \dfrac{1}{n_2 - 1}\displaystyle\sum_{j=1}^{n_2}(Y_j - \overline{Y})^2 \end{cases}$$ に対して，

$$F = \frac{\sigma_2^2 S_1^2}{\sigma_1^2 S_2^2} \cdots\cdots\cdots\cdots\cdots \text{(Ⅲ-10)}$$

は自由度 $\left(n_1 - 1, n_2 - 1\right)$ の F 分布に従う確率変数である．

これは $\chi_1^2 = \dfrac{(n_1 - 1)S_1^2}{\sigma_1^2}$，$\chi_2^2 = \dfrac{(n_2 - 1)S_2^2}{\sigma_2^2}$ とおくと，互いに独立で，それぞれ，自由度 $n_1 - 1$，$n_2 - 1$ の χ^2 分布に従う確率変数であることから，（Ⅲ-8）に代入して（Ⅲ-10）を得る．

（Ⅲ-10）の期待値と分散は以下のとおりである．

$$\left.\begin{aligned} E(F) &= \frac{n_2 - 1}{n_2 - 3},\ (n_2 \geqq 4), \\ V(F) &= \frac{2(n_2 - 1)^2 (n_1 + n_2 - 4)}{(n_1 - 1)(n_2 - 3)^2 (n_2 - 5)},\ (n_2 \geqq 6) \end{aligned}\right\} \cdots\cdots\cdots\cdots\cdots \text{(Ⅲ-11)}$$

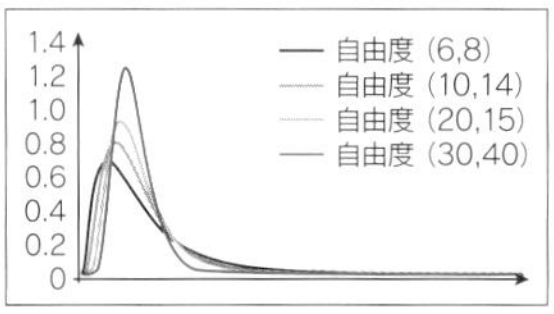

図 11-5　*F* 分布のグラフ

第12章 推定

I 点推定

母集団の情報，たとえば母平均や母分散などは，正確にはわからない場合がほとんどである．そこで，それらの値を推定することを考えるが，第11章のIIの「3 母数の点推定」で述べたように，母平均μ，母分散σ^2の母集団から無作為抽出した大きさnの標本の標本平均$\overline{\mathrm{X}}$と標本分散S^2は

$$E\left(\overline{\mathrm{X}}\right)=\mu,\ E\left(\mathrm{S}^2\right)=\sigma^2 \quad \cdots\cdots\cdots\cdots\cdots \quad (\mathrm{I}\text{-}1)$$

を満たしている（第11章の例II-3-1および定理II-3-1を参照）．

一般に，母集団の特徴を表す値を**母数**といい，θで表すとき，

$$E(\hat{\theta})=\theta \quad \cdots\cdots\cdots\cdots\cdots \quad (\mathrm{I}\text{-}2)$$

を満たす$\hat{\theta}$のことをθの**不偏推定量**という．また，$\hat{\theta}$の実現値を**不偏推定値**という．

例題I-1 ある母集団より大きさ6の標本を取り出したところ，次を得た．

4，5，8，2，11，6

これについて，母平均，母分散の不偏推定値を求めなさい．

解 母平均の不偏推定値は（I-1）より$\overline{\mathrm{X}}$の実現値$\bar{x}$を求めればよい．よって，$\bar{x}=\dfrac{1}{6}(4+5+8+2+11+6)=6$が母平均の不偏推定値である．また，第11章の定理II-3-1の証明Step ①より$s^2=\dfrac{1}{5}\left(4^2+5^2+8^2+2^2+11^2+6^2-6\times6^2\right)=10$が母分散の不偏推定値である．

> **実現値の表記**
> 以下，選んだ標本について，$\overline{\mathrm{X}}$の実現値を$\bar{x}$で，また，S^2の実現値をs^2で，それぞれ表す．

問I-1 ある母集団より大きさ6の標本を取り出したところ，2，4，9，3，12，6となった．これについて，母平均，母分散の不偏推定値を求めなさい．

例題I-2 ある母集団から大きさ，n_1，n_2の2つの独立な標本をとり，標本分散をそれぞれS_1^2，S_2^2とするとき，統計量

$\mathrm{S}^2=\dfrac{(n_1-1)\mathrm{S}_1^2+(n_2-1)\mathrm{S}_2^2}{(n_1-1)+(n_2-1)}$ は母分散の不偏推定量であることを示しなさい．

解 母分散をσ^2とすると，（I-1）より$E\left(\mathrm{S}_1^2\right)=E\left(\mathrm{S}_2^2\right)=\sigma^2$である．よって

$$E\left(\mathrm{S}^2\right)=\frac{(n_1-1)E\left(\mathrm{S}_1^2\right)+(n_2-1)E\left(\mathrm{S}_2^2\right)}{(n_1-1)+(n_2-1)}=\frac{(n_1-1)\sigma^2+(n_2-1)\sigma^2}{(n_1-1)+(n_2-1)}=\sigma^2$$ となる．

II 区間推定

定義　未知の母数θに対して

$$P(a \leqq \theta \leqq b) = 1-\alpha \quad (\text{ただし，} 0<\alpha<1) \quad \cdots\cdots\cdots\cdots\cdots (\text{II-1})$$

を満たすとき，区間$a \leqq \theta \leqq b$のことを，**100(1−α)%信頼区間**という．

区間推定
$P(a \leqq \theta \leqq b) \geqq 1-\alpha$ を満たす区間も 100(1−α)%信頼区間に含める場合が多い．

III 母平均の区間推定

1 母分散が既知のとき

母集団は正規分布$N(\mu, \sigma^2)$をなすと仮定する．母集団から無作為に大きさnの標本を取り出し，標本平均を$\overline{X}$とすると，第11章の定理III-1-1より，$\overline{X}$は標本分布$N\left(\mu, \dfrac{\sigma^2}{n}\right)$に従う確率変数である．

$P(a \leqq \overline{X} \leqq b) = 0.95$となる区間$[a, b]$を求めてみよう．それには第10章の（I-17）の標準化における区間の変換公式をいまの場合に適用した

$$P(a \leqq \overline{X} \leqq b) = P\left(\frac{a-\mu}{\sqrt{\frac{\sigma^2}{n}}} \leqq \frac{\overline{X}-\mu}{\sqrt{\frac{\sigma^2}{n}}} \leqq \frac{b-\mu}{\sqrt{\frac{\sigma^2}{n}}}\right)$$

を用いる．$\dfrac{\overline{X}-\mu}{\sqrt{\frac{\sigma^2}{n}}}$は標準正規分布$N(0, 1^2)$に従う確率変数になっているので，第10章の例題I-5-1より

$$\frac{b-\mu}{\sqrt{\frac{\sigma^2}{n}}} = 1.96, \quad \frac{a-\mu}{\sqrt{\frac{\sigma^2}{n}}} = -1.96$$ を得る．したがって，

$$a = \mu - 1.96 \times \sqrt{\frac{\sigma^2}{n}}, \quad b = \mu + 1.96 \times \sqrt{\frac{\sigma^2}{n}}$$ を得る．

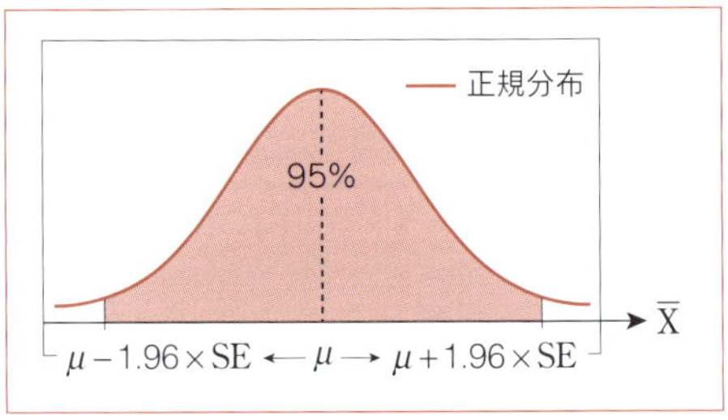

図 12-1　正規分布の 95%範囲

すなわち，

$$\mu - 1.96 \times \sqrt{\frac{\sigma^2}{n}} \leqq \overline{X} \leqq \mu + 1.96 \times \sqrt{\frac{\sigma^2}{n}}$$ が$\overline{X}$の95%信頼区間になる．

ここで移項して，母平均μが中央になるように変形すれば

$$\overline{X} - 1.96 \times \sqrt{\frac{\sigma^2}{n}} \leqq \mu \leqq \overline{X} + 1.96 \times \sqrt{\frac{\sigma^2}{n}} \quad \cdots\cdots\cdots\cdots\cdots (\text{III-1})$$

（$\mathrm{SE} = \sqrt{\dfrac{\sigma^2}{n}}$と書いて**標準誤差**という．）

が**母平均μの95%信頼区間**であることがわかる．これは，母集団の分散が過去の情報からわかり，分散自体はほとんど変化しないような場合に適している

公式である.

例題Ⅲ-1-1 成人男性の HDL コレステロールの平均値を調べるため，25 人を抽出して測定し平均値を計算したところ 62 mg/dL であった．母分散 12^2 (mg/dL)^2 は既知として，母平均の 95%信頼区間を求めなさい．有効数字 4 桁とする.

解 $\bar{x}=62$，$1.96\times\sqrt{\dfrac{\sigma^2}{n}}=1.96\times\sqrt{\dfrac{12^2}{25}}=1.96\times\dfrac{12}{5}=\dfrac{23.52}{5}=4.704$ を（Ⅲ-1）に代入して $57.296\leqq\mu\leqq66.704$ を得る．有効数字 4 桁なので，小数第 3 位を四捨五入して $57.30\leqq\mu\leqq66.70$ が求める母平均の 95%信頼区間である.

問Ⅲ-1-1 成人男性の HDL コレステロールの平均値を調べるため，36 人を抽出して測定し平均値を計算したところ 62.5 mg/dL であった．母分散 12^2 (mg/dL)^2 は既知として，母平均の 95%信頼区間を求めなさい．有効数字 4 桁とする.

2 母分散が未知のとき

母分散 σ^2 が未知の場合は，（Ⅲ-1）では母平均の区間推定ができない．そこで，それに代わる方法を考えなくてはならない．まずは，σ^2 の不偏推定量として標本分散 S^2 を思い出そう．$E\left(\mathrm{S}^2\right)=\sigma^2$ であった．そこで，（Ⅲ-1）で σ^2 を S^2 で置き換えることを考える．しかし，そのままでは 95%信頼区間を保証できない．もはや標準正規分布を使えないからである.

そこで，標準正規分布の代わりに t 分布を使う方法が考える．確率変数 $\dfrac{\overline{\mathrm{X}}-\mu}{\sqrt{\dfrac{\sigma^2}{n}}}$ は標準正規分布に従っているが，σ^2 を S^2 で置き換えたもの $\dfrac{\overline{\mathrm{X}}-\mu}{\sqrt{\dfrac{\mathrm{S}^2}{n}}}$ は自由度 $n-1$ の t 分布に従う*．そこで自由度 $n-1$ の t 分布に従う確率変数を T とすると

$P\left(|\mathrm{T}|\leqq a\right)=1-\alpha$ となるような a は自由度に応じて決まり，この値を

$$a=t_{\frac{\alpha}{2},\,n-1}\quad\cdots\cdots\cdots\cdots\cdots\quad(\text{Ⅲ-2})$$

という記号で表すことにしよう．たとえば，$P\left(|\mathrm{T}|\leqq t_{\frac{0.05}{2},\,n-1}\right)=0.95$ である.

このことを $\mathrm{T}=\dfrac{\overline{\mathrm{X}}-\mu}{\sqrt{\dfrac{\mathrm{S}^2}{n}}}$ に適用すると，$\mathrm{T}=\left|\dfrac{\overline{\mathrm{X}}-\mu}{\sqrt{\dfrac{\mathrm{S}^2}{n}}}\right|\leqq t_{\frac{0.05}{2},\,n-1}$ が 95%信頼区間であるから，絶対値を外して書き直せば，

母平均 μ の 95%信頼区間は

$$\overline{\mathrm{X}}-t_{\frac{0.05}{2},\,n-1}\times\sqrt{\frac{\mathrm{S}^2}{n}}\leqq\mu\leqq\overline{\mathrm{X}}+t_{\frac{0.05}{2},\,n-1}\times\sqrt{\frac{\mathrm{S}^2}{n}}\quad\cdots\cdots\quad(\text{Ⅲ-3})$$

> **t 分布***
> 第 11 章の定理Ⅲ-2-2 を参照.

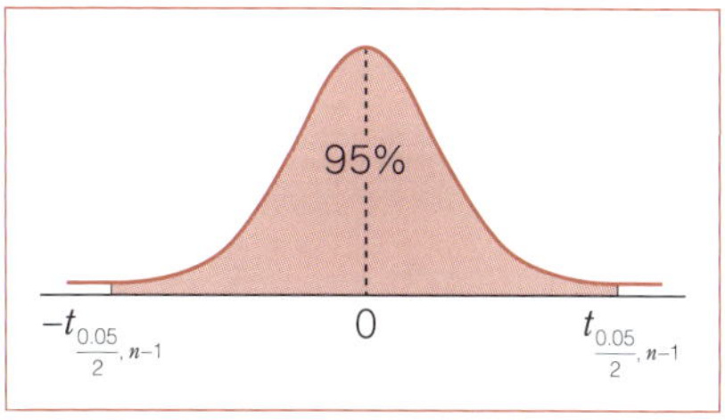

図 12-2 t 分布の 95%範囲

となる.

例題Ⅲ-2-1 成人女性のHDLコレステロールの平均値を調べるため，9人を抽出して測定し計算したところ平均値70 mg/dL，標本分散 14^2 $(\text{mg/dL})^2$ であった．母平均の95%信頼区間を求めなさい．有効数字4桁とする．

解 $n=9$ より，使用する t 分布の自由度は8である．巻末の**付表3**より $t_{\frac{0.05}{2},8}=2.306$ である．EXCELで求めるには,「= TINV (0.05, 8)」と入力すればよい．

また $\bar{x}=70$，$s^2=14^2$ であるから，

$$t_{\frac{0.05}{2},8}\times\sqrt{\frac{s^2}{n}}=2.306\times\sqrt{\frac{14^2}{9}}=2.306\times\frac{14}{3}=10.761$$ を（Ⅲ−3）に代入して

$59.238\leqq\mu\leqq80.761$ を得る．小数第3位を四捨五入して $59.24\leqq\mu\leqq80.76$ を得る．

問Ⅲ-2-1 成人女性のHDLコレステロールの平均値を調べるため，16人を抽出して測定し計算したところ，平均値68 mg/dL，標本分散 13^2 $(\text{mg/dL})^2$ であった．母平均の95%信頼区間を求めなさい．有効数字4桁とする．

EXCELの関数

本書では，EXCELの関数は

「TINV」「TDIST」

「TTEST」「FINV」

「FDIST」「FTEST」

「CHIINV」「CHIDIST」

「NORMSINV」

「NORMSDIST」

などを用いる．

Ⅳ 母分散の区間推定

母分散の区間推定を行うには，次の定理を用いる．

●**定理Ⅳ-1** 正規分布 $N(\mu,\ \sigma^2)$ に従う母集団から無作為抽出された大きさ n の標本 X_1，X_2，…，X_n に対して

① $\displaystyle\sum_{i=1}^{n}\frac{(X_i-\mu)^2}{\sigma^2}$ は自由度 n の χ^2 分布に従う確率変数である．

② $\displaystyle\sum_{i=1}^{n}\frac{(X_i-\overline{X})^2}{\sigma^2}$ は自由度 $n-1$ の χ^2 分布に従う確率変数である．

χ^2 分布

χ^2 分布については第11章のⅢを参照のこと．

1 母平均 μ が既知のとき

自由度 n の χ^2 分布では，$P\left(\chi^2_{1-\frac{\alpha}{2},n}\leqq\chi^2\leqq\chi^2_{\frac{\alpha}{2},n}\right)=1-\alpha$ という式を用いる．

$$\chi^2=\sum_{i=1}^{n}\frac{(X_i-\mu)^2}{\sigma^2}$$，$\alpha=0.05$ として定理Ⅳ-1の①を適用すると

$$\chi^2_{0.975,n}\leqq\sum_{i=1}^{n}\frac{(X_i-\mu)^2}{\sigma^2}\leqq\chi^2_{0.025,n}$$ である確率は95%である．

これを変形すれば

$$\frac{\sum_{i=1}^{n}(X_i-\mu)^2}{\chi^2_{0.025,n}}\leqq\sigma^2\leqq\frac{\sum_{i=1}^{n}(X_i-\mu)^2}{\chi^2_{0.975,n}}\quad\cdots\cdots\cdots\cdots\cdots\ (\text{Ⅳ}-1)$$

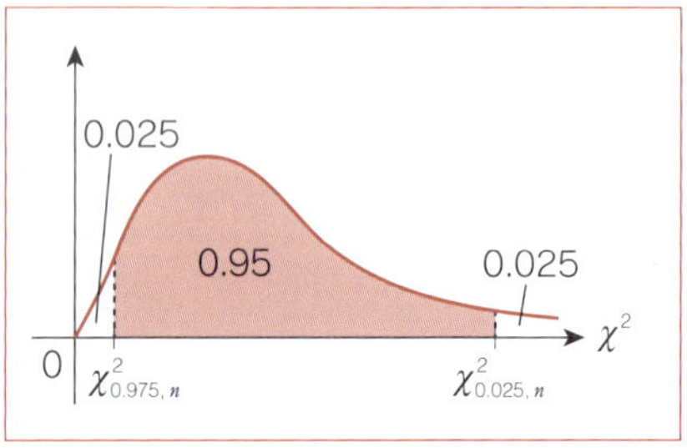

図12-3 χ^2 分布の95%範囲

が**母分散 σ^2 の 95%信頼区間**である.

例題Ⅳ-1-1 健康人 8 人の血清無機リンのデータ値を以下に示す.

無機リン (mg/dL)	3.1	3.8	4.0	3.5	3.3	3.6	3.9	3.5

この標本から, 母分散 σ^2 の 95%信頼区間を求めなさい. なお, 母平均は 3.7 mg/dL である. 答えは, 四捨五入して小数第 3 位までを書きなさい.

解 $\displaystyle\sum_{i=1}^{n}(X_i-\mu)^2=(3.1-3.7)^2+(3.8-3.7)^2+(4.0-3.7)^2+(3.5-3.7)^2$

$$+(3.3-3.7)^2+(3.6-3.7)^2+(3.9-3.7)^2+(3.5-3.7)^2=0.75$$

また, 巻末の**付表 4** で $\nu=8$, $\alpha=0.975, 0.025$ より $\chi^2_{0.975,\,8}=2.180$, $\chi^2_{0.025,\,8}=17.535$ である. これらを (Ⅳ-1) に代入して $0.04277\leqq\sigma^2\leqq0.34404$ を得る. 小数第 4 位を四捨五入して $0.043\leqq\sigma^2\leqq0.344$ が求める母分散の 95%信頼区間である.

自由度の記号

n は標本の大きさに用いており, 自由度は, n, $n-1$ や $n-2$ など種々あるため, 自由度の記号としては ν を用いる.

問Ⅳ-1-1 例題Ⅳ-1-1 で

無機リン (mg/dL)	3.6	3.9	4.2	3.6	3.3	3.2	3.9	3.5

であった場合に, 母分散 σ^2 の 95%信頼区間を求めなさい. 他の条件は同じとする.

2 母平均 μ が未知のとき

ほとんどの場合, 母平均は未知であるから, この場合が本質的である. 前項「1 母平均 μ が既知のとき」との相違点は, 定理Ⅳ-1 の②を使うので, 母平均 μ の代わりに標本平均 $\overline{X}$ を用いることと, 自由度が n から $n-1$ に変わるという点である. その他の過程は同じであるので, (Ⅳ-1) と同様にして

$$\frac{\sum_{i=1}^{n}(X_i-\overline{X})^2}{\chi^2_{0.025,\,n-1}}\leqq\sigma^2\leqq\frac{\sum_{i=1}^{n}(X_i-\overline{X})^2}{\chi^2_{0.975,\,n-1}}\quad\cdots\cdots\cdots\cdots\cdots\quad(\text{Ⅳ-2})$$

が**母分散 σ^2 の 95%信頼区間**である.

例題Ⅳ-2-1 健康人 8 人の血清無機リンのデータ値を以下に示す.

無機リン (mg/dL)	3.2	3.8	4.0	3.5	3.3	3.6	3.9	3.5

この標本から, 母分散 σ^2 の 95%信頼区間を求めなさい. 答えは, 四捨五入して小数第 3 位までを書きなさい.

解 母平均が未知なので, 標本平均を計算すると

$\bar{x}=\dfrac{1}{8}(3.2+3.8+4.0+3.5+3.3+3.6+3.9+3.5)=3.6$ である. よって,

$\displaystyle\sum_{i=1}^{n}(X_i-\overline{X})^2=(3.2-3.6)^2+(3.8-3.6)^2+(4.0-3.6)^2+(3.5-3.6)^2$

$$+(3.3-3.6)^2+(3.6-3.6)^2+(3.9-3.6)^2+(3.5-3.6)^2=0.56$$

また，巻末の**付表 4** で $\nu=7$，$\alpha=0.975$，0.025 より $\chi^2_{0.975,7}=1.690$，$\chi^2_{0.025,7}=16.013$ である．これらを（IV-2）に代入して $0.03497 \leqq \sigma^2 \leqq 0.33136$ を得る．小数第 3 位を四捨五入して $0.035 \leqq \sigma^2 \leqq 0.331$ が求める母分散の 95%信頼区間である．

問 IV-2-1 健康人 8 人の血清無機リンのデータ値を以下に示す．

無機リン（mg/dL）	3.6	3.8	4.5	3.6	3.3	3.2	3.9	3.7

この標本から，母分散 σ^2 の 95%信頼区間を求めなさい．答えは，四捨五入して小数第 3 位までを書きなさい．

注意 $\chi^2_{0.975,7}$，$\chi^2_{0.025,7}$ を EXCEL で求めるには，それぞれ「= CHIINV(0.975, 7)」，「= CHIINV(0.025, 7)」と入力すればよい．

V 母比率の区間推定

ある製品は，製作過程において確率 p_0 で不良品が出るという．この製品のなかから大きさ n の標本を抽出したら，そのうち k 個の不良品が含まれていたとする．この場合 p_0 は母集団の比率であり**母比率**という．一方，母比率の不偏推定値として $\hat{p}=\frac{k}{n}$ が用いられる．n が十分大きければ $\hat{p}=\frac{k}{n}$ は近似的に正規分布 $N\left(p_0, \frac{p_0(1-p_0)}{n}\right)$ に従っている．よって，（III-1）を

$\overline{\mathrm{X}}=\hat{p}$，$\sigma^2=p_0(1-p_0)$，$\mu=p_0$ として適用すると，

$\hat{p}-1.96\times\sqrt{\frac{p_0(1-p_0)}{n}} \leqq p_0 \leqq \hat{p}+1.96\times\sqrt{\frac{p_0(1-p_0)}{n}}$ となる確率は 95%

である．そこで $\hat{p}\pm1.96\times\sqrt{\frac{p_0(1-p_0)}{n}}=p_0$ として，p_0 について解くと

$$p_0=\frac{2n\hat{p}+c^2\pm c\sqrt{4n\hat{p}(1-p)+c^2}}{2n+2c^2}，\quad c=1.96 \text{ となる．}$$

n が十分大きいとき，$\frac{c^2}{n}\to 0$ とすれば

$$p_0=\frac{2\hat{p}+\frac{c^2}{n}\pm c\sqrt{\frac{4\hat{p}(1-\hat{p})}{n}+\frac{c^2}{n^2}}}{2+\frac{2c^2}{n}}$$

$$\to \frac{2\hat{p}\pm c\sqrt{\frac{4\hat{p}(1-\hat{p})}{n}}}{2}=\hat{p}\pm1.96\times\sqrt{\frac{\hat{p}(1-\hat{p})}{n}}$$

を得る．したがって，次を得る．

$$\hat{p}-1.96\times\sqrt{\frac{\hat{p}\left(1-\hat{p}\right)}{n}} \leqq p_0 \leqq \hat{p}+1.96\times\sqrt{\frac{\hat{p}\left(1-\hat{p}\right)}{n}} \quad \cdots\cdots\cdots\cdots\cdots \ (\text{V-1})$$

これが**母比率の95%信頼区間**である．

例題Ⅴ-1 ある薬局でアンケート調査をしたところ，回答者330人のうち23人が不満を記していた．この薬局の客で不満をもつ人の割合の95%信頼区間を求めなさい．小数第3位を四捨五入して小数第2位までを書きなさい．

解 $n=330$，$\hat{p}=\dfrac{23}{330}=0.069697 \fallingdotseq 0.07$ として（V-1）に代入すると，

$1.96\times\sqrt{\dfrac{0.07(1-0.07)}{330}}=0.0275$ より $0.0425 \leqq p_0 \leqq 0.0975$ を得る．小数第3位を四捨五入して $0.04 \leqq p_0 \leqq 0.10$ が求める母比率の95%信頼区間である．

問Ⅴ-1 ある薬局でアンケート調査をしたところ，回答者250人のうち18人が不満を記していた．この薬局の客で不満をもつ人の割合の95%信頼区間を求めなさい．小数第3位を四捨五入して小数第2位までを書きなさい．

第13章 検定

I 検定

1 検定の原理

ある学力テストの全国の中学校の平均点は 80 点であることが知られている．某地方の中学校から 40 人を無作為抽出したところ，その平均点は 85 点であった．この地方の中学校の学力テストの平均点は全国の平均点と比べて差があるといえるかを考えてみよう．

まず，この地方の中学校の学力テストの平均点は全国の平均点と比べて差がないという仮説をたてる．これを**帰無仮説**という．それに対して，差があるという仮説を**対立仮説**という．

判定方法は，検定統計量の実現値が棄却域とよばれる領域に入れば帰無仮説を棄却し，対立仮説を採択する．そうでなければ帰無仮説を棄却しない．また，検定統計量の実現値をもとに計算した P 値とよばれるものを利用して，P 値がある程度小さければ帰無仮説を棄却し，対立仮説を採択する．そうでなければ帰無仮説を棄却しないといった方法もある．

以上が，検定の大まかな道筋である．

2 帰無仮説，対立仮説，P 値

前項の例で帰無仮説，対立仮説について解説したが，より具体的に例をあげて説明しよう．

例題 I -2-1 ある学校の特別進学クラス 40 名に学力試験（100 点満点）を行ったところ，平均点が 85 点であった．同じ学力試験について，全国の同学年の学生による試験結果は平均が 80 点，分散が 12.5^2 点^2 であるという．この特別進学クラスの学生の学力は全国平均と異なるか調べなさい．

解 特別進学クラスの母集団と全国の同学年の学生の学力を表す母集団を考えて，両母集団は同じものであると仮説を立てる．つまり，特別進学クラスの 40 名は，全国の同学年の学力を表す母集団から取り出した大きさ 40 の標本であると考えるのである．よって，特別進学クラスの母集団の平均値 μ は 80 点のはずであるから，これを

$$H_0 : \mu = 80 \quad \cdots\cdots\cdots\cdots\cdots \quad (\text{I-1})$$

と表し，**帰無仮説**（null hypothesis）という．

これに対して，両母集団はそもそも異なっていて平均値が異なるとする

> **帰無仮説（H_0）**
> 仮説は hypothesis.
> null にはゼロの意味がある.

$H_A : \mu \neq 80$ …………… (I-2)

を**対立仮説**（alternative hypothesis）という.

特別進学クラスの母集団は正規分布 $N(\mu, \sigma^2)$ に従っていることを前提条件とする. これは, 全国の同学年の学生の学力のなす母集団と同じという仮説の下では, $\mu = 80$, $\sigma^2 = 12.5^2$ であることに注意しよう.

ここで, 正規分布 $N(\mu, \sigma^2)$ に従う母集団から大きさ n の標本を無作為に取り出して平均 $\overline{X}$ を計算した場合, $\overline{X}$ は標本分布 $N\left(\mu, \dfrac{\sigma^2}{n}\right)$ に従っていたことを思い出そう. よって, これを標準化した

$$Z_0 = \frac{\overline{X} - \mu}{\sqrt{\dfrac{\sigma^2}{n}}} \quad \text{……………} \quad \text{(I-3)}$$

は標準正規分布に従っている. $\bar{x} = 85$, $n = 40$, $\mu = 80$, $\sigma^2 = 12.5^2$ という仮定の下で, これらを (I-3) に代入して計算すると $z_0 = \dfrac{85 - 80}{\sqrt{\dfrac{12.5^2}{40}}} = 2.52980$ であり,

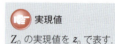

$P(|Z_0| \geqq |2.52980|) = P(|Z_0| \geqq 2.52980) = 0.011413$ である. この値を **P 値**という.

P 値が 5% 未満ならば帰無仮説を棄却し, 対立仮説を採択する. すなわち, $\mu \neq 80$ を採択する. つまり, この学校の特別進学クラスの学力は全国平均とは異なるという結論に至る.

この方法を**平均値の両側検定**という.

> **実現値**
> Z_0 の実現値を z_0 で表す.

> **EXCEL の手法**
> $P(|Z_0| \geqq 2.52980)$ を EXCEL で求めるには, 「=2*(1−NORMSDIST(2.52980))」と入力する.

3 有意水準, 第 1 種の過誤, 第 2 種の過誤, 検出力

例題 I-2-1 で, P 値が 5% 未満ならば帰無仮説を棄却することにしたが, この基準を**有意水準**といい, その値は α で表すことが多い. 有意水準は通常 5 % にとることが多いが, 不良品がまれにしか出ないような製品の判定などでは有意水準を 1% にとることもある.

平均値の検定では, 帰無仮説は真であるにもかかわらず帰無仮説が棄却されてしまう場合がある. この判定は誤りであり, **第 1 種の過誤**という.

逆に, 帰無仮説は偽であるにもかかわらず帰無仮説が棄却されない場合がある. この判定も誤りであり**第 2 種の過誤**といい, その確率を β で表すことが多い.

いまの場合, 第 1 種の過誤を犯す確率が α となっている. 対立仮説が正しいときに, 対立仮説が正しく採択される確率を**検出力**といい $1 - \beta$ に等しい. 検出力を上げるには, 標本のサイズを大きくすればよい.

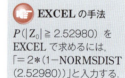

検定の判定	帰無仮説は真	帰無仮説は偽
棄却できない	正しい　$1-\alpha$	第２種の過誤　β
棄却する	第１種の過誤　α	正しい　$1-\beta$

（有意水準：α，検出力：$1-\beta$）

4　サンプルサイズ

たとえば，例題 I-2-1 の平均値の検定において，有意水準を 5%（$\alpha = 0.05$），検出力を 80%（$\beta = 0.2$）となるように検定を行うには，**サンプルサイズ**（標本の大きさ）をどのくらいにしたらよいだろうか．検出力を算出するうえで，母平均 80 よりも 5 以上の差を検出する条件を課す．

> **サンプルサイズ**
> $a>0$ のとき $P(Z_0 \geqq a)=x$ を満たす a を，z_x という記号で表す．よって，$P(Z_0 \geqq z_x)=x$ を満たす．

$\alpha = 0.05$，$\beta = 0.2$ とおき，$\dfrac{\sqrt{n}\times 5}{12.5} - z_{\frac{\alpha}{2}} = z_\beta$ を n について解けばよい．

$$n = \left(\frac{z_{0.025}+z_{0.2}}{\frac{5}{12.5}}\right)^2 = \left(\frac{1.96+0.84}{\frac{5}{12.5}}\right)^2 = 49.0 \quad \cdots\cdots\cdots\cdots\cdots \text{(I-4)}$$

> **EXCEL の手法**
> z_x の値を EXCEL で求めるには「＝NORMSINV(1－x)」と入力すればよい．

より，必要なサンプルサイズは 49 となる．

例題 I-2-1 ではサンプルサイズは 40 であったので，検出力を算出すると 72% になる．

II　母平均の検定

1　母分散が既知のとき

母集団は正規分布 $N(\mu, \sigma^2)$ に従っていると仮定する．この母集団から無作為に抽出した大きさ n の標本の平均 $\overline{X}$ について，(I-3) より $Z_0 = \dfrac{\overline{X}-\mu}{\sqrt{\dfrac{\sigma^2}{n}}}$ は標準正規分布に従っている．

母分散 σ^2 が既知ならば，これを用いて母平均 μ についての検定を行うことができる．ある特定の値 μ_0 に対して帰無仮説と対立仮説を立てる．

$$\begin{cases} H_0 : \mu = \mu_0 \\ H_A : \mu \neq \mu_0 \end{cases} \quad \cdots\cdots\cdots\cdots\cdots \text{(II-1)}$$

帰無仮説 $H_0 : \mu = \mu_0$ を前提として抽出した大きさ n の標本の平均値を計算して Z_0 の実現値

$$z_0 = \frac{\bar{x}-\mu_0}{\sqrt{\dfrac{\sigma^2}{n}}} \quad (\bar{x} \text{ は } \overline{X} \text{ の実現値}) \cdots\cdots\cdots\cdots\cdots \text{(II-2)}$$

を計算し，次の判定基準に従って帰無仮説の判定を行う．

●帰無仮説の判定基準

$$\left.\begin{array}{l}|z_0|>1.96 \text{ ならば，帰無仮説 } H_0：\mu=\mu_0 \text{ を有意水準 5\% で棄却する．}\\ |z_0|\leqq 1.96 \text{ ならば，有意水準 5\% で帰無仮説を棄却できない．}\end{array}\right\}\cdots \text{(II-3)}$$

1.96 という値は，帰無仮説が正しいという前提のもとで $P(|Z_0|>1.96)=0.05$ となるように，すなわち，有意水準が 5% となるように選ばれている．

例題 II-1-1 副甲状腺機能低下症の患者 25 人について，血清カルシウムの平均値を調べたら 7.5 mg/dL となった．健常人の場合，血清カルシウムの数値は平均 9.8 mg/dL，標準偏差 0.5 mg/dL の正規分布をすることが知られている．副甲状腺機能低下症の患者の血清カルシウムの数値は健常人のそれと比べて異なるといえるか，有意水準 5% で検定しなさい．

解 母集団は正規分布 $N(9.8,\ 0.5^2)$ に従っている．よって，帰無仮説と対立仮説

$$\begin{cases} H_0：\mu=9.8 \\ H_A：\mu\neq 9.8 \end{cases}$$

を立てる．帰無仮説を前提として 25 人の標本について Z_0 の実現値を計算する．

$$z_0=\frac{7.5-9.8}{\sqrt{\frac{0.5^2}{25}}}=\frac{-2.3}{\frac{0.5}{5}}=-23$$ であり，$|z_0|>1.96$ であるから判定基準（II-3）

より，有意水準 5% で帰無仮説を棄却する．

よって，副甲状腺機能低下症の患者の血清カルシウムの数値は，健常人のそれと比べて異なるといえる．

さて，上記の例題の場合，実際には，副甲状腺機能低下症の患者の血清カルシウムの数値は健常人のそれと比べて低下するということを示したい場合もある．このような場合は，対立仮説を変えて

$$\begin{cases} H_0：\mu=9.8 \\ H_A：\mu<9.8 \end{cases}$$

を立てる．これを**左片側検定**という．判定基準を次のように設定する．

●左片側検定の判定基準

$$\left.\begin{array}{l}z_0<-1.644 \text{ ならば，帰無仮説 } H_0：\mu=\mu_0 \text{ を有意水準 5\% で棄却する．}\\ z_0\geqq -1.644 \text{ ならば，有意水準 5\% で帰無仮説を棄却できない．}\end{array}\right\}\cdots \text{(II-4)}$$

この基準で判定すると，例題 II-1-1 は，副甲状腺機能低下症の患者の血清カルシウムの数値は健常人のそれと比べて低下する，と結論できる．1.644 という値は $P(Z_0<-1.644)=0.050$ となることから選ばれている．この値を正

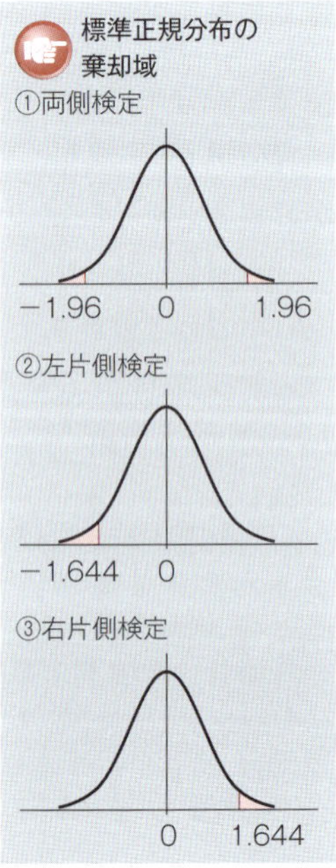

確に求めるためには，EXCEL で「＝NORMSINV(0.95)」と入力する．この場合の P 値は，帰無仮説のもとでの $P(Z_0 \leqq z_0)$ の値で定める．

逆に，もし仮に，健常人のそれと比べて上昇するということを示したい場合には，対立仮説を変えて

$$\begin{cases} H_0 : \mu = 9.8 \\ H_A : \mu > 9.8 \end{cases}$$

として，**右片側検定**を行う．判定基準は次のように設定する．

> **●右片側検定の判定基準**
>
> $z_0 > 1.644$ ならば，帰無仮説 $H_0 : \mu = \mu_0$ を有意水準 5％で棄却する．
> $z_0 \leqq 1.644$ ならば，有意水準 5％で帰無仮説を棄却できない．
> ……（II-5）

この場合の P 値は，帰無仮説のもとでの $P(Z_0 \geqq z_0)$ の値で定める．

問 II-1-1 ある騒音が激しい工場で働いている従業員 36 名について，平常時の脈拍を測定したところ平均値 85回/分であった．健康な人の平常時の脈拍は平均 70回/分，標準偏差 2.5回/分である．

（1）この工場で働いている従業員の脈拍は，健康な人のそれと比べて異なるといえるか．有意水準 5％で検定しなさい．

（2）この工場で働いている従業員の脈拍は，健康な人のそれと比べて高いといえるか．有意水準 5％で検定しなさい．

2 母分散が未知のとき

母集団は正規分布 $N(\mu, \sigma^2)$ に従っていると仮定する．母分散 σ^2 が未知の場合は，（II-2）の Z_0 の実現値が計算できないので，前項「1 母分散が既知のとき」の方法では母平均の検定ができない．この場合は，母平均の区間推定の場合と同様に，σ^2 を標本分散 S^2 で推定して，かつ，標準正規分布の代わりに t 分布を用いる．

母集団から抽出した大きさ n の標本の平均 $\overline{X}$ と標本分散 S^2 について

$T = \dfrac{\overline{X} - \mu}{\sqrt{\dfrac{S^2}{n}}}$ が自由度 $n-1$ の t 分布に従っていることを用いる．ある特定の値 μ_0 に対して帰無仮説と対立仮説

$$\begin{cases} H_0 : \mu = \mu_0 \\ H_A : \mu \neq \mu_0 \end{cases} \quad \cdots\cdots\cdots\cdots\cdots \text{(II-6)}$$

を立てる．帰無仮説 $H_0 : \mu = \mu_0$ を前提として抽出した大きさ n の標本について，T の実現値

$$t_0 = \frac{\bar{x} - \mu_0}{\sqrt{\frac{s^2}{n}}} \quad \cdots\cdots\cdots\cdots\cdots \text{(II-7)}$$

を計算し，次の判定基準に従って帰無仮説の判定を行う．

●帰無仮説の判定基準

$$\left.\begin{array}{l} |t_0| > t_{\frac{0.05}{2}, n-1} \text{ ならば，帰無仮説 } H_0: \mu = \mu_0 \text{ を有意水準 5\%で棄却する．} \\ |t_0| \leqq t_{\frac{0.05}{2}, n-1} \text{ ならば，有意水準 5\%で帰無仮説を棄却できない．} \end{array}\right\} \cdots \text{(II-8)}$$

この検定方法を ***t* 検定**（student 検定）という．$t_{\frac{0.05}{2}, n-1}$ という記号は第 12 章Ⅲの「2 母分散が未知のとき」で導入したもので，$P\left(|T| > t_{\frac{0.05}{2}, n-1}\right) = 0.05$ を満たす．すなわち，両側検定のときの有意水準がちょうど 5%になるときの *t* 分布の棄却域の境界値を，$t_{\frac{0.05}{2}, n-1}$ という記号で表す（**図 13-1**）．

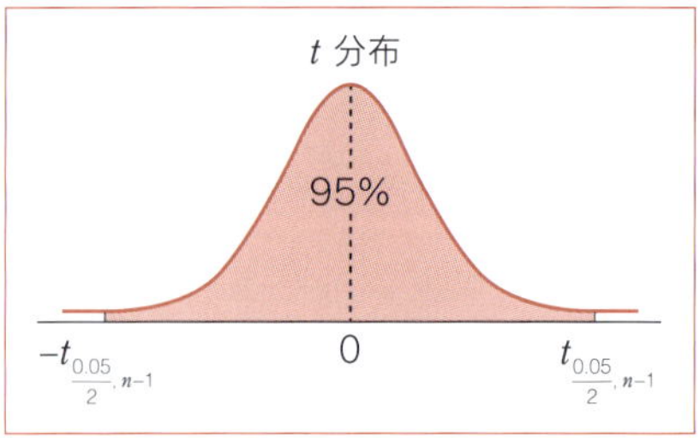

図 13-1　*t* 分布の両側 5%境界値

例題Ⅱ-2-1 精密な計量分析をする職場の職員 16 人について収縮期血圧を測定したところ，平均値が 145 mmHg で，標本分散が $30^2(\text{mmHg})^2$ であった．一方，全国の勤労者の収縮期血圧の平均は 140 mmHg であることが知られている．この職場の職員の収縮期血圧の値は全国の勤労者の収縮期血圧と比べて異なるといえるか．有意水準 5%で検定しなさい．

解 母集団は全国の勤労者の収縮期血圧の値の集合で，正規分布に従うとしてよい．

帰無仮説と対立仮説

$$\begin{cases} H_0: \mu = 140 \\ H_A: \mu \neq 140 \end{cases}$$

を立てる．帰無仮説を前提として 16 人の標本について T の実現値を計算する．

$t_0 = \dfrac{145 - 140}{\sqrt{\dfrac{30^2}{16}}} = \dfrac{5}{\dfrac{30}{4}} = \dfrac{2}{3} = 0.667$ である．一方，自由度は 15 なので巻末の

付表 3 で $v=15$，$\alpha=0.025$ として $t_{\frac{0.05}{2},15}=2.131$ を得る．

（EXCELでは「＝TINV(0.05,15)」と入力すれば求められる．）

$|t_0| \leqq t_{\frac{0.05}{2},15}$ であるから，判定基準より，有意水準 5% で帰無仮説を棄却できない．

よって，普通の職場の人の収縮期血圧と比べて異なるとはいえない．

片側検定は前項「1 母分散が既知のとき」と同様に帰無仮説と対立仮説を立てるが，判定基準は以下のとおりである．

●片側検定の判定基準

①左片側 t 検定：$t_0 < -t_{0.05,n-1}$ ならば，帰無仮説を有意水準 5% で棄却する．
この場合の P 値は帰無仮説のもとでの $P(\mathrm{T} \leqq t_0)$ の値で定める．

②右片側 t 検定：$t_0 > t_{0.05,n-1}$ ならば，帰無仮説を有意水準 5% で棄却する．
この場合の P 値は帰無仮説のもとでの $P(\mathrm{T} \geqq t_0)$ の値で定める．

問 II-2-1 ある騒音が激しい工場で働いている従業員 16 名について，平常時の脈拍を測定したところ平均値が 85 回/分，標本分散が 3.5^2(回/分)^2 であった．健康な人の平常時の脈拍は平均 70 回/分である．

(1) この工場で働いている従業員の脈拍は，健康な人のそれと比べて異なるといえるか．有意水準 5% で検定しなさい．

(2) この工場で働いている従業員の脈拍は，健康な人のそれと比べて高いといえるか．有意水準 5% で検定しなさい．

III 分布の検定

1 正規性の検定

「I 検定」「II 母平均の検定」では，母集団は正規分布に従っていることが仮定されていた．しかし，実際に検定を行う場合には，母集団が正規分布に従っているかどうかは事前に確認しておかなければならない．標本の大きさが 40 以上の場合には，中心極限定理を根拠として母集団は正規分布に従っていると仮定してよい．標本の大きさが小さい場合には，コルモゴロフ-スミノフ検定またはシャピロ-ウィルク検定という方法で，母集団の正規性を検定することができる．

コルモゴロフ-スミノフ検定またはシャピロ-ウィルク検定
これらの検定を行うには，無料の統計ソフト EZR を使用することを推奨する．

2 母分散の検定

母集団は正規分布 $N(\mu, \sigma^2)$ に従っていると仮定する．母分散 σ^2 が未知の場合に，これをある特定の値 σ_0^2 であると仮定して，第 12 章の定理 IV-1 を用いて分散の検定を行うことができる．母集団から大きさ n の標本を取り出し，帰無仮説と対立仮説

$$\begin{cases} H_0：\sigma^2 = \sigma_0^2 \\ H_A：\sigma^2 \neq \sigma_0^2 \end{cases}$$

を立てる．

●**帰無仮説の判定基準**

①母平均 μ が既知のとき：母平均が μ_0 であるとき，$\chi_0^2 = \dfrac{1}{\sigma_0^2}\sum_{i=1}^{n}(X_i - \mu_0)^2$ を計算して，$\chi_0^2 > \chi^2_{\frac{\alpha}{2},n}$ または $\chi_0^2 < \chi^2_{1-\frac{\alpha}{2},n}$ ならば有意水準 α で帰無仮説を棄却する．それ以外は棄却できない．

②母平均 μ が未知のとき：$\chi_0^2 = \dfrac{1}{\sigma_0^2}\sum_{i=1}^{n}(X_i - \bar{x})^2$ を計算して，$\chi_0^2 > \chi^2_{\frac{\alpha}{2},n-1}$ または $\chi_0^2 < \chi^2_{1-\frac{\alpha}{2},n-1}$ ならば，有意水準 α で帰無仮説を棄却する．それ以外は棄却できない．

例題Ⅲ-2-1 ある製品工場で粉末化された原料を 7 g ずつ取り出す機械が稼働していた．最近，新しい機械を導入し，取り出された原料の重量を求めたら次のようになった．これまでの機械では，粉末化された原料の重量の分散は 0.03(g)^2 であった．新しい機械にしたことでバラツキに変化が生じたといえるであろうか．有意水準 5%で検定しなさい．

原料の重量（g）	7.33	7.51	7.43	7.36	7.57

解 この製品工場で粉末化された原料の重量は正規分布 $N(\mu,\ 0.03)$ に従っているとして検定を行う．$\sigma_0^2 = 0.03$ として，帰無仮説と対立仮説

$$\begin{cases} H_0：\sigma^2 = 0.03 \\ H_A：\sigma^2 \neq 0.03 \end{cases}$$

を立てる．μ が未知なので，標本平均を計算すると $\bar{x} = 7.44$ であるから，

$$\chi_0^2 = \frac{1}{\sigma_0^2}\sum_{i=1}^{n}(X_i - \bar{x})^2 = \frac{1}{0.03}\left\{(7.33-7.44)^2 + (7.51-7.44)^2 + (7.43-7.44)^2 + (7.36-7.44)^2 + (7.57-7.44)^2\right\} = \frac{0.0404}{0.03} = 1.34667$$

自由度は 4 であるから，巻末の**付表 4** より $\nu = 4$，$\alpha = 0.025$，0.975 として $\chi^2_{0.025,4} = 11.143$，$\chi^2_{0.975,4} = 0.484$ を得るから，$\chi^2_{0.975,4} < \chi_0^2 < \chi^2_{0.025,4}$ である．従って，有意水準 5%で帰無仮説を棄却できない．新しい機械にしたことでバラツキに変化が生じたとはいえない．

問Ⅲ-2-1 例題Ⅲ-2-1 の設定で，新しい機械を導入し取り出された原料の重量を求めたら，次のようになった．新しい機械にしたことでバラツキに変化が生じたといえるであろうか．有意水準 5%で検定しなさい．

原料の重量（g）	7.23	7.26	7.55	7.33	7.58	7.45

Ⅳ 2群の比較

1 母集団が正規分布の場合

2つの正規分布に従っている母集団を考える．Ⅰ群は $N\left(\mu_1,\ \sigma_1^2\right)$ に，Ⅱ群は $N\left(\mu_2,\ \sigma_2^2\right)$ に従っているとする．Ⅰ群とⅡ群からそれぞれ大きさ n_1，n_2 の標本を取り出し，それぞれの平均を $\overline{X}_1$，$\overline{X}_2$ とする．Ⅰ群とⅡ群が独立であれば，2つの平均の差 $\overline{X}_1-\overline{X}_2$ は正規分布 $N\left(\mu_1-\mu_2,\ \dfrac{\sigma_1^2}{n_1}+\dfrac{\sigma_2^2}{n_2}\right)$ に従う．

実現値
$\overline{X}_1-\overline{X}_2$ の実現値は $\bar{x}_1-\bar{x}_2$ で表す．

1）対応がある場合

対応がある場合は，Ⅰ群とⅡ群は独立ではないから上で述べた理論は使えない．Ⅰ群とⅡ群は同じものとして，$\overline{X}_1-\overline{X}_2$ は正規分布 $N\left(0,\ \dfrac{\sigma^2}{n}\right)$ に従っているものとする．ただし，$n=n_1=n_2$ である．帰無仮説と対立仮説

$$\begin{cases} H_0：\mu=0 \\ H_A：\mu\neq 0 \end{cases} \quad\cdots\cdots\cdots\cdots\cdots\ (\text{Ⅳ-1})$$

を立てて，$T=\dfrac{\overline{X}_1-\overline{X}_2}{\sqrt{\dfrac{S^2}{n}}}$ を用いて自由度 $n-1$ で t 検定を行えばよい．

例題Ⅳ-1-1 以下の表は，収縮期血圧が低い患者10名に対して，昇圧剤を投与して収縮期血圧の変化を調べた結果である．収縮期血圧は昇圧剤投与によって上昇したといえるか．有意水準1%で検定しなさい．

投与前（mmHg）	110	112	98	94	118	105	107	103	99	115
投与後（mmHg）	118	121	106	98	116	114	120	122	114	118

解 (Ⅳ-1) のもと，T値を計算する．(投与前－投与後) のデータは下記のとおりである．

投与前－投与後	−8	−9	−8	−4	2	−9	−13	−19	−15	−3

このデータを用いて標本の平均値，標本分散を計算すると $\bar{x}_1-\bar{x}_2=-8.6$，$s^2=37.1555$ である．

したがって，$t_0=\dfrac{\bar{x}_1-\bar{x}_2}{\sqrt{\dfrac{s^2}{n}}}=\dfrac{-8.6}{\sqrt{\dfrac{37.1555}{10}}}=-4.4616$ である．P値は $P(T<-4.4616)=0.0008$ となり，有意水準1%で帰無仮説は棄却される．収縮期血圧は昇圧剤投与により上昇したといえる．

EXCELの手法
P(T＜−4.4616) の値をEXCELで求めるには「=TDIST(abs(−4.4616), 9, 1)」と入力すればよい．

問Ⅳ-1-1 例題Ⅳ-1-1において，10人のデータが次のようであった場合に，収縮期血圧が上昇したかどうか，有意水準5%で検定しなさい．

投与前（mmHg）	106	114	96	99	115	103	116	108	92	102
投与後（mmHg）	118	122	110	104	118	110	108	112	110	116

2）対応がなく等分散の場合

等分散とは，I 群と II 群の母集団の分散が等しい場合をいう．すなわち，

$$\sigma_1^2 = \sigma_2^2 =: \sigma^2 \quad \cdots\cdots\cdots\cdots\cdots \text{(IV-2)}$$

とする．これが成り立つかどうかを検定する方法があり，**等分散検定**という．等分散検定については後ほど触れることにする．いまは，(IV-2) がわかったとして話を進めよう．

> **σ^2**
> 等分散とは，$\sigma_1^2 = \sigma_2^2$ が成り立つ場合であるが，統一した記号で表す意味で
> $\sigma_1^2 = \sigma_2^2 =: \sigma^2$
> と表す．

このとき，2つの平均の差 $\overline{X}_1 - \overline{X}_2$ は，正規分布 $N\left(\mu_1 - \mu_2, \left(\frac{1}{n_1} + \frac{1}{n_2}\right)\sigma^2\right)$ に従っていることがわかる．これを標準化すれば

$$Z_0 = \frac{\overline{X}_1 - \overline{X}_2 - (\mu_1 - \mu_2)}{\sqrt{\left(\frac{1}{n_1} + \frac{1}{n_2}\right)\sigma^2}} \quad \cdots\cdots\cdots\cdots\cdots \text{(IV-3)}$$

は標準正規分布に従っている．母分散 σ^2 が既知であれば，(IV-3) を用いて帰無仮説

$$H_0 : \mu_1 = \mu_2 \quad \cdots\cdots\cdots\cdots\cdots \text{(IV-4)}$$

の検定を行うことができる．通常は未知であるから，未知の場合の方法を以下で説明しよう．

I 群から取り出した大きさ n_1 の標本の標本分散を S_1^2，II 群から取り出した大きさ n_2 の標本の標本分散を S_2^2 とすれば，これらは $E(S_1^2) = \sigma_1^2$，$E(S_2^2) = \sigma_2^2$ を満たすので，次で定義される S^2 は (IV-2) より $E(S^2) = \sigma^2$ を満たすことがわかる．

> **実現値**
> S_1^2，S_2^2 の実現値は，それぞれ，s_1^2，s_2^2 で表す．

$$S^2 = \frac{(n_1 - 1)S_1^2 + (n_2 - 1)S_2^2}{(n_1 - 1) + (n_2 - 1)} \quad \cdots\cdots\cdots\cdots\cdots \text{(IV-5)}$$

(IV-3) において，母分散 σ^2 をこの不偏推定量 S^2 で置き換えた式

$$T = \frac{\overline{X}_1 - \overline{X}_2 - (\mu_1 - \mu_2)}{\sqrt{\left(\frac{1}{n_1} + \frac{1}{n_2}\right)S^2}} \quad \cdots\cdots\cdots\cdots\cdots \text{(IV-6)}$$

は，**自由度 $(n_1 - 1) + (n_2 - 1)$ の t 分布に従う**ことが知られている．これを用いて帰無仮説 (IV-4) の t 検定を行うことができる．

例題IV-1-2 ある国家試験の結果に性差があるかどうかを調べるため，受験した男性 20 人を無作為に選び調査したら，平均点が 74 点，標本分散が 3.4 であった．また，受験した女性 18 人を無作為に選び調査したら，平均点が 66 点，標本分散が 3.6 であった．このデータをもとに，有意水準 5%で検定しなさい．ただし，

試験の得点の分散に性差はないとする．

解 題意より $n_1=20$，$n_2=18$，$\bar{x}_1=74$，$\bar{x}_2=66$，$s_1^2=3.4$，$s_2^2=3.6$ である．これらを（IV–5）に代入して $s^2=\dfrac{19\times3.4+17\times3.6}{19+17}=3.4944$ を得る．

帰無仮説と対立仮説

$$\begin{cases}H_0：\mu_1=\mu_2\\H_A：\mu_1\neq\mu_2\end{cases}$$

を立てる．帰無仮説を前提として T 値を計算する．

$$t_0=\frac{74-66-0}{\sqrt{\left(\frac{1}{20}+\frac{1}{18}\right)\times3.4944}}=13.172$$ を得る．自由度は $19+17=36$ であるから

$t_{\frac{0.05}{2},36}=2.028$ を得る（巻末の**付表 3** にはないので，等分割して算出するか EXCEL で「＝TINV(0.05，36)」と入力して求める）．

したがって，$|t_0|>t_{\frac{0.05}{2},36}$ であるから，有意水準 5％で帰無仮説を棄却する．男女の性差が認められるといえる．

問IV-1-2 例題IV-1-2 において，男性 15 人を選んだ場合，平均点が 76 点，標本分散が 3.4，女性 18 人を選んだ場合，平均点が 68 点，標本分散が 3.5 であったという．この場合に性差は認められるか，有意水準 5％で検定しなさい．

(1) 等分散検定

仮説（IV–2）を検定する方法を紹介する．第 12 章の定理 IV–1 によると，正規分布 $N(\mu,\ \sigma^2)$ に従っている母集団から大きさ n の標本を取り出すとき，

$\chi^2=\dfrac{1}{\sigma^2}\sum_{i=1}^{n}\left(X_i-\bar{X}\right)^2=\dfrac{(n-1)S^2}{\sigma^2}$ は自由度 $n-1$ の χ^2 分布に従っている．これを I 群と II 群のそれぞれについて考察すれば，$\chi_1^2=\dfrac{(n_1-1)S_1^2}{\sigma_1^2}$，

$\chi_2^2=\dfrac{(n_2-1)S_2^2}{\sigma_2^2}$ はそれぞれ自由度 n_1-1，n_2-1 の χ^2 分布に従っている．

第 11 章IIIの 2 の「3) F 分布」より，

$$F=\left(\frac{\chi_1^2}{n_1-1}\right)\left(\frac{\chi_2^2}{n_2-1}\right)^{-1}=\left(\frac{S_1^2}{\sigma_1^2}\right)\left(\frac{S_2^2}{\sigma_2^2}\right)^{-1}=\frac{\sigma_2^2S_1^2}{\sigma_1^2S_2^2}\quad\cdots\cdots\cdots\cdots\cdots\ (IV–7)$$

は**自由度 $(n_1-1,\ n_2-1)$ の F 分布に従っている**．帰無仮説と対立仮説は

$$\begin{cases}H_0：\sigma_1^2=\sigma_2^2\\H_A：\sigma_1^2\neq\sigma_2^2\end{cases}\quad\cdots\cdots\cdots\cdots\cdots\ (IV–8)$$

とする．帰無仮説を仮定すると，（IV–7）を用いて検定ができる．これを**等分散検定**という．

●等分散検定の判定基準

自由度（n_1-1, n_2-1）の F 分布において，$P(F \geqq a)=\alpha$ を満たす a を $f_{n_2-1}^{n_1-1}(\alpha)$ という記号で表す．たとえば，右片側2.5％境界値は $f_{n_2-1}^{n_1-1}(0.025)$ と表す．

$f_0 < f_{n_2-1}^{n_1-1}(0.975)$ または $f_0 > f_{n_2-1}^{n_1-1}(0.025)$ ならば，有意水準5％で帰無仮説を棄却する．それ以外は棄却できない．

> **実現値**
> F の実現値を f_0 で表す．

例題Ⅳ-1-3 例題Ⅳ-1-2 では母集団は等分散といえるか，有意水準 5％で検定しなさい．

解 $n_1=20$，$n_2=18$，$s_1^2=3.4$，$s_2^2=3.6$ であった．帰無仮説と対立仮説（Ⅳ-8）を立てる．帰無仮説を仮定して，F 値を計算する．

$f_0=\dfrac{s_1^2}{s_2^2}=\dfrac{3.4}{3.6}=0.9444$ である．一方，自由度 $(19, 17)$ であるから，

$f_{17}^{19}(0.025)=2.63$ である．巻末の**付表 6** にはこの値は載っていないので，等分割して算出するか，あるいはEXCEL で「= FINV（0.025，19，17）」と入力すれば求められる．同様に，$f_{17}^{19}(0.975)=0.39$ であるが，

$f_{17}^{19}(0.975)=\dfrac{1}{f_{19}^{17}(0.025)}$ という関係があるので読者自ら確認されたい．結果は，$f_{17}^{19}(0.975)<f_0<f_{17}^{19}(0.025)$ であるから，有意水準5％で帰無仮説は棄却できない．等分散としてよい．

問Ⅳ-1-3 問Ⅳ-1-2 では母集団は等分散といえるか，有意水準 5％で検定しなさい．

3）対応がなく非等分散の場合

等分散検定で棄却された場合は（Ⅳ-2）が使えないため，（Ⅳ-3）も（Ⅳ-6）も使えない．この場合には**ウェルチの検定**という方法が知られている．これについては，EXCEL で行う方法を次の例題で説明する．

例題Ⅳ-1-4 以下の表は，通常の餌（A）および特別な餌（B）で飼育したマウスの体重である．A と B の成長に差が生じるか否か，有意水準 5％で検定しなさい．

体重 A（g）	48	51	58	42	55	
体重 B（g）	80	78	84	102	121	118

解 等分散検定の P 値を求める（EXCEL で「= FTEST（A の入力範囲，B の入力範囲）」で求められる）と 0.0477 であり，等分散の帰無仮説は有意水準 5％で棄却される．等分散性が棄却されたため，通常の t 検定はできない．ウェルチの検定を行ってみよう．

> **A，B の入力範囲**
> EXCEL 画面上で，A，B それぞれについて数値が入力されたセルを選択する．

帰無仮説と対立仮説を立てる．

$$\begin{cases} H_0 : \mu_1 = \mu_2 \\ H_A : \mu_1 \neq \mu_2 \end{cases}$$

ウェルチの検定のP値をEXCELで求めるには，「＝TTEST（Aの入力範囲，Bの入力範囲，2，3)」と入力する．P値は0.0013で0.05より小さいので，有意水準5％で帰無仮説を棄却する．すなわち有意差が認められる．

2　母集団が非正規分布の場合

コルモゴロフ-スミノフ検定やシャピロ-ウィルク検定により母集団の正規性が棄却された場合には，「1 母集団が正規分布の場合」で述べた方法は基本的には利用しない方がよい．この場合には，ノンパラメトリック法を適用することを勧める．

ノンパラメトリック法には，パラメトリック法に対応していくつか方法が知られている．特に，対応のない2標本の検定に対応するものとしては，ウィルコクソンの順位和検定（あるいはマン-ホイットニー検定）がある．両母集団の分布の形状が同じであるとき，位置が同じであるかどうかを判定する．すなわち，両母集団の分布の確率密度関数が，それぞれ $f(x)$，$f(x-\delta)$ であるとき，$\delta = 0$ であるかどうかを問題にする．

1）ウィルコクソンの順位和検定

第1群のデータ $\{x_1, x_2, \cdots, x_m\}$ ならびに第2群のデータ $\{y_1, y_2, \cdots, y_n\}$ を小さい順に並べ，それぞれの順位を調べる．ただし，20，21，21，25，25，25，27，28のように同じ値（タイとよばれる）がある場合のそれぞれの順位は1位，2.5位，2.5位，5位，5位，5位，7位，8位等とする．

第2群の n 個の観測値の順位の和を W とおく．m，n が十分大きいとき，W が正規分布 $N(\mu, \sigma^2)$ に近似的に従うことを利用して検定を行う．

ここで，$\mu = \dfrac{n(m+n+1)}{2}$，$\sigma^2 = \dfrac{mn(m+n+1)}{12}$ とし，タイがある場合は

$$\sigma^2 = \frac{mn(m+n+1)}{12} - \frac{mn}{12(m+n)(m+n-1)} \sum_{j=1}^{g} (t_j - 1) t_j (t_j + 1)$$ とする．

ここで，g はタイとなったグループの数とし，t_j は第 j グループのタイとなった個数を表す．W を標準化したものに修正を施した $Z = \dfrac{W \pm \frac{1}{2} - \mu}{\sigma}$ がよく用いられる．ここで，$\dfrac{1}{2}$ の符号は，$W - \mu < 0$ の場合は＋，$W - \mu > 0$ の場合は－とする．ちなみに，マン-ホイットニー検定の U 統計量とは

$W = U + \dfrac{n(n+1)}{2}$ なる関係がある．

パラメトリック法

母集団が正規分布などの確率分布に従っている場合の検定方法などをパラメトリック法とよぶ．

母集団の正規性

コルモゴロフ-スミノフ検定やシャピロ-ウィルク検定では，サンプルサイズが大きいとき正規性は棄却されやすい．実務的にはヒストグラム等で分布を確認し，歪みと尖りが正規分布のものと比べて差の絶対値が1以下なら正規性を仮定したパラメトリック法を用いることが多い．

連続修正

Z は標準正規分布 $N(0, 1^2)$ に近似的に従う．この修正は，連続修正といわれる．

U 統計量

マン-ホイットニー検定で用いられる統計量のことを U 統計量という．

例題Ⅳ-1-5 以下の表は，通常の餌（A）および特別な餌（B）で飼育したマウスの体重である．AとBで飼育したマウスの体重が従う確率密度関数を $f(x)$，$f(x-\delta)$ とする．$\delta=0$ であるかどうかを有意水準5%で検定しなさい．

体重A（g）	48	51	58	42	55	
体重B（g）	80	78	84	102	121	118

解 帰無仮説を H_0：$\delta=0$，対立仮説を H_A：$\delta\neq 0$ と設定する．

$$\mu=\frac{6(5+6+1)}{2}=36,\quad \sigma^2=\frac{5\times 6(5+6+1)}{12}=30,$$

$$W=6+7+8+9+10+11=51,\quad z_0=\frac{51-\frac{1}{2}-36}{\sqrt{30}}=2.647,$$ よってP値は

$P(|Z|\geqq 2.647)=0.008<0.05$ となり，有意水準5%で帰無仮説は棄却され，対立仮説が採択される．$\delta\neq 0$ といえる．

Ⅴ 比率の検定

母集団が二項分布に従っている場合を考える．未知の母比率を p として，これがある既知の値 p_0 に等しいかどうかを問題にする．

帰無仮説と対立仮説

$$\begin{cases} H_0: p=p_0 \\ H_A: p\neq p_0 \quad (\text{または } p>p_0 \text{ または } p<p_0) \end{cases}$$

を立てる．母集団から取り出した大きさ n の標本について x 個が検出された場合，$\hat{p}=\frac{x}{n}$ が母比率の不偏推定値である．次の統計量

$$Z=\frac{\hat{p}-p_0}{\sqrt{\frac{p_0(1-p_0)}{n}}} \quad \cdots\cdots\cdots\cdots\cdots \text{（V-1）}$$

は，n が十分大きければ近似的に標準正規分布 $N(0,1^2)$ に従っているので，これを利用して検定を行う．

●帰無仮説の判定基準

①両側検定の場合：$|z_0|>1.96$ ならば，有意水準5%でを棄却する．それ以外は棄却できない．

②左片側検定の場合：$z_0<-1.644$ ならば，有意水準5%で帰無仮説を棄却して対立仮説を採択する．それ以外は棄却できない．

③右片側検定の場合：$z_0>1.644$ ならば，有意水準5%で帰無仮説を棄却して対立仮説を採択する．それ以外は棄却できない．

例題Ⅴ-1 ある国家試験の合格率は75%である．この試験に向けて補習授業が行われたが，補習授業を受けた100人のうち90人が国家試験に合格した．この補習授業は効果があったといえるか．有意水準5%で検定しなさい．

解 帰無仮説と対立仮説

$$\begin{cases} H_0：p = 0.75 \\ H_A：p > 0.75 \end{cases}$$

を立てる．右片側検定を行う．$p_0 = 0.75$，$n = 100$，$\hat{p} = \dfrac{90}{100} = 0.9$ を（Ⅴ-1）に代入して

$$z_0 = \frac{0.9 - 0.75}{\sqrt{\dfrac{0.75 \times (1 - 0.75)}{100}}} = 3.4641$$ を得る．従って，$z_0 = 3.4641 > 1.644$ であるから，有意水準5%で帰無仮説を棄却する．75%より上昇したといえるため，効果があったといえる．

問Ⅴ-1 ある病院におけるある外科手術の成功率は75%であるという．最近，新技術を導入して手術を行ったところ，252症例中210症例が成功した．この新技術は従来の方法より有効であるといえるか．有意水準5%で検定しなさい．

Ⅵ 適合度の検定

総度数 n で観測された結果がいくつかの水準，たとえば k 個の互いに排反な事象 L_1，L_2，…，L_k に分かれたとする．これらの水準間の母比率がわかっている場合を考える．たとえば，水準 L_i の母比率は p_i であるとする．ここで $p_1 + p_2 + \cdots + p_k = 1$ を満たしている．この場合，各水準の期待度数 m_i が

$$m_i = np_i \ (i = 1,\ 2,\ \cdots,\ k) \quad \cdots\cdots\cdots\cdots\cdots \ (\text{Ⅵ-1})$$

で計算できる．

さて，総度数 n のある観測を行って，結果が k 個の水準に分かれたとする．この観測における母比率はわかっているとして，この観測結果が理論と合致しているかどうかを考えよう．ある観測における各水準の観測度数を X_1, X_2, …, X_k で表すことにしよう．$X_1 + X_2 + \cdots + X_k = n$ であることに注意する．統計量

$$\chi_0^2 = \frac{(X_1 - m_1)^2}{m_1} + \frac{(X_2 - m_2)^2}{m_2} + \cdots + \frac{(X_k - m_k)^2}{m_k} \quad \cdots\cdots\cdots\cdots\cdots \ (\text{Ⅵ-2})$$

は，n が十分大きければ自由度 $k-1$ の χ^2 分布に近似的に従うことが知られている．

> **適合度の検定の自由度**
> X_1，X_2，…，X_n は合計が固定されているため自由度が1つ減り，自由度は $k-1$ になると考えればよい．

帰無仮説と対立仮説

$$\begin{cases} H_0：母比率は\ p_1 : p_2 : \cdots : p_k \\ H_A：母比率は\ p_1 : p_2 : \cdots : p_k\ とは異なる \end{cases}$$

を立てる．観測結果が理論に合致していなければ，χ_0^2 の実現値がより大きい

値をとるので，χ^2 分布における棄却域は右側だけにとる．この検定は **χ^2 検定**とよばれる．

> **●χ^2 検定の判定基準**
> $\chi_0^2 > \chi^2_{0.05,\,k-1}$ ならば有意水準 5%で帰無仮説を棄却する．それ以外は棄却できない．

例題Ⅵ-1 メンデルの遺伝法則によると，ある 2 種類の花を交配すると孫世代では A，B，C，D の 4 種類の花が 9：3：3：1 でできるという．これに関する実験を行ったところ，A，B，C，D の花がそれぞれ 86，35，28，11 できた．この結果はメンデルの遺伝法則に合致しているといえるか．有意水準 5%で検定しなさい．

解 観測数は $n = 86 + 35 + 28 + 11 = 160$ である．母比率が 9：3：3：1 であるとすると，

$$p_1 = \frac{9}{16},\quad p_2 = \frac{3}{16},\quad p_3 = \frac{3}{16},\quad p_4 = \frac{1}{16}$$ であるから，$m_1 = 90$，$m_2 = 30$，

$m_3 = 30$，$m_4 = 10$ となる．実験結果は

X_1，X_2，X_3，X_4 の実現値はそれぞれ，86，35，28，11 であるから，(VI-2) に代入して

$$\chi_0^2 = \frac{(86-90)^2}{90} + \frac{(35-30)^2}{30} + \frac{(28-30)^2}{30} + \frac{(11-10)^2}{10}$$
$$= \frac{1}{90}(16+75+12+9) = \frac{112}{90} = 1.2444$$

を得る．一方，自由度は $4-1=3$ であるから，巻末の**付表 4** より $\chi^2_{0.05,3} = 7.815$ である．よって，$\chi^2_{0.05,3} = 7.815 > \chi_0^2$ であり，有意水準 5%で帰無仮説を棄却できない．すなわち，この結果がメンデルの遺伝法則に合致していることを棄却できない．

> **EXCELの手法**
> $\chi^2_{0.05,3}$ を EXCEL で求めるには「= CHIINV (0.05, 3)」と入力する．

問Ⅵ-1 例題Ⅵ-1 と同じ実験を行った結果，A，B，C，D が 82，38，26，14 であった場合はどうか．有意水準 5%で検定しなさい．

Ⅶ 独立性の検定

1 2×2 表，m×n 表

ある病院でがんの疑いがあった患者 42 人にあるがんの検査を行ったところ，陽性が 25 名，陰性が 17 名であった．陽性反応が出た 25 名のうち，精密検査の結果実際にがんであったのは 18 名，また，陰性反応が出た 17 名のうち精密検査の結果がんでなかったのは 12 名であった．

表 13-1　2×2 表

	がん＋	がん－	計
がん検査陽性	18	7	25
がん検査陰性	5	12	17
計	23	19	42

これを表にすると**表 13-1** のようになる．これを **2×2 表**という．がん検査の結果について 2 通り，がんか否かについて 2 通り，それぞれあり，クロスすると 4 通りに分かれるためである．

より一般に，m 行 n 列の表を考えることができるが，この場合は，**m×n 表**という．たとえば，性別・年代別などで分類したような場合が考えられる．

さて，**表 13-1** のような結果の場合，がん＋・－とがん検査との間に関連があるかどうか調べるには，帰無仮説と対立仮説

$$\begin{cases} H_0 : \text{がん＋・－とがん検査は独立である} \\ H_A : \text{がん＋・－とがん検査は独立でない（関連がある）} \end{cases}$$

を立てる．帰無仮説を仮定すると，2×2 表の各要素を周辺度数を用いて推定できる．合計の数値から

$$P(\text{がん検査陽性})\text{は} \frac{25}{42},\ P(\text{がん＋})\text{は} \frac{23}{42} \text{と推定される．}$$

帰無仮説を仮定すれば

$$P((\text{がん検査陽性})\text{かつ}(\text{がん＋})) = P(\text{がん検査陽性}) \times P(\text{がん＋})$$

は $\frac{25}{42} \times \frac{23}{42}$ と推定される．

したがって，（がん検査陽性）かつ（がん＋）の人数は，

$$42 \times \frac{25}{42} \times \frac{23}{42} = 13.690 \text{ 人であると推定される．}$$

この方法で推定値の 2×2 表を作成すると**表 13-2** のようになる．

表 13-2　推定値の 2×2 表

	がん＋	がん－	計
がん検査陽性	13.7	11.3	25
がん検査陰性	9.3	7.7	17
計	23	19	42

表 13-1 と**表 13-2** がどれくらい乖離しているかを χ^2 検定で調べる．ただし，注意点は自由度が 1 であることである．

統計量を計算すると

$$\chi_0^2 = \frac{(18-13.7)^2}{13.7} + \frac{(7-11.3)^2}{11.3} + \frac{(5-9.3)^2}{9.3} + \frac{(12-7.7)^2}{7.7} = 7.375$$

を得る．自由度は 1 であるから，巻末の**付表 4** より $\chi^2_{0.05,1} = 3.841$ である．よって $\chi_0^2 > \chi^2_{0.05,1} = 3.841$ であり，有意水準 5% で帰無仮説を棄却する．よって，検査は独立でないことがわかった．つまり，がん＋・－とがん検査との間には関連が認められる．

χ_0^2 を求めたら，その後に P 値を計算するのも一つの方法である．P 値は $P(\chi^2 \geqq 7.375) = 0.00661$ で与えられ有意水準 5% より小さいので，帰無仮説は棄却される．

感度と特異度

$\frac{(\text{がん＋})\text{かつ}(\text{がん検査陽性数})}{\text{がん＋の人数}}$ を**感度**，

$\frac{(\text{がん－})\text{かつ}(\text{がん検査陰性数})}{\text{がん－の人数}}$ を**特異度**

といい，これらのいずれもが高い値になるのがよい検査である．ただし，どちらかを高めるように**カットオフ値**を設定すると，必ず残りの方の値が低くなるようになっている．感度または特異度のどちらを優先させるかの選択が必要な場合もある．

χ^2 分布の自由度

m×n 表の場合は自由度 (m−1)×(n−1) の χ^2 分布を用いる．

EXCEL の手法

P 値を EXCEL で求めるには「=CHIDIST(7.375, 1)」と入力すればよい．

● χ^2 の実現値を計算する簡単な公式

$$\chi_0^2 = \frac{n(ad-bc)^2}{(a+b)(c+d)(a+c)(b+d)} \quad \cdots\cdots \text{(VII-1)}$$

a	b
c	d

ここで a，b，c，d は 2×2 表の各要素であり，$n=a+b+c+d$ である．

問VII-1-1 以下の表は，インフルエンザの予防接種を受けた人と受けなかった人でインフルエンザに罹患したか否かを調べた結果である．この結果から，インフルエンザに罹患したか否かと予防接種の間には関連があるといえるか，有意水準5%で検定しなさい．またP値を求めなさい．

	罹患した	罹患していない	計
予防接種を受けた	14	32	46
予防接種を受けなかった	16	10	26
計	30	42	72

イェーツの補正

推定値の 2 × 2 表のなかに 5 未満のものがある場合は，

$$\chi_0^2 = \frac{n\left(|ad-bc| - \frac{n}{2}\right)^2}{(a+b)(c+d)(a+c)(b+d)} \quad \cdots\cdots\cdots \text{(VII-2)}$$

ただし，$|ad-bc| - \frac{n}{2} \leq 0$ の場合は $\chi_0^2 = 0$ とする．

あるいは，χ^2 検定に頼らず，最初から次の方法を用いてもよい．

ハイレベル

1）フィッシャーの直接確率計算法

たとえば，**表 13-3** のような結果があったとしよう．がん＋・－とがん検査が独立と仮定し，周辺度数が 9，16，7，18 である条件の下で，**表 13-3** の 2×2 表が得られる条件付き確率 P_0 を計算すると

表 13-3

	がん＋	がん－	計
がん検査陽性	5	4	9
がん検査陰性	2	14	16
計	7	18	25

$$P_0 = \frac{9!16!7!18!}{25!5!4!2!14!} = 0.03145 \text{ である．}$$

同じ周辺度数をもつ 2×2 表を列挙すると，右の 2×2 表で与えられる（$i=-2,\ -1,\ 0,\ 1,\ 2,\ 3,\ 4,\ 5$）．

$5-i$	$4+i$
$2+i$	$14-i$

同様な条件付き確率を P_i とおくと，$P_{-2}=0.0000749$，$P_{-1}=0.0027960$，$P_0=0.03145$，$P_1=0.1468$，$P_2=0.3180$，$P_3=0.3271$，$P_4=0.1499$，$P_5=0.02380$ となる．これらのなかで P_0 以下のものをすべて足したものをP値と設定する．

$P=P_{-2}+P_{-1}+P_0+P_5=0.05812>0.05$ より，

帰無仮説は棄却されない．よって，独立性は棄却されない．

条件付き確率 P_0

第 10 章の（I-9）式を参照．

問VII-1-2 右の表について，フィッシャーの直接確率計算法によるP値を求めなさい．

	がん＋	がん－	計
がん検査陽性	7	3	10
がん検査陰性	1	9	10
計	8	12	20

付　表

付表 1　標準正規分布表

$$z \to I(z) = \frac{1}{\sqrt{2\pi}} \int_0^z e^{-\frac{1}{2}x^2} dx$$

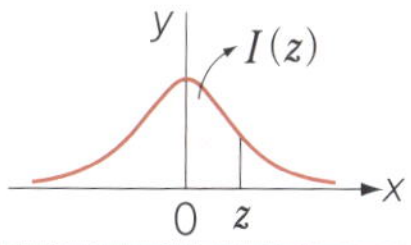

z	0.00	0.01	0.02	0.03	0.04	0.05	0.06	0.07	0.08	0.09
0.00	0.00000	0.00399	0.00798	0.01197	0.01595	0.01994	0.02392	0.02790	0.03188	0.03586
0.10	0.03983	0.04380	0.04776	0.05172	0.05567	0.05962	0.06356	0.06749	0.07142	0.07535
0.20	0.07926	0.08317	0.08706	0.09095	0.09483	0.09871	0.10257	0.10642	0.11026	0.11409
0.30	0.11791	0.12172	0.12552	0.12930	0.13307	0.13683	0.14058	0.14431	0.14803	0.15173
0.40	0.15542	0.15910	0.16276	0.16640	0.17003	0.17364	0.17724	0.18082	0.18439	0.18793
0.50	0.19146	0.19497	0.19847	0.20194	0.20540	0.20884	0.21226	0.21566	0.21904	0.22240
0.60	0.22575	0.22907	0.23237	0.23565	0.23891	0.24215	0.24537	0.24857	0.25175	0.25490
0.70	0.25804	0.26115	0.26424	0.26730	0.27035	0.27337	0.27637	0.27935	0.28230	0.28524
0.80	0.28814	0.29103	0.29389	0.29673	0.29955	0.30234	0.30511	0.30785	0.31057	0.31327
0.90	0.31594	0.31859	0.32121	0.32381	0.32639	0.32894	0.33147	0.33398	0.33646	0.33891
1.00	0.34134	0.34375	0.34614	0.34849	0.35083	0.35314	0.35543	0.35769	0.35993	0.36214
1.10	0.36433	0.36650	0.36864	0.37076	0.37286	0.37493	0.37698	0.37900	0.38100	0.38298
1.20	0.38493	0.38686	0.38877	0.39065	0.39251	0.39435	0.39617	0.39796	0.39973	0.40147
1.30	0.40320	0.40490	0.40658	0.40824	0.40988	0.41149	0.41308	0.41466	0.41621	0.41774
1.40	0.41924	0.42073	0.42220	0.42364	0.42507	0.42647	0.42785	0.42922	0.43056	0.43189
1.50	0.43319	0.43448	0.43574	0.43699	0.43822	0.43943	0.44062	0.44179	0.44295	0.44408
1.60	0.44520	0.44630	0.44738	0.44845	0.44950	0.45053	0.45154	0.45254	0.45352	0.45449
1.70	0.45543	0.45637	0.45728	0.45818	0.45907	0.45994	0.46080	0.46164	0.46246	0.46327
1.80	0.46407	0.46485	0.46562	0.46638	0.46712	0.46784	0.46856	0.46926	0.46995	0.47062
1.90	0.47128	0.47193	0.47257	0.47320	0.47381	0.47441	0.47500	0.47558	0.47615	0.47670
2.00	0.47725	0.47778	0.47831	0.47882	0.47932	0.47982	0.48030	0.48077	0.48124	0.48169
2.10	0.48214	0.48257	0.48300	0.48341	0.48382	0.48422	0.48461	0.48500	0.48537	0.48574
2.20	0.48610	0.48645	0.48679	0.48713	0.48745	0.48778	0.48809	0.48840	0.48870	0.48899
2.30	0.48928	0.48956	0.48983	0.49010	0.49036	0.49061	0.49086	0.49111	0.49134	0.49158
2.40	0.49180	0.49202	0.49224	0.49245	0.49266	0.49286	0.49305	0.49324	0.49343	0.49361
2.50	0.49379	0.49396	0.49413	0.49430	0.49446	0.49461	0.49477	0.49492	0.49506	0.49520
2.60	0.49534	0.49547	0.49560	0.49573	0.49585	0.49598	0.49609	0.49621	0.49632	0.49643
2.70	0.49653	0.49664	0.49674	0.49683	0.49693	0.49702	0.49711	0.49720	0.49728	0.49736
2.80	0.49744	0.49752	0.49760	0.49767	0.49774	0.49781	0.49788	0.49795	0.49801	0.49807
2.90	0.49813	0.49819	0.49825	0.49831	0.49836	0.49841	0.49846	0.49851	0.49856	0.49861
3.00	0.49865	0.49869	0.49874	0.49878	0.49882	0.49886	0.49889	0.49893	0.49896	0.49900
3.10	0.49903	0.49906	0.49910	0.49913	0.49916	0.49918	0.49921	0.49924	0.49926	0.49929
3.20	0.49931	0.49934	0.49936	0.49938	0.49940	0.49942	0.49944	0.49946	0.49948	0.49950
3.30	0.49952	0.49953	0.49955	0.49957	0.49958	0.49960	0.49961	0.49962	0.49964	0.49965
3.40	0.49966	0.49968	0.49969	0.49970	0.49971	0.49972	0.49973	0.49974	0.49975	0.49976
3.50	0.49977	0.49978	0.49978	0.49979	0.49980	0.49981	0.49981	0.49982	0.49983	0.49983
3.60	0.49984	0.49985	0.49985	0.49986	0.49986	0.49987	0.49987	0.49988	0.49988	0.49989
3.70	0.49989	0.49990	0.49990	0.49990	0.49991	0.49991	0.49992	0.49992	0.49992	0.49992
3.80	0.49993	0.49993	0.49993	0.49994	0.49994	0.49994	0.49994	0.49995	0.49995	0.49995
3.90	0.49995	0.49995	0.49996	0.49996	0.49996	0.49996	0.49996	0.49996	0.49997	0.49997

付表 2　標準正規分布 N（0，1）の上側 100α %点 z_α

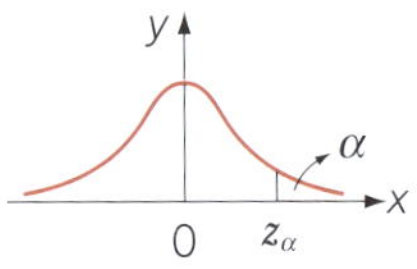

$\alpha \to z_\alpha$

α	0.000	0.001	0.002	0.003	0.004	0.005	0.006	0.007	0.008	0.009
0.00	∞	3.09025	2.87817	2.74779	2.65207	2.57583	2.51215	2.45726	2.40892	2.36562
0.01	2.32635	2.29037	2.25713	2.22621	2.19729	2.17009	2.14441	2.12007	2.09693	2.07485
0.02	2.05375	2.03352	2.01409	1.99539	1.97737	1.95996	1.94313	1.92684	1.91103	1.89570
0.03	1.88079	1.86629	1.85218	1.83842	1.82501	1.81191	1.79912	1.78661	1.77438	1.76241
0.04	1.75069	1.73920	1.72793	1.71689	1.70604	1.69540	1.68494	1.67466	1.66456	1.65463
0.05	1.64485	1.63523	1.62576	1.61644	1.60725	1.59819	1.58927	1.58047	1.57179	1.56322
0.06	1.55477	1.54643	1.53820	1.53007	1.52204	1.51410	1.50626	1.49851	1.49085	1.48328
0.07	1.47579	1.46838	1.46106	1.45381	1.44663	1.43953	1.43250	1.42554	1.41865	1.41183
0.08	1.40507	1.39838	1.39174	1.38517	1.37866	1.37220	1.36581	1.35946	1.35317	1.34694
0.09	1.34076	1.33462	1.32854	1.32251	1.31652	1.31058	1.30469	1.29884	1.29303	1.28727
0.10	1.28155	1.27587	1.27024	1.26464	1.25908	1.25357	1.24809	1.24264	1.23723	1.23186
0.11	1.22653	1.22123	1.21596	1.21073	1.20553	1.20036	1.19522	1.19012	1.18504	1.18000
0.12	1.17499	1.17000	1.16505	1.16012	1.15522	1.15035	1.14551	1.14069	1.13590	1.13113
0.13	1.12639	1.12168	1.11699	1.11232	1.10768	1.10306	1.09847	1.09390	1.08935	1.08482
0.14	1.08032	1.07584	1.07138	1.06694	1.06252	1.05812	1.05374	1.04939	1.04505	1.04073
0.15	1.03643	1.03215	1.02789	1.02365	1.01943	1.01522	1.01103	1.00686	1.00271	0.99858
0.16	0.99446	0.99036	0.98627	0.98220	0.97815	0.97411	0.97009	0.96609	0.96210	0.95812
0.17	0.95417	0.95022	0.94629	0.94238	0.93848	0.93459	0.93072	0.92686	0.92301	0.91918
0.18	0.91536	0.91156	0.90777	0.90399	0.90023	0.89647	0.89273	0.88901	0.88529	0.88159
0.19	0.87790	0.87422	0.87055	0.86689	0.86325	0.85962	0.85600	0.85239	0.84879	0.84520
0.20	0.84162	0.83805	0.83450	0.83095	0.82742	0.82389	0.82038	0.81687	0.81338	0.80990
0.21	0.80642	0.80296	0.79950	0.79605	0.79262	0.78919	0.78577	0.78236	0.77897	0.77557
0.22	0.77219	0.76882	0.76546	0.76210	0.75875	0.75541	0.75208	0.74876	0.74545	0.74214
0.23	0.73885	0.73556	0.73228	0.72900	0.72574	0.72248	0.71923	0.71599	0.71275	0.70952
0.24	0.70630	0.70309	0.69988	0.69668	0.69349	0.69031	0.68713	0.68396	0.68080	0.67764
0.25	0.67449	0.67135	0.66821	0.66508	0.66195	0.65884	0.65573	0.65262	0.64952	0.64643
0.26	0.64335	0.64027	0.63719	0.63412	0.63106	0.62801	0.62496	0.62191	0.61887	0.61584
0.27	0.61281	0.60979	0.60678	0.60376	0.60076	0.59776	0.59477	0.59178	0.58879	0.58581
0.28	0.58284	0.57987	0.57691	0.57395	0.57100	0.56805	0.56511	0.56217	0.55924	0.55631
0.29	0.55338	0.55047	0.54755	0.54464	0.54174	0.53884	0.53594	0.53305	0.53016	0.52728
0.30	0.52440	0.52153	0.51866	0.51579	0.51293	0.51007	0.50722	0.50437	0.50153	0.49869
0.31	0.49585	0.49302	0.49019	0.48736	0.48454	0.48173	0.47891	0.47610	0.47330	0.47050
0.32	0.46770	0.46490	0.46211	0.45933	0.45654	0.45376	0.45099	0.44821	0.44544	0.44268
0.33	0.43991	0.43715	0.43440	0.43164	0.42889	0.42615	0.42340	0.42066	0.41793	0.41519
0.34	0.41246	0.40974	0.40701	0.40429	0.40157	0.39886	0.39614	0.39343	0.39073	0.38802
0.35	0.38532	0.38262	0.37993	0.37723	0.37454	0.37186	0.36917	0.36649	0.36381	0.36113
0.36	0.35846	0.35579	0.35312	0.35045	0.34779	0.34513	0.34247	0.33981	0.33716	0.33450
0.37	0.33185	0.32921	0.32656	0.32392	0.32128	0.31864	0.31600	0.31337	0.31074	0.30811
0.38	0.30548	0.30286	0.30023	0.29761	0.29499	0.29238	0.28976	0.28715	0.28454	0.28193
0.39	0.27932	0.27671	0.27411	0.27151	0.26891	0.26631	0.26371	0.26112	0.25853	0.25594
0.40	0.25335	0.25076	0.24817	0.24559	0.24301	0.24043	0.23785	0.23527	0.23269	0.23012
0.41	0.22755	0.22497	0.22240	0.21983	0.21727	0.21470	0.21214	0.20957	0.20701	0.20445
0.42	0.20189	0.19934	0.19678	0.19422	0.19167	0.18912	0.18657	0.18402	0.18147	0.17892
0.43	0.17637	0.17383	0.17128	0.16874	0.16620	0.16366	0.16112	0.15858	0.15604	0.15351
0.44	0.15097	0.14843	0.14590	0.14337	0.14084	0.13830	0.13577	0.13324	0.13072	0.12819
0.45	0.12566	0.12314	0.12061	0.11809	0.11556	0.11304	0.11052	0.10799	0.10547	0.10295
0.46	0.10043	0.09791	0.09540	0.09288	0.09036	0.08784	0.08533	0.08281	0.08030	0.07778
0.47	0.07527	0.07276	0.07024	0.06773	0.06522	0.06271	0.06020	0.05768	0.05517	0.05266
0.48	0.05015	0.04764	0.04513	0.04263	0.04012	0.03761	0.03510	0.03259	0.03008	0.02758
0.49	0.02507	0.02256	0.02005	0.01755	0.01504	0.01253	0.01003	0.00752	0.00501	0.00251

付表 3　*t* 分布表

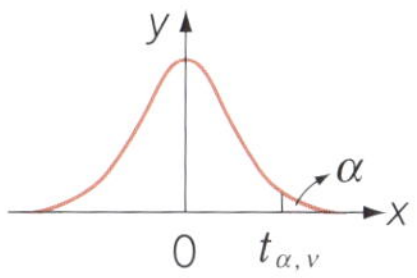

ν \ α	0.250	0.200	0.150	0.100	0.050	0.025	0.010	0.005	0.001	0.0005
1	1.000	1.376	1.963	3.078	6.314	12.706	31.821	63.656	318.289	636.578
2	0.816	1.061	1.386	1.886	2.920	4.303	6.965	9.925	22.328	31.600
3	0.765	0.978	1.250	1.638	2.353	3.182	4.541	5.841	10.214	12.924
4	0.741	0.941	1.190	1.533	2.132	2.776	3.747	4.604	7.173	8.610
5	0.727	0.920	1.156	1.476	2.015	2.571	3.365	4.032	5.894	6.869
6	0.718	0.906	1.134	1.440	1.943	2.447	3.143	3.707	5.208	5.959
7	0.711	0.896	1.119	1.415	1.895	2.365	2.998	3.499	4.785	5.408
8	0.706	0.889	1.108	1.397	1.860	2.306	2.896	3.355	4.501	5.041
9	0.703	0.883	1.100	1.383	1.833	2.262	2.821	3.250	4.297	4.781
10	0.700	0.879	1.093	1.372	1.812	2.228	2.764	3.169	4.144	4.587
11	0.697	0.876	1.088	1.363	1.796	2.201	2.718	3.106	4.025	4.437
12	0.695	0.873	1.083	1.356	1.782	2.179	2.681	3.055	3.930	4.318
13	0.694	0.870	1.079	1.350	1.771	2.160	2.650	3.012	3.852	4.221
14	0.692	0.868	1.076	1.345	1.761	2.145	2.624	2.977	3.787	4.140
15	0.691	0.866	1.074	1.341	1.753	2.131	2.602	2.947	3.733	4.073
16	0.690	0.865	1.071	1.337	1.746	2.120	2.583	2.921	3.686	4.015
17	0.689	0.863	1.069	1.333	1.740	2.110	2.567	2.898	3.646	3.965
18	0.688	0.862	1.067	1.330	1.734	2.101	2.552	2.878	3.610	3.922
19	0.688	0.861	1.066	1.328	1.729	2.093	2.539	2.861	3.579	3.883
20	0.687	0.860	1.064	1.325	1.725	2.086	2.528	2.845	3.552	3.850
21	0.686	0.859	1.063	1.323	1.721	2.080	2.518	2.831	3.527	3.819
22	0.686	0.858	1.061	1.321	1.717	2.074	2.508	2.819	3.505	3.792
23	0.685	0.858	1.060	1.319	1.714	2.069	2.500	2.807	3.485	3.768
24	0.685	0.857	1.059	1.318	1.711	2.064	2.492	2.797	3.467	3.745
25	0.684	0.856	1.058	1.316	1.708	2.060	2.485	2.787	3.450	3.725
26	0.684	0.856	1.058	1.315	1.706	2.056	2.479	2.779	3.435	3.707
27	0.684	0.855	1.057	1.314	1.703	2.052	2.473	2.771	3.421	3.689
28	0.683	0.855	1.056	1.313	1.701	2.048	2.467	2.763	3.408	3.674
29	0.683	0.854	1.055	1.311	1.699	2.045	2.462	2.756	3.396	3.660
30	0.683	0.854	1.055	1.310	1.697	2.042	2.457	2.750	3.385	3.646
40	0.681	0.851	1.050	1.303	1.684	2.021	2.423	2.704	3.307	3.551
60	0.679	0.848	1.045	1.296	1.671	2.000	2.390	2.660	3.232	3.460
120	0.677	0.845	1.041	1.289	1.658	1.980	2.358	2.617	3.160	3.373
240	0.676	0.843	1.039	1.285	1.651	1.970	2.342	2.596	3.125	3.332
∞	0.675	0.842	1.036	1.282	1.645	1.960	2.327	2.576	3.091	3.291

付表 4　χ^2 分布表

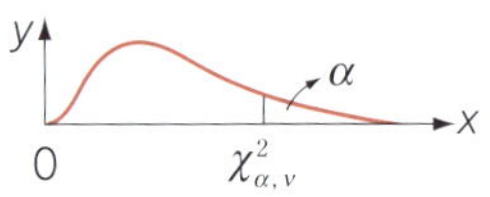

ν \ α	0.990	0.975	0.950	0.500	0.100	0.050	0.025	0.010
1	0.000	0.001	0.004	0.455	2.706	3.841	5.024	6.635
2	0.020	0.051	0.103	1.386	4.605	5.991	7.378	9.210
3	0.115	0.216	0.352	2.366	6.251	7.815	9.348	11.345
4	0.297	0.484	0.711	3.357	7.779	9.488	11.143	13.277
5	0.554	0.831	1.145	4.351	9.236	11.070	12.832	15.086
6	0.872	1.237	1.635	5.348	10.645	12.592	14.449	16.812
7	1.239	1.690	2.167	6.346	12.017	14.067	16.013	18.475
8	1.647	2.180	2.733	7.344	13.362	15.507	17.535	20.090
9	2.088	2.700	3.325	8.343	14.684	16.919	19.023	21.666
10	2.558	3.247	3.940	9.342	15.987	18.307	20.483	23.209
11	3.053	3.816	4.575	10.341	17.275	19.675	21.920	24.725
12	3.571	4.404	5.226	11.340	18.549	21.026	23.337	26.217
13	4.107	5.009	5.892	12.340	19.812	22.362	24.736	27.688
14	4.660	5.629	6.571	13.339	21.064	23.685	26.119	29.141
15	5.229	6.262	7.261	14.339	22.307	24.996	27.488	30.578
16	5.812	6.908	7.962	15.338	23.542	26.296	28.845	32.000
17	6.408	7.564	8.672	16.338	24.769	27.587	30.191	33.409
18	7.015	8.231	9.390	17.338	25.989	28.869	31.526	34.805
19	7.633	8.907	10.117	18.338	27.204	30.144	32.852	36.191
20	8.260	9.591	10.851	19.337	28.412	31.410	34.170	37.566
21	8.897	10.283	11.591	20.337	29.615	32.671	35.479	38.932
22	9.542	10.982	12.338	21.337	30.813	33.924	36.781	40.289
23	10.196	11.689	13.091	22.337	32.007	35.172	38.076	41.638
24	10.856	12.401	13.848	23.337	33.196	36.415	39.364	42.980
25	11.524	13.120	14.611	24.337	34.382	37.652	40.646	44.314
26	12.198	13.844	15.379	25.336	35.563	38.885	41.923	45.642
27	12.878	14.573	16.151	26.336	36.741	40.113	43.195	46.963
28	13.565	15.308	16.928	27.336	37.916	41.337	44.461	48.278
29	14.256	16.047	17.708	28.336	39.087	42.557	45.722	49.588
30	14.953	16.791	18.493	29.336	40.256	43.773	46.979	50.892
40	22.164	24.433	26.509	39.335	51.805	55.758	59.342	63.691
50	29.707	32.357	34.764	49.335	63.167	67.505	71.420	76.154
60	37.485	40.482	43.188	59.335	74.397	79.082	83.298	88.379
70	45.442	48.758	51.739	69.334	85.527	90.531	95.023	100.425
80	53.540	57.153	60.391	79.334	96.578	101.879	106.629	112.329
90	61.754	65.647	69.126	89.334	107.565	113.145	118.136	124.116
100	70.065	74.222	77.929	99.334	118.498	124.342	129.561	135.807

付表５　*F* 分布表（1）

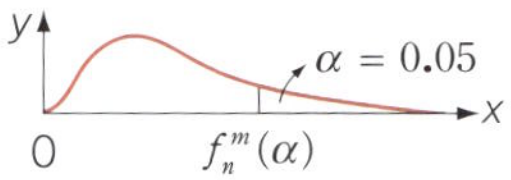

$f_n^m(0.05)$ の表

n \ m	1	2	3	4	5	6	7	8	9	10	12	15	20	24	30	40	80	120	∞
1	161.45	199.50	215.71	224.58	230.16	233.99	236.77	238.88	240.54	241.88	243.90	245.95	248.02	249.05	250.10	251.14	252.72	253.25	254.32
2	18.51	19.00	19.16	19.25	19.30	19.33	19.35	19.37	19.38	19.40	19.41	19.43	19.45	19.45	19.46	19.47	19.48	19.49	19.50
3	10.13	9.55	9.28	9.12	9.01	8.94	8.89	8.85	8.81	8.79	8.74	8.70	8.66	8.64	8.62	8.59	8.56	8.55	8.53
4	7.71	6.94	6.59	6.39	6.26	6.16	6.09	6.04	6.00	5.96	5.91	5.86	5.80	5.77	5.75	5.72	5.67	5.66	5.63
5	6.61	5.79	5.41	5.19	5.05	4.95	4.88	4.82	4.77	4.74	4.68	4.62	4.56	4.53	4.50	4.46	4.41	4.40	4.37
6	5.99	5.14	4.76	4.53	4.39	4.28	4.21	4.15	4.10	4.06	4.00	3.94	3.87	3.84	3.81	3.77	3.72	3.70	3.67
7	5.59	4.74	4.35	4.12	3.97	3.87	3.79	3.73	3.68	3.64	3.57	3.51	3.44	3.41	3.38	3.34	3.29	3.27	3.23
8	5.32	4.46	4.07	3.84	3.69	3.58	3.50	3.44	3.39	3.35	3.28	3.22	3.15	3.12	3.08	3.04	2.99	2.97	2.93
9	5.12	4.26	3.86	3.63	3.48	3.37	3.29	3.23	3.18	3.14	3.07	3.01	2.94	2.90	2.86	2.83	2.77	2.75	2.71
10	4.96	4.10	3.71	3.48	3.33	3.22	3.14	3.07	3.02	2.98	2.91	2.85	2.77	2.74	2.70	2.66	2.60	2.58	2.54
11	4.84	3.98	3.59	3.36	3.20	3.09	3.01	2.95	2.90	2.85	2.79	2.72	2.65	2.61	2.57	2.53	2.47	2.45	2.40
12	4.75	3.89	3.49	3.26	3.11	3.00	2.91	2.85	2.80	2.75	2.69	2.62	2.54	2.51	2.47	2.43	2.36	2.34	2.30
13	4.67	3.81	3.41	3.18	3.03	2.92	2.83	2.77	2.71	2.67	2.60	2.53	2.46	2.42	2.38	2.34	2.27	2.25	2.21
14	4.60	3.74	3.34	3.11	2.96	2.85	2.76	2.70	2.65	2.60	2.53	2.46	2.39	2.35	2.31	2.27	2.20	2.18	2.13
15	4.54	3.68	3.29	3.06	2.90	2.79	2.71	2.64	2.59	2.54	2.48	2.40	2.33	2.29	2.25	2.20	2.14	2.11	2.07
16	4.49	3.63	3.24	3.01	2.85	2.74	2.66	2.59	2.54	2.49	2.42	2.35	2.28	2.24	2.19	2.15	2.08	2.06	2.01
17	4.45	3.59	3.20	2.96	2.81	2.70	2.61	2.55	2.49	2.45	2.38	2.31	2.23	2.19	2.15	2.10	2.03	2.01	1.96
18	4.41	3.55	3.16	2.93	2.77	2.66	2.58	2.51	2.46	2.41	2.34	2.27	2.19	2.15	2.11	2.06	1.99	1.97	1.92
19	4.38	3.52	3.13	2.90	2.74	2.63	2.54	2.48	2.42	2.38	2.31	2.23	2.16	2.11	2.07	2.03	1.96	1.93	1.88
20	4.35	3.49	3.10	2.87	2.71	2.60	2.51	2.45	2.39	2.35	2.28	2.20	2.12	2.08	2.04	1.99	1.92	1.90	1.84
21	4.32	3.47	3.07	2.84	2.68	2.57	2.49	2.42	2.37	2.32	2.25	2.18	2.10	2.05	2.01	1.96	1.89	1.87	1.81
22	4.30	3.44	3.05	2.82	2.66	2.55	2.46	2.40	2.34	2.30	2.23	2.15	2.07	2.03	1.98	1.94	1.86	1.84	1.78
23	4.28	3.42	3.03	2.80	2.64	2.53	2.44	2.37	2.32	2.27	2.20	2.13	2.05	2.01	1.96	1.91	1.84	1.81	1.76
24	4.26	3.40	3.01	2.78	2.62	2.51	2.42	2.36	2.30	2.25	2.18	2.11	2.03	1.98	1.94	1.89	1.82	1.79	1.73
25	4.24	3.39	2.99	2.76	2.60	2.49	2.40	2.34	2.28	2.24	2.16	2.09	2.01	1.96	1.92	1.87	1.80	1.77	1.71
26	4.23	3.37	2.98	2.74	2.59	2.47	2.39	2.32	2.27	2.22	2.15	2.07	1.99	1.95	1.90	1.85	1.78	1.75	1.69
27	4.21	3.35	2.96	2.73	2.57	2.46	2.37	2.31	2.25	2.20	2.13	2.06	1.97	1.93	1.88	1.84	1.76	1.73	1.67
28	4.20	3.34	2.95	2.71	2.56	2.45	2.36	2.29	2.24	2.19	2.12	2.04	1.96	1.91	1.87	1.82	1.74	1.71	1.65
29	4.18	3.33	2.93	2.70	2.55	2.43	2.35	2.28	2.22	2.18	2.10	2.03	1.94	1.90	1.85	1.81	1.73	1.70	1.64
30	4.17	3.32	2.92	2.69	2.53	2.42	2.33	2.27	2.21	2.16	2.09	2.01	1.93	1.89	1.84	1.79	1.71	1.68	1.62
40	4.08	3.23	2.84	2.61	2.45	2.34	2.25	2.18	2.12	2.08	2.00	1.92	1.84	1.79	1.74	1.69	1.61	1.58	1.51
60	4.00	3.15	2.76	2.53	2.37	2.25	2.17	2.10	2.04	1.99	1.92	1.84	1.75	1.70	1.65	1.59	1.50	1.47	1.39
120	3.92	3.07	2.68	2.45	2.29	2.18	2.09	2.02	1.96	1.91	1.83	1.75	1.66	1.61	1.55	1.50	1.39	1.35	1.25
∞	3.84	3.00	2.61	2.37	2.21	2.10	2.01	1.94	1.88	1.83	1.75	1.67	1.57	1.52	1.46	1.40	1.28	1.22	1.02

付表 6　F 分布表（2）

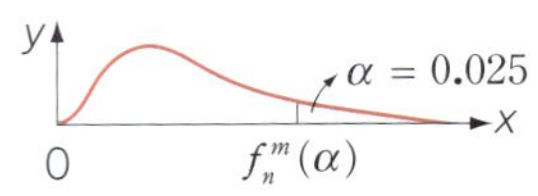

$f_n^m(0.025)$ の表

n \ m	1	2	3	4	5	6	7	8	9	10	12	15	20	24	30	40	80	120	∞
1	647.79	799.48	864.16	899.58	921.85	937.11	948.22	956.66	963.28	968.63	976.71	984.87	993.10	997.25	1001.41	1005.60	1011.91	1014.02	1018.26
2	38.51	39.00	39.17	39.25	39.30	39.33	39.36	39.37	39.39	39.40	39.41	39.43	39.45	39.46	39.46	39.47	39.49	39.49	39.50
3	17.44	16.04	15.44	15.10	14.88	14.73	14.62	14.54	14.47	14.42	14.34	14.25	14.17	14.12	14.08	14.04	13.97	13.95	13.90
4	12.22	10.65	9.98	9.60	9.36	9.20	9.07	8.98	8.90	8.84	8.75	8.66	8.56	8.51	8.46	8.41	8.33	8.31	8.26
5	10.01	8.43	7.76	7.39	7.15	6.98	6.85	6.76	6.68	6.62	6.52	6.43	6.33	6.28	6.23	6.18	6.10	6.07	6.02
6	8.81	7.26	6.60	6.23	5.99	5.82	5.70	5.60	5.52	5.46	5.37	5.27	5.17	5.12	5.07	5.01	4.93	4.90	4.85
7	8.07	6.54	5.89	5.52	5.29	5.12	4.99	4.90	4.82	4.76	4.67	4.57	4.47	4.41	4.36	4.31	4.23	4.20	4.14
8	7.57	6.06	5.42	5.05	4.82	4.65	4.53	4.43	4.36	4.30	4.20	4.10	4.00	3.95	3.89	3.84	3.76	3.73	3.67
9	7.21	5.71	5.08	4.72	4.48	4.32	4.20	4.10	4.03	3.96	3.87	3.77	3.67	3.61	3.56	3.51	3.42	3.39	3.33
10	6.94	5.46	4.83	4.47	4.24	4.07	3.95	3.85	3.78	3.72	3.62	3.52	3.42	3.37	3.31	3.26	3.17	3.14	3.08
11	6.72	5.26	4.63	4.28	4.04	3.88	3.76	3.66	3.59	3.53	3.43	3.33	3.23	3.17	3.12	3.06	2.97	2.94	2.88
12	6.55	5.10	4.47	4.12	3.89	3.73	3.61	3.51	3.44	3.37	3.28	3.18	3.07	3.02	2.96	2.91	2.82	2.79	2.72
13	6.41	4.97	4.35	4.00	3.77	3.60	3.48	3.39	3.31	3.25	3.15	3.05	2.95	2.89	2.84	2.78	2.69	2.66	2.60
14	6.30	4.86	4.24	3.89	3.66	3.50	3.38	3.29	3.21	3.15	3.05	2.95	2.84	2.79	2.73	2.67	2.58	2.55	2.49
15	6.20	4.77	4.15	3.80	3.58	3.41	3.29	3.20	3.12	3.06	2.96	2.86	2.76	2.70	2.64	2.59	2.49	2.46	2.40
16	6.12	4.69	4.08	3.73	3.50	3.34	3.22	3.12	3.05	2.99	2.89	2.79	2.68	2.63	2.57	2.51	2.42	2.38	2.32
17	6.04	4.62	4.01	3.66	3.44	3.28	3.16	3.06	2.98	2.92	2.82	2.72	2.62	2.56	2.50	2.44	2.35	2.32	2.25
18	5.98	4.56	3.95	3.61	3.38	3.22	3.10	3.01	2.93	2.87	2.77	2.67	2.56	2.50	2.44	2.38	2.29	2.26	2.19
19	5.92	4.51	3.90	3.56	3.33	3.17	3.05	2.96	2.88	2.82	2.72	2.62	2.51	2.45	2.39	2.33	2.24	2.20	2.13
20	5.87	4.46	3.86	3.51	3.29	3.13	3.01	2.91	2.84	2.77	2.68	2.57	2.46	2.41	2.35	2.29	2.19	2.16	2.09
21	5.83	4.42	3.82	3.48	3.25	3.09	2.97	2.87	2.80	2.73	2.64	2.53	2.42	2.37	2.31	2.25	2.15	2.11	2.04
22	5.79	4.38	3.78	3.44	3.22	3.05	2.93	2.84	2.76	2.70	2.60	2.50	2.39	2.33	2.27	2.21	2.11	2.08	2.00
23	5.75	4.35	3.75	3.41	3.18	3.02	2.90	2.81	2.73	2.67	2.57	2.47	2.36	2.30	2.24	2.18	2.08	2.04	1.97
24	5.72	4.32	3.72	3.38	3.15	2.99	2.87	2.78	2.70	2.64	2.54	2.44	2.33	2.27	2.21	2.15	2.05	2.01	1.94
25	5.69	4.29	3.69	3.35	3.13	2.97	2.85	2.75	2.68	2.61	2.51	2.41	2.30	2.24	2.18	2.12	2.02	1.98	1.91
26	5.66	4.27	3.67	3.33	3.10	2.94	2.82	2.73	2.65	2.59	2.49	2.39	2.28	2.22	2.16	2.09	1.99	1.95	1.88
27	5.63	4.24	3.65	3.31	3.08	2.92	2.80	2.71	2.63	2.57	2.47	2.36	2.25	2.19	2.13	2.07	1.97	1.93	1.85
28	5.61	4.22	3.63	3.29	3.06	2.90	2.78	2.69	2.61	2.55	2.45	2.34	2.23	2.17	2.11	2.05	1.94	1.91	1.83
29	5.59	4.20	3.61	3.27	3.04	2.88	2.76	2.67	2.59	2.53	2.43	2.32	2.21	2.15	2.09	2.03	1.92	1.89	1.81
30	5.57	4.18	3.59	3.25	3.03	2.87	2.75	2.65	2.57	2.51	2.41	2.31	2.20	2.14	2.07	2.01	1.90	1.87	1.79
40	5.42	4.05	3.46	3.13	2.90	2.74	2.62	2.53	2.45	2.39	2.29	2.18	2.07	2.01	1.94	1.88	1.76	1.72	1.64
60	5.29	3.93	3.34	3.01	2.79	2.63	2.51	2.41	2.33	2.27	2.17	2.06	1.94	1.88	1.82	1.74	1.63	1.58	1.48
120	5.15	3.80	3.23	2.89	2.67	2.52	2.39	2.30	2.22	2.16	2.05	1.94	1.82	1.76	1.69	1.61	1.48	1.43	1.31
∞	5.03	3.69	3.12	2.79	2.57	2.41	2.29	2.19	2.11	2.05	1.95	1.83	1.71	1.64	1.57	1.49	1.33	1.27	1.03

問の解答

第１章　数と式の計算

問Ⅱ-2-1 $10\times 3^n > 10^8$ の両辺の対数をとって $n > \dfrac{7}{\log_{10}3} = \dfrac{7}{0.4771} = 14.67$ より，$n=15$ であるから，

$15\times 30 = 450$ 分かかる．

第２章　方程式と不等式

問Ⅱ-1 $x=1$

問Ⅲ-2-1 (1) $x=2$，$y=3$　(2) $x=\dfrac{26}{21}$，$y=\dfrac{9}{7}$

問Ⅳ-1-1 (1) $x=-8$，$x=3$　(2) $x=\dfrac{4}{3}$　(3) $x=\dfrac{5\pm\sqrt{17}}{4}$　(4) $x=\dfrac{-1\pm\sqrt{3}i}{2}$

問Ⅳ-2-1 $2+\sqrt{2}+3-2\sqrt{2}=-\dfrac{b}{a}$，$\left(2+\sqrt{2}\right)\left(3-2\sqrt{2}\right)=\dfrac{1}{a}$ を解いて $a=\dfrac{2+\sqrt{2}}{2}$，$b=-\dfrac{8+3\sqrt{2}}{2}$．

問Ⅴ-2-1 (1) $x>-6$　(2) $x>2$　(3) $x>\dfrac{6}{5}$

問Ⅴ-3-1 (1) $4<x<5$　(2) $x<-8$ または $x>3$　(3) $\dfrac{-3-\sqrt{3}}{3}<x<\dfrac{-3+\sqrt{3}}{3}$

(4) $x^2+8x+5=0$ を解いて $x=-4\pm\sqrt{11}$，よって $x<-4-\sqrt{11}$ または $x>-4+\sqrt{11}$．

第３章　関数

問Ⅱ-1 (1) $y=-3x-1$　(2) $y=2x-1$

問Ⅲ-1 (1) $y=-3(x-1)^2+6$ より頂点の座標は $(1, 6)$　(2) $y=\dfrac{21}{20}x^2-\dfrac{39}{20}x$

問Ⅳ-1 (1) 1.44 倍　(2) 1.728 倍（約 1.7 倍）　(3) 2.0736 倍（約 2.1 倍）

(4) $1.2^{3+\frac{9}{12}}=1.9812$，$1.2^{3+\frac{10}{12}}=2.0115$ より，3 年と 10 カ月後．

問Ⅴ-1 $x>\dfrac{0.3010}{0.00043408}=693.42$ であるが，$12\times 0.42=5.04$ より，693 年と 6 カ月後．

問Ⅵ-3-1 $t=\cos x$ とおくと $-1\leqq t\leqq 1$ であり，$y=-\cos^2 x+\cos x+3=-t^2+t+3=-\left(t-\dfrac{1}{2}\right)^2+\dfrac{13}{4}$ より，

$x=\dfrac{\pi}{3}$，$\dfrac{5\pi}{3}$ のとき最大値 $\dfrac{13}{4}$ をとり，$x=\pi$ のとき最小値 1 をとる．

問Ⅶ-2-1 (1) $y=-3x^2+12x-15$　(2) $y=-3x^2+16x-26$　(3) x 軸方向に $+\dfrac{2}{3}$，y 軸方向に $-\dfrac{5}{3}$

第４章　集合と命題

問Ⅰ-3-1　(1) $\overline{A}\cup B=\{2, 4, 6, 7, 8, 9, 10, 11, 12, 13, 14, 15, 16, 17, 18, 19, 20\}$

(2) $\overline{\overline{A}\cup B}=\{1, 3, 5\}$　　(3) $A\cap\overline{B}=\{1, 3, 5\}$

問Ⅱ-2-1　(1) a を２の倍数でないとすると，$a=2m+1$（$m=0, 1, 2, \cdots$）と表せる．

$a^2=(2m+1)^2=2(2m^2+2m)+1$ となり，a^2 も２の倍数ではない．

(2) $\sqrt{2}$ が有理数であると仮定すると，$\sqrt{2}=\dfrac{a}{b}$（a, b は互いに素な自然数）と表せる．両辺平方すれば $a^2=2b^2$ を得るから，a^2 は２の倍数である．(1) より a も２の倍数であることがわかる．すると $a=2m$（$m=1, 2, \cdots$）とおけるから，$2b^2=a^2=4m^2$，すなわち $b^2=2m^2$ となり b も２の倍数である．これは a と b が互いに素であることに矛盾する．

問Ⅱ-3-1　(i) $n=1$ のときは明らかに正しい．(ii) $n=k$ のとき正しいと仮定する．すなわち，

$1^2+3^2+\cdots+(2k-1)^2=\dfrac{(2k-1)2k(2k+1)}{6}$ が成り立つと仮定する．$n=k+1$ のとき

$$1^2+3^2+\cdots+(2k-1)^2+(2k+1)^2=\frac{(2k-1)2k(2k+1)}{6}+(2k+1)^2=\frac{2k+1}{6}\left((2k-1)2k+6(2k+1)\right)$$
$$=\frac{2k+1}{6}\left(4k^2+10k+6\right)=\frac{(2k+1)(2k+2)(2k+3)}{6}$$

より，$n=k+1$ のときも正しいことがわかる．

第５章　ベクトルと行列

問Ⅰ-2-1　$x=\dfrac{\begin{vmatrix}3&5\\1&3\end{vmatrix}}{\begin{vmatrix}4&5\\2&3\end{vmatrix}}=\dfrac{4}{2}=2$，$y=\dfrac{\begin{vmatrix}4&3\\2&1\end{vmatrix}}{\begin{vmatrix}4&5\\2&3\end{vmatrix}}=\dfrac{-2}{2}=-1$

問Ⅱ-2-1　$x=\dfrac{52}{22}=\dfrac{26}{11}$，$y=-\dfrac{114}{22}=-\dfrac{57}{11}$，$z=\dfrac{84}{22}=\dfrac{42}{11}$

問Ⅱ-2-2　$(A\quad E)\xrightarrow{①\sim⑧}\begin{pmatrix}1&0&0&-\frac{7}{11}&\frac{4}{11}&\frac{1}{11}\\0&1&0&\frac{1}{11}&\frac{1}{11}&\frac{3}{11}\\0&0&1&\frac{3}{11}&\frac{3}{11}&-\frac{2}{11}\end{pmatrix}$ より $A^{-1}=\dfrac{1}{11}\begin{pmatrix}-7&4&1\\1&1&3\\3&3&-2\end{pmatrix}$

問Ⅳ-1-1　(1) $\boldsymbol{a}\times\boldsymbol{b}=\begin{pmatrix}-1\\-1\\-1\end{pmatrix}$　　(2) $|(\boldsymbol{a}\times\boldsymbol{b},\boldsymbol{c})|=|1-1-1|=1$

問Ⅴ-1-1　$\det(A-\lambda E)=\det\begin{pmatrix}3-\lambda&2\\-2&-2-\lambda\end{pmatrix}=(3-\lambda)(-2-\lambda)-(-4)=\lambda^2-\lambda-2=(\lambda-2)(\lambda+1)=0$ より固有値は $\lambda=-1, 2$．$\lambda=-1$ に対応する固有ベクトルは $\boldsymbol{x}_1=c_1\begin{pmatrix}1\\-2\end{pmatrix}$．$\lambda=2$ に対応する固有ベクトルは $\boldsymbol{x}_2=c_2\begin{pmatrix}-2\\1\end{pmatrix}$．

問V-2-1 $P^{-1}A^nP=\left(P^{-1}AP\right)^n=\begin{pmatrix}0&0&0\\0&3^n&0\\0&0&3^n\end{pmatrix}$ を用いて $A^n=P\begin{pmatrix}0&0&0\\0&3^n&0\\0&0&3^n\end{pmatrix}P^{-1}=\frac{1}{3}\begin{pmatrix}2\cdot3^n&-3^n&3^n\\-3^n&2\cdot3^n&3^n\\3^n&3^n&2\cdot3^n\end{pmatrix}$.

問V-2-2 $\lambda=-1,\ 1,\ 3$．$\lambda=-1$ に対応する固有ベクトルは $\boldsymbol{x}_1=c_1\begin{pmatrix}1\\-2\\-\sqrt{3}\end{pmatrix}$．$\lambda=1$ に対応する固有ベクトルは

$\boldsymbol{x}_2=c_2\begin{pmatrix}\sqrt{3}\\0\\1\end{pmatrix}$．$\lambda=3$ に対応する固有ベクトルは $\boldsymbol{x}_3=c_3\begin{pmatrix}1\\2\\-\sqrt{3}\end{pmatrix}$．$c_1=\frac{\sqrt{2}}{4}$，$c_2=\frac{1}{2}$，$c_3=\frac{\sqrt{2}}{4}$ ととれば

$P=\frac{1}{4}\begin{pmatrix}\sqrt{2}&2\sqrt{3}&\sqrt{2}\\-2\sqrt{2}&0&2\sqrt{2}\\-\sqrt{6}&2&-\sqrt{6}\end{pmatrix}$ ととれる．これは直交行列であり $P^{-1}=\frac{1}{4}\begin{pmatrix}\sqrt{2}&-2\sqrt{2}&-\sqrt{6}\\2\sqrt{3}&0&2\\\sqrt{2}&2\sqrt{2}&-\sqrt{6}\end{pmatrix}$．よって

$P^{-1}AP=\begin{pmatrix}-1&0&0\\0&1&0\\0&0&3\end{pmatrix}$ と対角化される．

$$A^n=\frac{1}{16}\begin{pmatrix}2\left(3^n+(-1)^n\right)+12&4\left(3^n-(-1)^n\right)&-2\sqrt{3}\left(3^n+(-1)^n\right)+4\sqrt{3}\\4\left(3^n-(-1)^n\right)&8\left(3^n+(-1)^n\right)&-4\sqrt{3}\left(3^n-(-1)^n\right)\\-2\sqrt{3}\left(3^n+(-1)^n\right)+4\sqrt{3}&-4\sqrt{3}\left(3^n-(-1)^n\right)&6\left(3^n+(-1)^n\right)+4\end{pmatrix}$$ となる．

問V-3-1 $F_A(\lambda)=-\lambda^3+3\lambda^2+\lambda-3$ であり，$F_A(A)=-A^3+3A^2+A-3E=O$.

第６章　微分法

問Ⅰ-1-1 (1) $f'(x)=6x+1$　(2) $f'(x)=-3x^2+4x-3$

問Ⅰ-3-1 (1) $f'(x)=-a\sin(ax+b)$　(2) $f'(x)=-(2x+1)\sin\left(x^2+x+1\right)$

問Ⅰ-4-1 (1) $f'(x)=\frac{1}{2\sqrt{x}}$　(2) $f'(x)=-\frac{1}{2}x^{-\frac{3}{2}}$

問Ⅰ-5-1 (i) $n=1$ のとき，$f^{(1)}(x)=f'(x)=(\cos x)'=-\sin x=\cos\left(x+\frac{1}{2}\pi\right)$ で成り立つ．

(ii) $n=k$ のとき成り立つと仮定し，$n=k+1$ のとき

$$f^{(k+1)}(x)=\left(f^{(k)}(x)\right)'=\left(\cos\left(x+\frac{k}{2}\pi\right)\right)'=-\sin\left(x+\frac{k}{2}\pi\right)=\cos\left(\left(x+\frac{k}{2}\pi\right)+\frac{\pi}{2}\right)=\cos\left(x+\frac{k+1}{2}\pi\right)$$

より，$n=k+1$ のときも成り立つ．

問Ⅱ-1-1 $f(a)=f(b)=0$ であり，$f'(x)=x-b+x-a=2x-(a+b)$ より，$f'(c)=0\Leftrightarrow c=\frac{a+b}{2}$.

問Ⅱ-1-2 $\frac{f(b)-f(a)}{b-a}=\frac{A\left(b^2-a^2\right)+B(b-a)}{b-a}=A(a+b)+B$．一方，$f'(c)=2Ac+B$．したがって，

$\frac{f(b)-f(a)}{b-a}=f'(c)\Leftrightarrow c=\frac{a+b}{2}$.

問Ⅱ-1-3 $\dfrac{f(2)-f(0)}{g(2)-g(0)}=\dfrac{3}{2}$．一方，$\dfrac{f'(c)}{g'(c)}=\dfrac{3c^2-1}{2c}$．したがって，

$\dfrac{f(2)-f(0)}{g(2)-g(0)}=\dfrac{f'(c)}{g'(c)}\Leftrightarrow\dfrac{3c^2-1}{2c}=\dfrac{3}{2}\Leftrightarrow 3c^2-3c-1=0\Leftrightarrow c=\dfrac{3\pm\sqrt{21}}{6}$．最後に，$0<c<2$ より $c=\dfrac{3+\sqrt{21}}{6}$．

問Ⅱ-3-1 (1) $\log 2$　(2) $\log\dfrac{3}{2}$　(3) $-\log\dfrac{1}{2}=\log 2$

問Ⅱ-4-1 (1) オイラーの公式より得られる．　(2) 1の12乗根は $e^{\frac{2n}{12}\pi\sqrt{-1}}$，($n=0,\ 1,\ 2,\ \cdots,\ 11$) の12個ある．これをオイラーの公式を用いて計算すると，

$$\left\{1,\ \frac{\sqrt{3}}{2}+\frac{1}{2}\sqrt{-1},\ \frac{1}{2}+\frac{\sqrt{3}}{2}\sqrt{-1},\ \sqrt{-1},\ -\frac{1}{2}+\frac{\sqrt{3}}{2}\sqrt{-1},\ -\frac{\sqrt{3}}{2}+\frac{1}{2}\sqrt{-1},\ -1,\ -\frac{\sqrt{3}}{2}-\frac{1}{2}\sqrt{-1},\right.$$
$$\left.-\frac{1}{2}-\frac{\sqrt{3}}{2}\sqrt{-1},\ -\sqrt{-1},\ \frac{1}{2}-\frac{\sqrt{3}}{2}\sqrt{-1},\ \frac{\sqrt{3}}{2}-\frac{1}{2}\sqrt{-1}\right\}.$$

問Ⅲ-2-1 (1) $\dfrac{\partial f}{\partial x}=2x-y$，$\dfrac{\partial f}{\partial y}=-x-2y$．　(2) $\dfrac{\partial f}{\partial x}=4x-3y-2$，$\dfrac{\partial f}{\partial y}=-3x-8y+3$．

問Ⅲ-3-1 $\dfrac{\partial z}{\partial x}=6(3x-2y+1)-8(-4x+5y+2)=50x-52y-10$，

$\dfrac{\partial z}{\partial y}=-4(3x-2y+1)+10(-4x+5y+2)=-52x+58y+16$．

問Ⅲ-4-1 (1) $\dfrac{\partial z}{\partial x}=2x+3y-5=0$，$\dfrac{\partial z}{\partial y}=3x-y+9=0$ を連立させて解けば，$x_0=-2$，$y_0=3$．

(2) $\dfrac{\partial z}{\partial x}=50x-52y-10=0$，$\dfrac{\partial z}{\partial y}=-52x+58y+16=0$ を連立させて解けば，$x_0=-\dfrac{9}{7}$，$y_0=-\dfrac{10}{7}$．

問Ⅲ-5-1 (1) $\Delta=\det\begin{pmatrix}2&3\\3&-1\end{pmatrix}=-11<0$．よって極値ではない．

(2) $\Delta=\det\begin{pmatrix}50&-52\\-52&58\end{pmatrix}=196>0$，$\dfrac{\partial^2 f}{\partial x^2}(x_0,\ y_0)>0$．よって極小値である．

問Ⅲ-6-1 $f(a,\ b)=(2a+b-3)^2+(5a+b-8)^2+(7a+b-12)^2$．変数を取り直して

$f(x,\ y)=(2x+y-3)^2+(5x+y-8)^2+(7x+y-12)^2$ を考える．

$\dfrac{\partial f}{\partial x}=156x+28y-260$，$\dfrac{\partial f}{\partial y}=28x+6y-46$ を得る．

$(x_0,\ y_0)$ を停留点とすると，$x_0=\dfrac{34}{19}$，$y_0=-\dfrac{13}{19}$ を得る．したがって，求める回帰直線は $y=\dfrac{34}{19}x-\dfrac{13}{19}$．

第7章　積分法

問Ⅰ-1-1 (1) $\int_0^1(-x^3+x)dx=\left[-\dfrac{1}{4}x^4+\dfrac{1}{2}x^2\right]_0^1=\dfrac{1}{4}$．　(2) $\int_0^{\frac{\pi}{2}}\cos x\,dx=[\sin x]_0^{\frac{\pi}{2}}=1$．

問Ⅰ-2-1 (1) $\sqrt{1+x^2}=t$ とおいて置換積分すると $\int_0^1\dfrac{x}{\sqrt{1+x^2}}dx=\int_1^{\sqrt{2}}\dfrac{t}{t}dt=[t]_1^{\sqrt{2}}=\sqrt{2}-1$．

(2) $x+\sqrt{1+x^2}=t$ とおいて置換積分すると $\int_0^1 \frac{1}{\sqrt{1+x^2}}\,dx=\int_1^{1+\sqrt{2}} \frac{1}{t}\,dt=[\log t]_1^{1+\sqrt{2}}=\log\left(1+\sqrt{2}\right)$.

問 II-3-1 (1) $\Gamma\left(\frac{1}{2}\right)=\sqrt{\pi}$. (2) $B\left(\frac{1}{2},\frac{3}{2}\right)=\dfrac{\Gamma\left(\frac{1}{2}\right)\Gamma\left(\frac{3}{2}\right)}{\Gamma(2)}=\frac{1}{2}\left(\Gamma\left(\frac{1}{2}\right)\right)^2=\frac{\pi}{2}$.

(3) $x=\tan t$ とおいて置換積分すると

$$\int_0^\infty \frac{1}{\left(1+x^2\right)^n}\,dx=\int_0^{\frac{\pi}{2}}\cos^{2n-2}t\,dt=\frac{1}{2}B\left(\frac{1}{2},\frac{2n-1}{2}\right)=\frac{1}{2}\frac{\Gamma\left(\frac{1}{2}\right)\Gamma\left(\frac{2n-1}{2}\right)}{\Gamma(n)}$$

$$=\begin{cases}\dfrac{\pi}{2} & (n=1)\\[2ex] \dfrac{\pi}{2^{2n-2}}\cdot\dfrac{(2n-3)!}{(n-1)!(n-2)!} & (n\geqq 2).\end{cases}$$

第 8 章　微分方程式

問 I-1-1 (1) $y=Ce^{-x}$. (2) $y=Ce^{\frac{1}{2}x^2}-1$.

(3) $\int\frac{dy}{1+y^2}=\int x\,dx=\frac{1}{2}x^2+C$. ここで，$y=\tan t$ とおくと，$\int\frac{dy}{1+y^2}=\int dt=t$. ゆえに $y=\tan\left(\frac{1}{2}x^2+C\right)$.

問 I-2-1 (1) $y=x-1+Ce^{-x}$.

(2) 公式（I-4）より $y=e^{-x}\left(\int e^x\sin x\,dx+C\right)$. ここで，部分積分を 2 回行うことにより，

$\int e^x\sin x\,dx=\frac{1}{2}e^x(\sin x-\cos x)$ を得る．よって，$y=\frac{1}{2}(\sin x-\cos x)+Ce^{-x}$.

問 II-1-1 (1) $y=C_1e^{-2x}+C_2e^{3x}$. (2) $y=\left(C_1+C_2x\right)e^{2x}$. (3) $y=e^{-x}\left(C_1\sin\sqrt{3}x+C_2\cos\sqrt{3}x\right)$.

問 II-2-1 (1) 特殊解は $P(\rho)=(\rho-3)(\rho+2)$ として $y=\frac{1}{P(1)}e^x=-\frac{1}{6}e^x$. 一般解は問 II-1-1 の（1）とあわせて $y=C_1e^{-2x}+C_2e^{3x}-\frac{1}{6}e^x$.

(2) $P(3)=0$ なので $r=1$，$Q(\rho)=\rho+2$ として $y=\frac{x}{Q(3)1!}3e^x=\frac{3}{5}xe^{3x}$. 一般解は問 II-1-1 の（1）とあわせて $y=C_1e^{-2x}+C_2e^{3x}+\frac{3}{5}xe^{3x}$.

(3) $P(\rho)=(\rho-2)^2$ で $P(2)=0$. $r=2$，$Q(\rho)=1$ として $y=\frac{x^2}{1!2!}e^{2x}=\frac{1}{2}x^2e^{2x}$. 一般解は問 II-1-1 の（2）とあわせて $y=(C_1+C_2x)e^{2x}+\frac{1}{2}x^2e^{2x}=\left(C_1+C_2x+\frac{1}{2}x^2\right)e^{2x}$.

(4) $P(\rho)=\rho^2+2\rho+4$ で $P(-1)=3\neq 0$. $y=\frac{1}{P(-1)}3e^{-x}=e^{-x}$. 一般解は問 II-1-1 の（3）とあわせて

$$y = e^{-x}\left(C_1 \sin\sqrt{3}x + C_2 \cos\sqrt{3}x + 1\right).$$

第９章　順列・組み合わせと確率

問Ｉ-3-1 ${}_{10}\mathrm{C}_4 3^4 (-2)^6 = 1088640$.

問Ｉ-4-1 ${}_3\mathrm{H}_{10} = {}_{12}\mathrm{C}_{10} = {}_{12}\mathrm{C}_2 = 66$ 通り．

問Ⅲ-1 (1) $\frac{1}{6}$　(2) $\frac{5}{18}$　(3) $\frac{3}{5}$

問Ｖ-1 $P(\mathrm{A} \cap \mathrm{B}) = \frac{150}{200} \times \frac{28}{200} = \frac{21}{200}$ より 10.5%．また，$n(\mathrm{A} \cap \mathrm{B}) = 200 \times \frac{21}{200} = 21$.

	B	$\overline{\mathrm{B}}$	計
A	21	129	150
$\overline{\mathrm{A}}$	7	43	50
計	28	172	200

第 10 章　確率変数と確率分布

問Ｉ-2-1 $E(\mathrm{X}) = \frac{103}{40} = 2.575$，$V(\mathrm{X}) = \frac{2471}{1600} = 1.544375$.

問Ｉ-2-2 $E(\mathrm{X}) = \frac{55}{10} = 5.5$，$E(10\mathrm{X}+3) = 10 \times E(\mathrm{X}) + 3 = 58$（万円）.

問Ｉ-3-1 50 球．$P(\mathrm{X} \geqq 2) = 1 - P(\mathrm{X}=0) - P(\mathrm{X}=1) = 1 - \left(\frac{60}{100}\right)^5 - {}_5\mathrm{C}_1 \frac{40}{100}\left(\frac{60}{100}\right)^4 = \frac{2072}{3125}$.

問Ｉ-3-2 $P(\mathrm{X}_1 = 3,\ \mathrm{X}_2 = 3,\ \mathrm{X}_3 = 3) = \frac{9!}{3!3!3!}\left(\frac{35}{100}\right)^3\left(\frac{40}{100}\right)^3\left(\frac{25}{100}\right)^3 = \frac{7203}{100000}$.

問Ｉ-5-1 $a > 0$ に対して，$P(0 \leqq \mathrm{X} \leqq a)$ を求めるときに巻末の**付表 1** を用いる．

（1）$P(\mathrm{X} \leqq 1) = 0.5 + P(0 \leqq \mathrm{X} \leqq 1) = 0.84134$.

（2）$P(\mathrm{X} \leqq -1.6) = P(\mathrm{X} \geqq 1.6) = 1 - P(\mathrm{X} \leqq 1.6) = 1 - (0.5 + P(0 \leqq \mathrm{X} \leqq 1.6)) = 0.05480$.

（3）$P(-2.58 \leqq \mathrm{X} \leqq 2.58) = 2 \times P(0 \leqq \mathrm{X} \leqq 2.58) = 2 \times 0.49506 = 0.99012$.

（4）$P(-0.5 \leqq \mathrm{X} \leqq 1.6) = P(0 \leqq \mathrm{X} \leqq 0.5) + P(0 \leqq \mathrm{X} \leqq 1.6) = 0.19146 + 0.44520 = 0.63666$.

問Ｉ-6-1 （1）$P(\mathrm{X} \geqq 90) = P\left(\mathrm{Z}_0 \geqq \frac{90-60}{15}\right) = P(\mathrm{Z}_0 \geqq 2) = 1 - P(\mathrm{Z}_0 \leqq 2) = 1 - 0.97725 = 0.02275$.

（2）$3000 \times P(\mathrm{X} \geqq 90) = 3000 \times 0.02275 = 68.25$．約 68 人．

問Ⅱ-1-1 $E(\mathrm{X}) = 2 \times \frac{1}{4} + 4 \times \frac{3}{4} = \frac{7}{2}$，$E(\mathrm{Y}) = 1 \times \frac{7}{12} + 3 \times \frac{5}{12} = \frac{11}{6}$，$E(\mathrm{XY}) = \frac{2}{6} + \frac{20}{12} + \frac{6}{12} + \frac{12}{3} = \frac{13}{2}$.

問Ⅱ-2-1 $COV(\mathrm{X},\ \mathrm{Y}) = \frac{13}{2} - \frac{7}{2} \times \frac{11}{6} = \frac{1}{12}$.

問Ⅱ-3-1 $COV(\mathrm{X},\ \mathrm{Y}) = \frac{1}{12} \neq 0$ なので独立ではない．

第11章　統計

問Ⅰ-4-1 $E(X)=\dfrac{14}{3}$，$E(Y)=\dfrac{23}{3}$，$E(X^2)=\dfrac{4+25+49}{3}=26$，$E(Y^2)=\dfrac{9+64+144}{3}=\dfrac{217}{3}$，

$E(XY)=\dfrac{6+40+84}{3}=\dfrac{130}{3}$，$V(X)=\dfrac{38}{9}$，$V(Y)=\dfrac{122}{9}$，$COV(X,\ Y)=\dfrac{68}{9}$，$\rho_{XY}=\dfrac{34}{\sqrt{1159}}\fallingdotseq 0.9987$．

問Ⅰ-5-1 $a=\dfrac{COV(X,Y)}{V(X)}=\dfrac{\frac{68}{9}}{\frac{38}{9}}=\dfrac{34}{19}$，$b=E(Y)-a\times E(X)=\dfrac{23}{3}-\dfrac{34}{19}\times\dfrac{14}{3}=-\dfrac{13}{19}$

よって求める回帰直線は $y=\dfrac{34}{19}x-\dfrac{13}{19}$．これは第6章の問Ⅲ-6-1で求めたものと一致する．

第12章　推定

問Ⅰ-1 $\bar{x}=6$，$s^2=14.8$

問Ⅲ-1-1 $\bar{x}=62.5$，$1.96\times\sqrt{\dfrac{\sigma^2}{n}}=1.96\times\sqrt{\dfrac{12^2}{36}}=1.96\times\dfrac{12}{6}=3.92$ より $58.58\leqq\mu\leqq 66.42$．

問Ⅲ-2-1 自由度は15なので，巻末の**付表3**より $t_{\frac{0.05}{2},15}=2.131$ である．

$\bar{x}=68$，$t_{\frac{0.05}{2},15}\times\sqrt{\dfrac{s^2}{n}}=2.131\times\sqrt{\dfrac{13^2}{16}}=2.131\times\dfrac{13}{4}=6.92575$ より，$61.07\leqq\mu\leqq 74.93$．

問Ⅳ-1-1 $\mu=3.7$ より，$\displaystyle\sum_{i=1}^{8}(X_i-\mu)^2=0.8$ を得る．$\chi^2_{0.975,8}=2.180$，$\chi^2_{0.025,8}=17.535$ を（Ⅳ-1）に代入して，$0.045623\leqq\sigma^2\leqq 0.366972$ を得る．小数第4位を四捨五入して $0.046\leqq\sigma^2\leqq 0.367$ が求める母分散の95%信頼区間である．

問Ⅳ-2-1 $\bar{x}=3.7$，$\chi^2_{0.975,7}=1.690$，$\chi^2_{0.025,7}=16.013$ より $0.070\leqq\sigma^2\leqq 0.663$．

問Ⅴ-1 $n=250$，$\hat{p}=\dfrac{18}{250}=0.072$ より $0.04\leqq p_0\leqq 0.10$．

第13章　検定

問Ⅱ-1-1 (1) $H_0:\mu=70$，$H_A:\mu\neq 70$，$n=36$，$z_0=\dfrac{15\times 6}{2.5}=36$ より $|z_0|>1.96$．よって有意水準5%で帰無仮説を棄却する．異なるといえる．

(2) $H_0:\mu=70$，$H_A:\mu>70$，$n=36$，$z_0=36$ より $z_0>1.644$．よって有意水準5%で帰無仮説を棄却する．健康な人と比べて高いといえる．

問Ⅱ-2-1 (1) $H_0:\mu=70$，$H_A:\mu\neq 70$，$t_0=17.143$，$t_{\frac{0.05}{2},15}=2.131$ より $|t_0|>t_{\frac{0.05}{2},15}$．よって有意水準5%で帰無仮説を棄却する．異なるといえる．

(2) $H_0:\mu=70$，$H_A:\mu>70$，$t_0=17.143$，$t_{0.05,15}=1.753$ より $t_0>t_{0.05,15}$．よって有意水準5%で帰無仮説を棄却する．健康な人と比べて高いといえる．

問Ⅲ-2-1 $\chi_0^2=\dfrac{0.1108}{0.03}=3.693$，$\chi^2_{0.975,5}<\chi_0^2<\chi^2_{0.025,5}$．よって有意水準5%で帰無仮説は棄却されない．バラツキに変化が生じたとはいえない．

問IV-1-1 $\bar{x}_1-\bar{x}_2=-7.7$，$s^2=54.9$，$t_0=-3.286$，$t_{0.05,9}=1.833$ より $t_0<-t_{0.05,9}=-1.833$．よって収縮期血圧は上昇したといえる．ちなみにP値は $P(\mathrm{T}\leqq-3.286)=0.0047$ である．

問IV-1-2 $s^2=3.455$，$t_0=12.311$，$t_{\frac{0.05}{2},31}=2.0395$ より有意水準5%で帰無仮説を棄却する．性差は認められる．

問IV-1-3 $f_0=\dfrac{3.4}{3.5}=0.971$，$f_{17}^{14}(0.025)=2.753$，$f_{17}^{14}(0.975)=0.345$ より等分散性は棄却できない．

問V-1 $p_0=0.75$，$n=252$，$\hat{p}=\dfrac{210}{252}=0.833$，$z_0=3.055$ より $z_0>1.644$．よって，新技術は従来の方法より有効であるといえる．

問VI-1 $\chi_0^2=\dfrac{(82-90)^2}{90}+\dfrac{(38-30)^2}{30}+\dfrac{(26-30)^2}{30}+\dfrac{(14-10)^2}{10}=4.978$ であるから，$\chi_{0.05,3}^2=7.815<\chi_0^2$．よって有意水準5%で帰無仮説を棄却できない．すなわち，この結果がメンデルの遺伝法則に合致していることを棄却できない．

問VII-1-1 $\chi_0^2=\dfrac{72\times(14\times10-16\times32)^2}{46\times26\times30\times42}=6.612>\chi_{0.05,1}^2$ よりインフルエンザに罹患したか否かと予防接種の間には関連がある．P値は $P(\chi^2\geqq6.612)=0.010$ である．

問VII-1-2 P値は $P_0+P_{-1}+P_6+P_7=0.009526+0.000357+0.009526+0.000357=0.0198$ である．

索 引

和文索引

い

う

お

か

き

く

け

こ

さ

し

へ

ほ

ま

み

む

め

も

ゆ

よ

ら

り

れ

る

わ

数字

ギリシャ文字

欧文索引

F

M

N

P

S

T

【著者略歴】

宇田川 誠一（うだがわ せいいち）

1983 年　早稲田大学理工学部数学科卒業
1985 年　東京都立大学大学院理学研究科修士課程修了
1987 年　日本大学医学部助手
1988 年　同専任講師
2004 年　同助教授
2012 年　同教授
現在に至る　理学博士

井 川 俊 彦（い かわ とし ひこ）

1971 年　東京理科大学理学部数学科卒業
1982 年　東京理科大学理学部博士課程修了
1982 年　日本大学医学部助手
1987 年　同助教授
2004 年　明海大学歯学部教授
2013 年　同退職
現在に至る　理学博士

谷 口 哲 也（たに ぐち てつ や）

1992 年　東京理科大学理学部第一部物理学科卒業
1994 年　東北大学大学院理学研究科博士前期課程修了（数学専攻）
1999 年　東北大学大学院理学研究科博士後期課程修了（数学専攻）
2003 年　東北大学大学院理学研究科数学専攻 COE フェロー
2004 年　北里大学一般教育部専任講師
2010 年　同准教授
2015 年　日本大学医学部准教授
現在に至る　博士（理学）

最新臨床検査学講座
数学／統計学　　ISBN978-4-263-22316-1

2019 年 2 月 10 日　第 1 版第 1 刷発行
2025 年 1 月 10 日　第 1 版第 7 刷発行

著　者　宇田川　誠　一
　　　　井　川　俊　彦
　　　　谷　口　哲　也
発行者　白　石　泰　夫
発行所　**医歯薬出版株式会社**

〒113-8612　東京都文京区本駒込 1-7-10
TEL（03）5395-7620（編集）・7616（販売）
FAX（03）5395-7603（編集）・8563（販売）
https://www.ishiyaku.co.jp/
郵便振替番号 00190-5-13816

乱丁，落丁の際はお取り替えいたします　　印刷・あづま堂印刷／製本・愛千製本所